# 非小细胞肺癌非常见基因
# 突变诊治策略

主 编　王子平　吴　楠

北京大学医学出版社

# 非小细胞肺癌非常见基因突变诊治策略

**主　编**　王子平　吴　楠

**副主编**　胡兴胜　刘雨桃

**编　者**（按姓名汉语拼音排序）

毕继旺（北京大学肿瘤医院）

常建华（中国医学科学院肿瘤医院
　　　　深圳医院）

冯　宇（中国医学科学院肿瘤医院）

傅　潇（西安交通大学第一附属医院）

高　欢（西安交通大学第一附属医院）

胡兴胜（中国医学科学院肿瘤医院）

郏　博（北京大学肿瘤医院）

李峻岭（中国医学科学院肿瘤医院）

李　腾（中国医学科学院肿瘤医院）

李醒亚（郑州大学第一附属医院）

廉沈沂（北京大学肿瘤医院）

林冬梅（北京大学肿瘤医院）

刘雨桃（中国医学科学院肿瘤医院）

吕　超（北京大学肿瘤医院）

宋　霞（山西省肿瘤医院）

王亚旗（北京大学肿瘤医院）

王子平（北京大学肿瘤医院）

吴　楠（北京大学肿瘤医院）

姚　煜（西安交通大学第一附属医院）

于　萍（中国医科大学附属第一医院）

张　霞（山西省肿瘤医院）

赵大川（北京大学肿瘤医院）

周之伟（北京大学肿瘤医院）

朱豪华（中国医学科学院肿瘤医院）

邹　璇（中国医学科学院肿瘤医院
　　　　深圳医院）

北京大学医学出版社

FEIXIAOXIBAO FEIAI FEICHANGJIAN JIYINTUBIAN ZHENZHI CELÜE

**图书在版编目（CIP）数据**

非小细胞肺癌非常见基因突变诊治策略 / 王子平，吴楠主编 . —北京：北京大学医学出版社，2021. 12

ISBN 978-7-5659-2489-7

Ⅰ . ①非… Ⅱ . ①王… ②吴… Ⅲ . ①肺癌 - 点突变 - 诊疗 Ⅳ . ① R734.2

中国版本图书馆 CIP 数据核字（2021）第 168044 号

**非小细胞肺癌非常见基因突变诊治策略**

| | |
|---|---|
| 主　　编 | ：王子平　吴　楠 |
| 出版发行 | ：北京大学医学出版社 |
| 地　　址 | ：（100191）北京市海淀区学院路 38 号　北京大学医学部院内 |
| 电　　话 | ：发行部 010-82802230；图书邮购 010-82802495 |
| 网　　址 | ：http://www.pumpress.com.cn |
| E － mail | ：booksale@bjmu.edu.cn |
| 印　　刷 | ：中煤（北京）印务有限公司 |
| 经　　销 | ：新华书店 |
| 责任编辑 | ：袁朝阳　陶佳琦　　责任校对：靳新强　　责任印制：李　啸 |
| 开　　本 | ：889 mm ×1194 mm　1/32　印张：8.375　字数：221 千字 |
| 版　　次 | ：2021 年 12 月第 1 版　2021 年 12 月第 1 次印刷 |
| 书　　号 | ：ISBN 978-7-5659-2489-7 |
| 定　　价 | ：45.00 元 |

本书由

北京大学医学出版基金资助出版

# 前　言

国际癌症研究机构（IARC）于 2020 年发表的全球癌症数据报告显示，在全球范围内，肺癌仍然是导致肿瘤患者死亡的最主要原因，2020 年共有约 220 万肺癌新发病例（占全部癌症新发病例的 11.7%）和 180 万肺癌死亡病例（占全部癌症死亡数的 18%）。21 世纪的前十年，晚期非小细胞肺癌 (NSCLC) 患者的 5 年总体生存率不超过 5%。

随着对肺癌生物学认识的深入，人们发现了一些驱动基因突变。如 20 世纪 80 年代早期发现对癌细胞至关重要而后又在 NSCLC 分子靶向治疗中大放异彩的表皮生长因子受体（EGFR）基因突变，随后的 *EML4-ALK* 融合基因等被陆续发现，使得 NSCLC 的治疗水平有了大幅度的提高，患者的生存时间不断延长。

正如其他学科发展的规律一样，最先被发现的突变往往是发生率最高的驱动基因，这些基因的发现极大地促进了检测及新药的开发，使肺癌临床诊治水平实现了巨大的飞跃。当突变发生率最高的基因首先被发现后，一些非常见突变基因便逐渐引起人们的关注。虽然每一种非常见突变基因的发生率不高，但其种类繁多，NSCLC 患者数量巨大，患病者总体数量仍然庞大，这些非常见基因突变肺癌患者的治疗水平会极大地影响肿瘤患者的整体生存机会。这些非常见基因突变也对应着不同的治疗效果，不同的突变类型对同一种靶向药物的疗效仍然存在差异性。正确地选择相应药物，类似于"钥匙与锁"的关系，显现出临床实践中个性化治疗的重要性。

目前有些研究尚缺乏高级别循证医学证据支持，而临床指南又相对缺乏特别针对非常见基因突变患者治疗的指导意见。对NSCLC非常见基因突变的治疗缺乏了解的医生大多根据经验采用传统的放、化疗方法，而传统治疗方法疗效又确实不能令人满意，患者获益有限，更不能体现肺癌治疗的时代感。

临床医生对了解NSCLC非常见基因突变有着迫切的需求，但又苦于缺乏系统的学习途径，需要为他们提供针对NSCLC的非常见突变基因指导的参考书籍。本书共分三章。在第一章中对NSCLC的流行病情况、驱动基因的概念、非常见突变的定义进行了概括讲解；第二章系统介绍了NSCLC驱动基因检测的基本原理、标本收集、数据解读等医生急需补充的知识；第三章对目前临床广泛关注的NSCLC非常见突变基因（*EGFR*、*ROS1*、*BRAF*、*NTRK*、*HER2*、*MET*、*RET*、*KRAS*、*BRCA1* 和 *BRCA2*、*NRG1*、*FGFR1*、*PIK3CA*、*DDR2*）临床特点、特异检测方法、药物治疗、新药开发以及今后研究的前景进行了系统阐述。

本书旨在为医务人员提供非小细胞肺癌非常见基因突变的最新信息，帮助医务人员科学合理地制定治疗决策，使每位患者都能得到最大的获益。

在中国医药教育学会肿瘤化学治疗专业委员会成员的积极努力下，我们在较短的时间内完成了本书的编纂。学会的重要任务之一就是医学教育，让广大医务人员不断地掌握医学相关领域的基础知识、学科最新发展，这一直是我们努力的目标，医学教育书籍的编写则是完成医学教育任务的一项具体措施。

愿本书所提供的知识能帮助那些真正有需求的医务工作者，他们医疗水平的提高必将造福于患者，为健康中国贡献力量。

# 目　录

# 第一章　非小细胞肺癌驱动基因
与非常见基因突变概述

## 一、驱动基因的概念和临床意义

在全球范围内，恶性肿瘤的发病率和死亡率正在迅速增长，根据世界卫生组织（World Health Organization，WHO）下属国际癌症研究机构（International Agency for Research on Cancer，IARC）所发布的 GLOBOCAN 2020 数据显示，2020 年全球 20 个地区新发恶性肿瘤共约 19 300 万例，恶性肿瘤死亡约 1000 万例，虽然乳腺（11.7%）已经超过肺癌（11.4%）成为全球发病率最高的肿瘤，但肺癌死亡率仍占据榜首（Sung et al，2021）。肿瘤起源于人体器官的正常组织，在其多步骤发展过程中呈现独特的生物学特征，表现为持续增殖、逃避生长抑制、抵抗细胞死亡、永久复制、诱导血管生成、侵袭转移、能量代谢异常以及免疫逃逸（Hanahan et al，2011）。这些特征由肿瘤基因组的不稳定性和肿瘤炎性微环境所驱动，基因组的不稳定性决定了肿瘤组织内部基因的多样性，加速了肿瘤内部的克隆演变，而由肿瘤细胞、炎症细胞及其所分泌基质共同组成的肿瘤微环境为肿瘤克隆演变提供了物质基础及选择压力（Hanahan et al，2011）。

对于基因组在肿瘤发展中核心作用的研究开始于 19 世纪末，通过显微镜下观察处于分裂状态的肿瘤细胞，研究者发现了染色体的异常改变，这使得人们意识到肿瘤细胞是由遗传物质改变而形成的异常细胞（Stratton et al，2009）。随着对于 DNA 作为遗传物质的理解及 DNA 结构的研究，研究者发现导致 DNA 损伤的理化因素能够引发基因突变，从而导致肿瘤的发生（Loeb

1

et al，2008）。早期的研究发现染色体结构变异与部分肿瘤发病相关，如慢性粒细胞白血病中常见的染色体 9/22 基因转位（即费城染色体）（Rowley et al，1973）。将完整的肿瘤基因组 DNA 转入表型正常的 NIH3T3 细胞中能够导致其向恶性表型转变（Krontiris et al，1981），通过在膀胱癌细胞系中分离出导致此种转化的特定基因片段并进行研究发现了首个诱发肿瘤的基因序列改变，即 HRAS 基因 G＞T 单碱基置换导致了 12 号密码子中甘氨酸向缬氨酸的转变（Reddy et al，1982），这一发现开启了对于肿瘤基因组研究的新纪元。

在过去的 20 年里，得益于 DNA 测序技术的全面发展和人类基因组注释项目的快速进展，癌症基因图谱绘制完成。由美国国家癌症研究所和人类基因组研究所共同牵头的肿瘤基因组图谱（the Cancer Genome Atlas，TCGA）计划，旨在应用高通量基因组分析技术为研究者提供癌症基因信息数据，该数据库提供了人体 68 个组织（器官）的 38 种癌型及其亚型共 84 392 例患者肿瘤及正常组织的多组学数据。随后，国际肿瘤基因组协作组（the International Cancer Genome Consortium，ICGC）又进一步在全球范围内组织开展国际癌症基因组计划，将癌种扩展至 50 种，这些项目为肿瘤学研究提供了多组学的海量研究数据（Hudson et al，2010）。

通过对肿瘤基因组进行研究，研究者发现在众多的基因改变中，仅有一小部分基因的改变在肿瘤演变的过程中发挥着关键性作用，能够使得肿瘤细胞获得生存优势，因此，研究者将此类基因命名为"驱动基因"；而与之相对应的其他众多突变基因，在肿瘤演变过程中并未带来生存优势，因此被称作"乘客基因"（Hanahan et al，2011）。驱动基因对于肿瘤发生发展的意义在于，其发生体细胞突变可使带有该突变的肿瘤细胞亚群获得生存优势，使得该亚群细胞能够在肿瘤微环境中经受阳性选择而逐步占据主导地位，进行克隆扩增并向下一阶段肿瘤演变。尽管在肿瘤演变过程中所发生的各个驱动基因突变并不一定促进最终肿瘤的存活，但一定在肿瘤发展过程中的某个时间段给部分肿瘤细胞带来了生存优势，从而促进肿瘤内部的克隆演变（Hanahan et al，2011）。

随着驱动基因突变研究的日益完善，驱动基因突变在临床中的应用价值愈发凸显。首先，由于驱动基因突变可以给肿瘤细胞带来生存优势进而促进其进展，靶向该驱动基因突变的药物，理论上能够抑制肿瘤进展，因此寻找驱动基因的临床意义之一在于挖掘出潜在的治疗靶点（Tamborero et al，2018）。比如在非小细胞肺癌（non-small cell lung cancer，NSCLC）中常见的表皮生长因子受体（epidermal growth factor receptor，EGFR）基因突变，超过 60% 的 NSCLC 组织中表达 EGFR 蛋白，由于其下游通路在细胞增殖、血管生成、肿瘤转移和抵抗凋亡等过程中发挥重要作用，EGFR 基因的致病突变能够给肿瘤细胞带来极大的生存优势，靶向其敏感突变（如 19 外显子缺失突变和 21 外显子 L858R 点突变）的小分子受体酪氨酸激酶抑制剂（tyrosine kinase inhibitors，TKIs）可有效地抑制肿瘤细胞生长（da Cunha Santos et al，2011）。其次，驱动基因突变可促进肿瘤细胞恶性表型进展，多数情况下与预后不良呈现显著相关性，并且携带不同突变基因的肿瘤对药物的疗效存在差异，因此驱动基因突变可能作为评估预后及治疗后出现缓解的生物标志物（Tamborero et al，2018）。比如，携带 19 外显子缺失突变或 21 外显子 L858R 点突变的 NSCLC 患者相较携带其他突变的 NSCLC 患者对二代 EGFR-TKIs 药物阿法替尼的治疗缓解率更高，总生存期更长（Castellanos et al，2017）。此外，药物治疗本身是一种选择压力，部分携带耐药突变的细胞亚群可以在药物选择压力下获得极大的生存优势，从而促进肿瘤克隆演变获得耐药性，因此明确耐药相关的驱动基因突变对于预测耐药发生具有重要的临床意义（Tamborero et al，2018）。比如，NSCLC 中 EGFR 基因 T790M 耐药突变，在应用一代 EGFR-TKIs 的过程中若检测到此种突变即提示发生耐药，据此可及时调整用药方案，更换三代 EGFR-TKIs 药物奥希替尼继续治疗（Mok et al，2017）。

## 二、驱动基因的发现

　　基于肿瘤驱动基因的理念，仅有小部分基因的改变驱动肿瘤发展，因此，在海量测序数据中筛选出有意义的驱动基因突变变得极为重要。根据现有文献报道，筛选驱动基因突变主要有以下三条思路：①基于突变频率进行预测；②基于基因突变对蛋白功能的影响进行预测；③基于机器学习算法，根据已有驱动（乘客）基因突变数据集训练分类器，进而在新数据集中预测驱动基因突变（Pon et al，2015；Zhang et al，2014）。

　　某一基因突变在大量肿瘤样本中频繁出现，提示携带此高频突变的细胞相较于不携带此突变的细胞更有可能呈现恶性表型，即此高频突变可能驱动肿瘤细胞向恶性表型转变而获得生存优势。基于此想法，大量研究根据突变频率进行驱动基因突变的筛选（Vogelstein et al，2013；Gnad et al，2013）。此方法的主要优势在于其不受现有对蛋白功能认知的限制，但主要存在两方面难点：背景突变率的准确估计和非高频驱动基因突变的识别（Zhang et al，2014）。通常来说，此方法首先会根据背景突变频率来设定阈值，但准确估计背景突变频率并不简单，因为不同癌种间（＞1000倍）、同癌种不同个体之间（＞1000倍）及基因组内部（＞5倍）的背景突变频率差异很大（Lawrence et al，2013）。错误估计背景突变频率会导致假阳性结果，即便准确估计背景突变率，各个基因间及样本间的差异也要考虑，否则也会导致假阳性结果的增加。此外，像TP53一样几乎在所有（约96%）样本中存在突变的基因几乎不存在，多数基因突变频率＜10%，用此方法识别低频基因突变具有一定难度。考虑到多数基因突变主要通过活化几条关键通路促进肿瘤进展，因此将影响同一条通路的低频突变组合在一起进行筛选，将提高突变频率，有助于筛选出潜在的驱动基因突变（Hua et al，2013）。

肿瘤高异质性使得驱动基因突变的筛选更加困难。一方面，不同患者间肿瘤突变谱存在高度异质性，每个个体可能携带一些独特的非重复性突变。另一方面，同一肿瘤内部的不同亚群细胞也存在高异质性。肿瘤是处于不同演化阶段、不同细胞周期细胞群落的集合体，根据突变频率筛选基因突变会丢失掉少数优势细胞亚群所携带的驱动基因突变，或是错把多数亚群所携带的乘客突变基因认成驱动基因突变。因此，基于突变频率筛选出的驱动基因突变需要大量的功能实验进行反复验证（Zhang et al，2014）。

另一种方式是根据突变对蛋白功能的影响来筛选驱动基因突变，主要考量突变是否位于高度保守的功能结构域、是否改变蛋白质二级或三级结构等因素，同时也要考量所编码蛋白功能改变对于其他基因和通路的影响（Gonzalez-Perez et al，2013）。蛋白质 - 蛋白质相互作用网络也有助于识别候选驱动基因突变，编码蛋白质互作网络关键蛋白的基因以及编码与已知癌基因蛋白产物相作用蛋白的基因更有可能发生驱动基因突变（Gonzalez-Perez et al，2013）。此方法的优势在于不需要大样本，在单一的样本中即可实施，并且其对非常见基因突变的识别也非常有效（Pon et al，2015）。

在前二者基础上，研究者进一步应用机器学习算法，根据已知驱动基因突变和乘客基因突变数据训练分类器，在更大范围数据中集中筛选新的驱动基因突变。此种方法的局限性在于已知驱动基因突变数据的数量有限，没有足够的训练集，分类器的可信性会降低。考虑到肿瘤间的高异质性，分类器筛选结果很大程度上受训练集本身特征的影响，因此将来需要更多的高异质性训练集来增加分类器的可信度。

随着测序技术的发展和统计算法的优化，越来越多的驱动基因突变被发掘出来，并且已经不仅局限于编码基因外显子序列的单核苷酸多态性，其他基因改变如编码基因的内含子序列、非编码基因序列的单核苷酸多态性、基因融合、染色体重排、拷贝数变异、表观遗传改变等也被逐渐纳入到肿瘤驱动基因突变中（Zhang et al，2014）。同时，对驱动基因及乘客基因功能的深入探索加深了我们对于肿瘤本身的认知。在肿瘤的不同演化阶段，部分乘客突变基因可能转变为驱动基因突变，如耐药突变的发生（Zhang et al，2014）。肿瘤演变亦不仅仅是驱动基因突变事件累积的结果，也有驱动基因突变与乘客基因突变之间微妙平衡的作用——单个乘客突变基因可能对肿瘤进展并无影响，也可能作用微弱，但在肿瘤形成过程中轻微有害的乘客突变基因会逐渐积累，当存在足够多的有害乘客突变基因时，累积效应会减慢肿瘤生长，肿瘤可能会转为休眠状态，甚至消退，而当发生新的驱动基因突变时又会再次启动生长（McFarland et al，2013）。

## 三、肺癌的驱动基因及意义

截至 2015 年的肿瘤登记数据显示，我国肺癌每年的新发病例约 78.7 万，死亡人数约 63.1 万（Zhang et al，2020），其中有 15%～20% 的患者被确诊为小细胞肺癌，其余非小细胞肺癌患者分别被诊断为腺癌、鳞癌、大细胞癌等病理类型。因肺癌发病隐匿，确诊时已有一半以上患者为晚期，严重影响患者生存及生活质量，故晚期患者的治疗是肺癌治疗的重要组成部分，是医学界的重点研究领域之一。随着肿瘤驱动基因的发现，以及对其认识与理解逐步加深，尤其是近年来肺癌的分子遗传学研究取得了显著进展，基于遗传特征的分子分型使晚期肺癌的治疗步入了个体化分子靶向治疗时代，多种全新的、革命性的治疗方案也随之应运而生。

肺癌本身作为一类具有高度异质性的恶性肿瘤，具有多种驱动基因突变或表观突变，根据目前的研究，作为非小细胞肺癌的腺癌、鳞癌，其驱动基因可能多达 40 余种，而小细胞肺癌（small cell lung cancer，SCLC)的驱动基因,也多于 20 种(Martínez-Jiménez et al，2020）。这意味着对于肺癌，可能有数十个潜在的可用于治疗的靶点可供科学家们研究。但时至今日，能够用于分子分型诊断、指导靶向药物使用的驱动基因屈指可数，能够在临床中应用的靶向药物仍然数量有限。在 2020 年第 8 版美国国家综合癌症网络（National Comprehensive Cancer Network，NCCN）指南、2020 年中国临床肿瘤学会（Chinese Society of Clinical Oncology，CSCO）NSCLC 诊疗指南中，推荐对病理学诊断为非鳞的非小细胞肺癌患者进行 *EGFR*、间变性淋巴瘤激酶（anaplastic lymphoma kinase，*ALK*）、*BRAF*、*ROS1*、*RET*、*KRAS*、*MET*、*HER2* 等基因的检测。

目前以肺腺癌为代表的非小细胞肺癌的靶向治疗对改善患者的生活质量乃至生存产生了很大影响，吉非替尼、厄洛替尼、埃克替尼、阿法替尼、达可替尼、奥希替尼以及克唑替尼、阿来替尼、色瑞替尼等靶向药物层出不穷，相关靶向药物主要针对于 *EGFR* 基因突变以及 *ALK* 基因融合突变。而其他 NSCLC 的非常见基因突变，因其相关靶向药物可及性差，相关基因检测手段在中国国家药品监督管理局（National Medical Products Administration，NMPA）批准的检测产品中可能无法全部涵盖（中国临床肿瘤学会非小细胞肺癌专家委员会，2020），在目前的临床诊疗过程中可能相对受限，但相信随着相关行业政策的不断调整、社会需求的不断增加、相关研究的不断深入、精准医学的不断探索，未来会有更多、更好的靶向药物使中国肺癌患者受益。在本书后面的章节中，还将对相关非常见基因突变的意义及治疗策略进行进一步的阐述，而本节将聚焦于 *EGFR* 的经典突变以及 *ALK* 基因融合突变，以其在 NSCLC 诊疗历史上的进展，来理解 NSCLC 驱动基因的临床意义以及未来的发展方向。

EGFR 是上皮生长因子细胞增殖和信号传导的受体，是一种糖蛋白，属于酪氨酸激酶受体。EGFR 属于 ErbB 家族，其家族成员包括 *EGFR*（*HER1/ErbB1*）、*HER2*（*Neu/ErbB2*）、*HER3*、*HER4* 基因。EGFR 位于细胞膜表面，靠与相应配体激活、与自身形成同源二聚体或与家族其他成员聚合成异源二聚体，来激活其位于细胞内的激酶通路，促进细胞存活与增殖。EGFR 与多种肿瘤细胞的增殖、血管生成、侵袭、转移、凋亡相关，且 *EGFR* 的高表达见于多种肿瘤细胞。

在肺癌的治疗过程中，原本以为 *EGFR* 高表达的患者，对于 *EGFR* 的靶向药物应该十分敏感，但结果却不尽如人意，直至 2004 年来自美国的 Lynch 和 Paes 两个研究组发现 *EGFR* 基因突变可能与少数患者接受 *EGFR* 靶向药物后的疗效显著相关，至此才拉开了 NSCLC 精准靶向治疗的序幕。

自 IPASS 这一里程碑式的临床研究到 OPTIMAL、First-SINGAL 等大型临床研究，充分证明了在 *EGFR* 敏感突变（19 外显子缺失突变、21 外显子 L858R 点突变）的晚期非小细胞肺癌患者中，一代、二代 EGFR-TKIs 相较化疗有很好的疗效，可以显著提高客观缓解率（objective response rate，ORR）及无进展生存期（progression-free survival，PFS），提高患者的生活质量。因此，一线使用 EGFR-TKIs 也被写入 NCCN 及 CSCO 指南。

在中国人群中，*EGFR* 基因突变的发生概率约为 47%，且在女性及不吸烟人群中较为常见（Liu et al，2017）。该基因的突变位点主要位于第 18 至 21 外显子上，最主要的突变类型为 *EGFR* 基因 19 外显子缺失突变以及 21 外显子 L858R 点突变，约占全部突变的 90% 左右，其他少见突变包括 20 外显子 T790M、20 外显子 S768I、21 外显子 L861Q、18 外显子 G719X 以及 20 外显子插入突变等等，这些突变部分为敏感突变，部分为耐药突变，其中又以 20 号外显子插入突变和 18 外显子 G719X 突变为非 L858R/del19 的 *EGFR* 突变中最为常见的突变类型。

相较一代可逆性 EGFR-TKIs，二代药物作为不可逆性 EGFR-TKIs 和人表皮生长因子受体（human epidermal growth factor receptor，HER）家族抑制剂的代表为阿法替尼与达可替尼。二代 EGFR-TKIs 达可替尼的Ⅲ期随机对照研究 ARCHER 1050，通过与吉非替尼进行对比，发现其 PFS 及 OS 均有延长，（mPFS 14.7 个月 vs 9.2 个月，mOS 34.1 个月 vs 27.0 个月），但不良反应更加明显（Mok et al，2018）。而在与吉非替尼的对比实验中，阿法替尼的优势并不明显，好在根据 LUX-Lung2、LUX-Lung3、LUX-Lung6 的临床研究的事后分析发现，阿法替尼对于部分 *EGFR* 基因的非经典突变有效（主要是 Gly719Xaa，Leu861Gln 和 Ser768Ile），拓展了其适应证（Yang et al，2015）。虽然上述药物可以改善患者的生活质量，但在总生存期上并未发现与化疗有显著性差异。

一线使用一代、二代 EGFR-TKIs 治疗产生耐药后，其主要的耐药机制为获得性 *EGFR* 20 外显子 T790M 突变，约占 50%，其余耐药机制还包括 *MET* 基因扩增、*PIK3CA* 突变、*EGFR* 扩增等，而以奥希替尼为代表的三代 EGFR-TKIs，作为特异性、不可逆性 EGFR 抑制剂，也可以抑制 *EGFR* 20 外显子 T790M 耐药突变，在对比奥希替尼与含铂双药治疗既往一线 EGFR-TKIs 治疗耐药后出现 *EGFR* T790M 突变的Ⅲ期临床研究中，奥希替尼显示出了强大的疗效，且在脑脊液中也有较高的药物浓度。

那么一线使用奥希替尼是否可以阻碍 T790M 耐药突变的发生，从而延缓 EGFR-TKIs 耐药的发生呢？2020 年 FLAURA 研究结果的发布（Ramalingam et al，2020），展示出了奥希替尼对于吉非替尼/厄洛替尼的优势，显著延长 PFS（mPFS 18.9 个月 vs 10.2 个月，$P < 0.001$）和 OS（mOS 38.6 个月 vs 31.8 个月，$P=0.0462$）。在亚裔人群的亚组分析以及 2020 年欧洲肿瘤内科学会年会（ESMO）大会发布的 FLAURA 研究中国队列的分析结果显示，PFS 同样显著延长，但 OS 并未见到显著性差异。虽然中国队列仅为探索性分析，不具有统计学意义，仍需未来进一步的数据研究，但在目前来看，一代、二代、三代 EGFR-TKIs，仍然都是晚期 *EGFR* 突变阳性 NSCLC 的一线用药。

相较晚期患者一线用药，中国学者牵头的几项将 EGFR-TKIs 作为 *EGFR* 突变阳性的 NSCLC 患者术后辅助治疗用药，并与含铂化疗对比的Ⅲ期临床研究，同样引人注目。2020 年 ASCO 公布了 ADJUVANT 研究的最终 OS 分析结果，虽然无病生存期（disease free survival，DFS）的优势（28.7 个月 vs 18.0 个月，$P=0.0054$）

最终并未转化为 OS 的优势（OS 75.5 个月 vs 62.8 个月，$P = 0.674$），但更长的 DFS、更少的治疗副反应，能够给予临床医生与患者更多的选择。而同期 ADAURA 研究结果的公布，提示相较安慰剂，奥希替尼可以显著延长 mDFS（未达到 vs 20.4 个月，$P < 0.0001$），后续结果仍待进一步报道。

EGFR-TKIs 未来的发展方向主要集中在联合治疗的策略探索、靶向治疗后耐药机制的研究、耐药突变后的药物研究与开发领域。例如联合使用一代及三代 EGFR-TKIs，是否可以获得生存获益？靶向联合化疗或其他靶向治疗，可否提高生存获益？JO25567、NEJ026、CTONG 1509、RELAY、CTONG 1706 等研究均提示联合抗血管生成药物治疗的 PFS 虽优于靶向单药，但均未转化为 OS 获益（Hosomi et al，2020）。而靶向治疗联合化疗的 NEJ009 的 Ⅲ 期临床研究却显示出 ORR、PFS 以及 OS 的全面获益，印度的一项随机对照试验也印证了 NEJ009 的结果，未来靶向治疗与化疗何去何从？相较敏感突变、各种非经典突变，尤其是非经典耐药突变，如何寻找靶向药物，这也是未来探索的方向。三代靶向药物耐药后的治疗策略如何选择？四代 EGFR-TKIs 的靶点在何处，仍是未来探索的方向。

ALK 基因是另一个研究较为深入，突变发生概率大，且有可及靶向药物的驱动基因。ALK 基因融合在 NSCLC 中的发生率约为 7%（Lin et al，2018），EML4 是最常见的 ALK 融合伴侣，占 ALK 重排的 90%～95%，其又分为多种亚型，其中 V1 和 V3 亚型占比最高，约 32%，其余占比均不到 10%。ALK 也可以与 TFG、KLC1、SOCS5、H1P1、TPR、BIRC6、KIF5B 等基因融合。2007 年，Soda 和 Rikova 分别在 NSCLC 中鉴定出 ALK 基因融合。2009 年，Shaw 等将 ALK 融合列为 NSCLC 的一个特定分子亚型。

在基因检测方面，FISH 检测目前仍是 ALK 融合基因检测的金标准，正常肺组织并不表达 ALK 蛋白，但 ALK 融合后接收 EML4 等基因驱动进而表达 ALK 蛋白，激活其下游的 RAS-MAPK、PI3K-AKT、JAK-STST 通路活化促进肺腺癌的发生。

因而，通过蛋白水平的 Ventana 法检测 ALK 融合蛋白，也可作为腺癌患者 *ALK* 基因融合的检测方法，且因其与 FISH 检测一致性较好，依靠 Ventana 法检测，也可指导肺腺癌的相关靶向治疗。*ALK* 融合突变相较其他靶向基因，更易预测，对于 *EGFR*、*KRAS* 均为野生型的腺癌患者，其发生 *ALK* 融合的概率可达到 40%，对于不吸烟且年龄低于 51 岁的年轻患者，其 *ALK* 融合的发生概率也更高，约 20%。目前临床使用的 ALK 抑制剂包括一代克唑替尼，二代塞瑞替尼、阿来替尼、布加替尼以及国产新药恩沙替尼，三代劳拉替尼。

克唑替尼是一种小分子 ATP 竞争性抑制剂，对 *ALK*、*CMET* 和 *ROS1* 驱动的肿瘤具有选择性抑制作用。自 2010 年 PROFILE 1001 的研究结果发布开始，克唑替尼临床研究一路高歌猛进，从 PROFILE 1001 的 I 期临床，到 PROFILE 1005 II 期临床，再到 2013 年 III 期临床 PROFILE 1007 比较克唑替尼、培美曲塞或多西他赛二线治疗晚期 *ALK* 重排 NSCLC 患者，PFS 明显优于化疗组（7.7 个月 vs 3.0 个月，HR=0.49，$P < 0.001$），奠定其二线治疗地位，PROFILE 1014 III 期临床试验对比克唑替尼和含铂双药化疗，ORR（74% vs 45%，$P < 0.001$）及 mPFS（10.9 个月 vs 7.0 个月，HR=0.45，$P < 0.001$）显著提高，但 OS 差异无统计学意义（Solomon et al，2018）。

与 EGFR-TKIs 不同的是，二代 ALK-TKIs 塞瑞替尼可以有效治疗既往一代 ALK 抑制剂克唑替尼靶向治疗后耐药的患者，ORR 约为 56%，mPFS 可以达到 7.0 个月左右。而我国生产的 ALK-TKIs 恩沙替尼，对于既往克唑替尼耐药后患者的 ORR 也能达到 52%，PFS 达到 11.2 个月。

塞瑞替尼在对比化疗一线治疗 ALK 阳性晚期 NSCLC 的 ASCEND-4 III 期临床研究中（Soria et al，2017），相比化疗，ORR（72.5% vs 26.7%）及 mPFS（PFS 16.6 个月 vs 11.1 个月）均有提升。

自二代 ALK-TKIs 上市以来，除了塞瑞替尼，其他二代乃至三代 ALK 抑制剂均与克唑替尼进行了头对头比较的临床研究，为克唑替尼带来了极大的冲击。ALEX、ALTA-1L、eXalt3 研究分别进行了阿来替尼、布加替尼、恩沙替尼对比克唑替尼一线治疗 ALK 阳性 NSCLC 的Ⅲ期临床研究，主要终点 PFS 均提示各二代药物较克唑替尼显著延长，且对于中枢神经系统的活性均有提高，但还没有一个研究的 OS 存在统计学差异，而 eXalt3 的更多数据要等到 2021 年 WCLC 才能进一步报告。

三代 ALK-TKIs 劳拉替尼对于既往一代、二代 ALK-TKIs 耐药的患者，均表现出良好的疗效（Solomon et al, 2018），一线治疗 ALK 阳性晚期 NSCLC 的 ORR 为 90%、CNS 为 87%，克唑替尼耐药患者中 ORR 为 69.5%、CNS 为 87%，二代 TKIs 耐药后 ORR 为 47%、CNS 为 63%。而在今年 ESMO 发布的 CROWN 研究中，一线劳拉替尼对比克唑替尼治疗晚期 ALK 阳性 NSCLC 患者的Ⅲ期临床试验结果显示，劳拉替尼组 PFS 显著性高于克唑替尼组，CNS（82% vs 13%）、OS 同样未获得统计学显著性差异，而两组总体安全性相似。

相信随着更多临床结果的回报，未来能够出现二代 TKIs 与三代 TKIs 头对头临床研究，为 ALK 阳性晚期非小细胞肺癌患者的治疗选择提供更多证据。也期待未来更加长效的、覆盖多靶点的、联合旁路通路的 ALK-TKIs 出现。

近年来，肺癌的驱动基因研究取得了喜人的成果，多种靶向药物的问世改善了肺癌患者的生活质量及生存时间，相信随着未来二代测序、全面基因组测序等技术的进一步发展，表观遗传学及转录组学研究的进一步深入，对肿瘤微环境调节分子的进一步理解，我们可以更加充分地阐明肺癌的分子机制，并为临床诊疗提供新的成果。

## 四、非小细胞肺癌非常见基因突变的概念和临床意义

随着对肺癌研究的深入，越来越多的驱动基因突变被研究者们发现。除最具代表性的表皮生长因子受体（epidermal

growth factor receptor，*EGFR*）基因发生突变及间变性淋巴瘤激酶（anaplastic lymphoma kinase，*ALK*）基因突变之外，还有诸多非常见的非小细胞肺癌驱动基因。通常认为，非小细胞肺癌的非常见突变，即罕见突变，常指代频率＜5%的致癌驱动基因突变，比如 *ROS1*、*BRAF*、*NTRK*、*HER2*、*MET*、*RET*、*EGFR* 20 外显子插入、*BRCA1*、*BRCA2*、*NRG1*、*FGFR1*、*PIK3CA*、*DDR2* 等。以下分别简要介绍这些基因改变的情况，本书后面章节将详细介绍相关内容。

1. *EGFR* 基因非常见突变

表皮生长因子受体（EGFR）是一种跨膜糖蛋白，位于 7 号染色体的 7p21.14 区。EGFR 是酪氨酸激酶型受体，是 ErbB 家族成员，也可称为 ErbB1 或 HER1。*EGFR* 20 外显子插入突变属于罕见的 *EGFR* 突变模式。通过全面的基因组图谱分析（comprehensive genomic profiling，CGP），一项包含 14 483 例非小细胞癌病例的研究中，检测出 1.8% 的 *EGFR* 20 外显子插入突变，占总 *EGFR* 突变病例的 12%，鉴定出的 64 种 *EGFR* 20 外显子插入模式中，最常见的是 D770_N771 ＞ ASVDN（21%）和 N771_P772 ＞ SVDNP（20%）（Riess et al，2018）。一项纳入 2004—2012 年的 186 例患者的研究显示，与基因突变阴性的非小细胞肺癌相比，*EGFR* 20 外显子插入在从未吸烟者和亚洲患者中更为常见。同时，*EGFR* 20 外显子插入突变患者的中位生存期与野生型癌症的生存期相似，比具有常见 *EGFR* 突变的患者的生存期短（Oxnard et al，2013）。此外 G719X、S768I 和 L861Q 非常见突变的发生率在 3% 左右，男性和吸烟者在这些 *EGFR* 非常见突变患者当中似乎占比更高（Wu et al，2011）。

2. *ROS1* 基因易位

人类原癌基因 *ROS1* 位于染色体 6q22.1 带，也称 *MCF3* 或 *c-ros-1*，编码一种受体酪氨酸激酶，在 1%～2% 的非小细胞肺癌中发挥驱动癌基因的作用，发挥作用的方式是 *ROS1* 与其他基因发生基因易位，包括 *CD74*、*SLC34A2*、*SDC4*、*EZR*、

*FIG*、*TPM3*、*LRIG3*、*KDELR2*、*CCDC6*、*MSN*、*TMEM106B*、*TPD52L*、*CLTC*、*LIMA1*，其中最常见的是 *CD74*（Gainor et al，2013；Lin et al，2017）。*ROS1* 易位的识别方法为荧光原位杂交（fluorescent in situ hybridization，FISH）分离分析，或者通过一些二代测序（next generation sequencing，NGS）平台识别。ALK 与 ROS1 酪氨酸激酶的结构域部分同源，因而 ROS1 酪氨酸激酶对克唑替尼治疗敏感。一项针对非小细胞肺癌的基因检测筛选了 1073 名非小细胞癌患者，研究发现，在 *ROS1* 易位的患者中，肿瘤组织学常为腺癌，且具有更高的分级趋势。对比 *ROS1* 阴性病例，*ROS1* 阳性组以较年轻、从不吸烟的人群为主（Bergethon et al，2012）。

### 3. *BRAF* 基因突变

B-Raf 原癌蛋白（B-Raf proto-oncoprotein，BRAF）是 KRAS 的下游信号调节因子，是一种丝氨酸（苏氨酸）激酶，活化丝裂原活化蛋白激酶（mitogen activated protein kinase，MAPK）通路。*BRAF* 突变见于 1.5% ~ 3.5% 的非小细胞肺癌（Leonetti et al，2018）。这些突变最常发生于 15 外显子的 V600E 位点（Tissot et al，2016）。*BRAF* 突变最常见于黑色素瘤，在黑色素瘤中存在 50% 左右的突变几率，15 外显子的 V600E 位点是最常见的突变点。*BRAF* 突变通常采用 PCR 测序或 NGS 法检测。一项单中心病例研究显示，在 2009—2013 年诊断的 63 例肺腺癌患者中，*BRAF* V600E 突变的病人更可能是轻度或从不吸烟者，而且进展期 *BRAF* 突变患者的预后显著优于非 V600E 突变患者（3 年生存率 24% vs 0%）（Litvak et al，2014）。

### 4. *NTRK* 基因突变

原肌球蛋白受体激酶（tropomyosin receptor kinase，TRK）家族包括 TRKA、TRKB 和 TRKC 三种蛋白，它们分别由神经营养因子受体络氨酸激酶（neurotrophic tropomyosin receptor kinase，NTRK）中的 *NTRK1*、*NTRK2* 和 *NTRK3* 基因编码，通常在神经组织中表达。在非小细胞肺癌中，*NTRK* 发生的突变主

要为 *NTRK1* 和 *NTRK2* 重排。既往针对 91 例患者的研究中，有 3.3% 的标本存在 *NTRK1* 融合（Vaishnavi et al，2013），*CD74*、*MPRIP*、*SQSTM1*、*TRIM24* 都是其可融合的对象（Kheder et al，2018）。但是，NTRK 相关的临床及病理特征尚不明朗。

### 5. HER2 基因突变

人类表皮生长因子受体 2（HER2 或 ErbB2）是 ErbB 家族中的膜结合酪氨酸激酶。与 EGFR（ErbB1）不同，HER2 缺乏内源性配体。*HER2* 基因突变被认为是致癌的潜在驱动因素，可表达于乳腺癌、卵巢癌、骨肉瘤和肺癌中。肺腺癌中检出 *HER2* 突变概率为 1% ~ 2%。既往研究测试了 3800 名肺癌患者，其中 1.7% 鉴定出 *HER2* 突变（Mazieres et al，2013）。另一研究对 1478 份肺腺癌样本进行 *EGFR*（第 19 和 21 外显子）和 *KRAS*（第 2 外显子）突变检测后，对阴性病例进行 *HER2* 突变（第 19 ~ 20 外显子）检测。共检测出 25 例 *HER2* 突变病例，占 *EGFR/KRAS/ALK* 阴性标本的 6%，占总样本量的 1.6%。其中，以 20 外显子的插入突变为主，占比 96%。从病理分化程度上区分，有 92% 为中等或低分化腺癌。同时，*HER2* 突变显著存在于从不吸烟者中（Arcila et al，2012）。2010 年一篇综合 40 例研究，共总结 6135 名病人的荟萃分析显示，*HER2* 突变在非小细胞肺癌中预后显著较差（Liu et al，2010）。与突变不同的是，在非小细胞肺癌中，*HER2* 扩增不是致癌的驱动突变，而是 EGFR-TKIs 耐药的次要机制之一。

### 6. MET 基因异常

间充质上皮转移因子（the mesenchymal-to-epithelial transition，MET）基因位于 7 号染色体，是一种受体激酶，通过结合配体肝细胞生长因子（HGF）并诱导 MET 二聚化和自磷酸化，来激活酪氨酸激酶。在非小细胞肺癌中，多种 MET 激活机制已被确定，包括 *MET* 基因的突变、重排或扩增，MET 或 HGF 蛋白的过表达。外显子 14 跳跃突变最常通过 NGS 发现，而 *MET* 扩增可通过 FISH 或一些 NGS 平台检出。通过 38 028 例患者的肿瘤基因组图谱分析，*MET* 14 外显子跳跃突变在肺腺癌中检出率为

3%（Frampton et al，2015），而包含 36 名肺肉瘤样癌患者的小样本研究中，*MET* 14 外显子跳跃突变识别检出率甚至可达到 22%（Liu et al，2016）。*MET* 基因扩增存在于 1.4% ~ 5.6% 的未经治疗的非小细胞肺癌中（Bean et al，2007；Cappuzzo et al，2009；Okuda et al，2008；Onozato et al，2009）。而对获得 EGFR 抑制剂耐药的 *EGFR* 突变肿瘤的患者进行检测出现，*MET* 在病例中存在扩增的概率甚至高达 11% ~ 22%（Bean et al，2007；Arcila et al，2011；Engelman et al，2007）。在以往的研究中，Ⅳ 期 *MET* 14 外显子突变的非小细胞肺癌比Ⅰ A 期到Ⅲ B 期 *MET* 外显子更有可能同时发生 *MET* 基因组扩增（Awad et al，2016）。同时，*MET* 基因扩增的患者预后明显较差（Cappuzzo et al，2009；Okuda et al，2008）。

### 7. *RET* 基因易位

原癌基因 *RET*（rearranged during transfection）位于染色体 10q11.2 带，编码一种细胞表面受体酪氨酸激酶，甲状腺髓样癌中常发生该基因改变。在非小细胞肺癌中，*RET* 至少有 12 个不同的基因重排对象，包括 *KIF5B*、*CCDC6*、*NCOA4*、*MYO5C*、*EPHA5*、*TRIM33*、*CLIP1*、*ERC1*、*PICALM*、*FRMD4A*、*RUFY2*、*TRIM24*（Ferrara et al，2018），其中最常见的是 *KIF5B*。一项针对 936 名非小细胞肺癌患者的研究显示，*RET* 及其多种融合对象基因间的易位见于 1% ~ 2% 的腺癌及腺鳞癌患者。同研究显示，*RET* 基因改变的腺癌分化显著变差，更多患者（72.7%）小于等于 60 岁、常为从不吸烟的人群（81.8%），为实体亚型（63.6%），肿瘤常小于等于 3 cm 伴有 N2 淋巴结转移（54.4%）（Wang et al，2012）。*RET* 重排可以通过 FISH、NGS 和 RT-PCR 检测，但不能被免疫组织化学（immunohistochemistry，IHC）法充分检测。在非小细胞肺癌中，*RET* 重排独立于其他例如 *EGFR* 突变、*ALK* 或 *ROS1* 重排之外，*RET* 重排可能是非小细胞肺癌独立的致癌驱动因素。

### 8. *NRG1* 重排

神经调节蛋白 1 基因（neuregulin 1 gene，*NRG1*）位于染色

体 10q23.1 带。*NRG1* 融合是多种肿瘤的驱动基因，重排对象包括 *CD74*、*ATP1B1*、*SDC4*、*RBPMS*、*SLC3A2*、*WRN*、*VAMP2*、*ROCK1*、*RALGAPA1*、*TNC*、*MDK*、*DIP2B*、*MRPL13*、*DPYSL2*、*PARP8*、*ITGB1* 等。其中，*CD74* 最常见。*NRG1* 基因融合在非小细胞肺癌中概率＜1%，在黏液腺癌中多见。通过 NGS 技术，在 2079 名肺腺癌患者中，有 0.14% 发生 *NRG1* 重排。通过高通量 RNA 测序，分析的 8984 个肿瘤的 RNA 序列数据表明，肺腺癌重排（*SDC4-NRG1*）发生率为 0.22%（Laskin et al，2020）。

9．*FGFR1* 异常

成纤维细胞生长因子受体1(fibroblast growth factor receptor 1，FGFR1) 属于一个跨膜受体酪氨酸激酶家族，包含 FGFR1～4，*FGFR1* 位于 10q 染色体上。通过荧光原位杂交（FISH）分离分析显示在 329 例手术切除的淋巴结患者中 *FGFR1* 异常者为阴性，UICC 病理分期为Ⅰ～Ⅱ期的病例中，扩增的发生率约为 12.5%，肺鳞状细胞癌中扩增发生率为 20.7%，较腺癌的 2.2%、大细胞癌的 13% 明显升高。同时，*FGFR1* 扩增可能是早期非小细胞肺癌患者接受手术治疗后的预后不良指标（Cihoric et al，2014）。另一研究应用二代测序（NGS）检测了 143 例Ⅰ、Ⅱ或Ⅲ期鳞状非小细胞肺癌初治病例，发现有 16.9% 的 *FGFR* 基因突变。*FGFR* 突变与淋巴结转移的风险增加显著相关。与没有 *FGFR* 突变的患者相比，具有 *FGFR* 突变患者的总生存（overall survival，OS）和无病生存期（disease-free survival，DFS）显著减少，提示预后不良（Li et al，2018）。

10．*PIK3CA* 改变

磷脂酰肌醇 3 激酶（PI3K）属于异二聚体激酶，调节细胞生长、存活和运动。*PI3KCA* 突变发生率为 2%～5%，更多见于鳞状细胞癌（Kawano et al，2006；Yamamoto et al，2008）。在日本进行的研究中，通过对 235 例肺癌手术病例进行实时聚合酶链反应（polymerase chain reaction，PCR），分析了两个 *PIK3CA* 突变热点（外显子 9 和外显子 20），结果有 3.4% 发生突变。突变均集中在第 9 外显子，包括 3 个 E542K（G1624A），3 个 E545K（G1633A），1 个 E542Q（G1624C）和 1 个 Q546K（C1636A），腺癌中 *PIK3CA* 突变发生率（1.5%）显著低于鳞状细胞癌（6.5%）（Kawano et al，2006）。另有研究使用 86 个非小细胞肺癌细胞系，和 691 例非小细胞肺癌手术切除标本，分析了 9 号和 20 号外显子的突变状态以及 *PIK3CA* 的基因拷贝数，并在非小细胞肺癌细胞系中的 4.7% 发现了突变，鳞状细胞癌（33.1%）中 *PIK3CA* 拷贝数增加的频率高于腺癌（6.2%）（Yamamoto et al，2008）。但是，又有研究表明虽在 37% 的鳞癌和 5% 的腺癌中检测到 *PIK3CA* 扩增，但仅在 9% 的鳞癌中发现了 *PIK3CA* 突变（Spoerke et al，2012）。在肺腺癌中，*PIK3CA* 突变患者淋巴结转移阳性可能显著提高，并且随着其中 *H1047R* 突变频率的提高，预后将会显著变差（Zhang et al，2013）。这可能与 TKIs 的耐药有关，EGFR 耐药患者中也常伴随 *PIK3CA* 突变。但 *PIK3CA* 与年龄、是否存在远处转移、吸烟状态或病理情况之间无显著关联（Kawano et al，2006；Zhang et al，2013）。

11. *DDR2* 突变

盘状结构域受体（discoidin domain receptor，DDRs）是一种跨膜酪氨酸酶受体，家族成员有 DDR1 和 DDR2。*DDR2* 基因突变后，通过细胞迁移和增殖促进癌变形成。*DDR2* 基因突变在鳞状非小细胞肺癌中的发生频率为 4%（Hammerman et al，2011）。

（毕继旺　赵大川　周之伟　王亚旗　吕　超　吴　楠）

## 参考文献

中国临床肿瘤学会非小细胞肺癌专家委员会，2020. 二代测序技术在 NSCLC 中的临床应用中国专家共识（2020 版）. 中国肺癌杂志，23（9）：741-761.

Arcila ME，Chaft JE，Nafa K，et al，2012. Prevalence，clinicopathologic associations, and molecular spectrum of ERBB2 (HER2) tyrosine kinase mutations in lung adenocarcinomas. Clin Cancer Res, 18 (18): 4910-4918.

Arcila ME, Oxnard GR, Nafa K, et al, 2011. Rebiopsy of lung cancer patients with acquired resistance to EGFR inhibitors and enhanced detection of the T790M mutation using a locked nucleic acid-based assay. Clin Cancer Res, 17 (5): 1169-1180.

Awad MM, Oxnard GR, Jackman DM, et al, 2016. MET Exon 14 mutations in non-small-cell lung cancer are associated with advanced age and stage-dependent MET genomic amplification and c-Met overexpression. J Clin Oncol, 34 (7): 721-730.

Bean J, Brennan C, Shih JY, et al, 2007. MET amplification occurs with or without T790M mutations in EGFR mutant lung tumors with acquired resistance to gefitinib or erlotinib. Proc Natl Acad Sci USA, 104 (52): 20932-20937.

Bergethon K, Shaw AT, Ou SH, et al, 2012. ROS1 rearrangements define a unique molecular class of lung cancers. J Clin Oncol, 30 (8): 863-870.

Cappuzzo F, Marchetti A, Skokan M, et al, 2009. Increased MET gene copy number negatively affects survival of surgically resected non-small-cell lung cancer patients. J Clin Oncol, 27 (10): 1667-1674.

Castellanos E, Feld E, Horn L, 2017. Driven by mutations: the predictive value of mutation subtype in EGFR-mutated non-small cell lung cancer. J Thorac Oncol, 12 (4): 612-623.

Cihoric N, Savic S, Schneider S, et al, 2014. Prognostic role of FGFR1 amplification in early-stage non-small cell lung cancer. Br J Cancer, 110 (12): 2914-2922.

da Cunha Santos G, Shepherd FA, Tsao MS, 2011. EGFR mutations and lung cancer. Annu Rev Pathol, 6 (1): 649-669.

Engelman JA, Zejnullahu K, Mitsudomi T, et al, 2007. MET amplification leads to gefitinib resistance in lung cancer by activating ERBB3 signaling. Science, 316 (5827): 1039-1043.

Ferrara R, Auger N, Auclin E, et al, 2018. Clinical and translational implications of RET rearrangements in non-small cell lung cancer. J Thorac Oncol, 13 (1): 27-45.

Frampton GM, Ali SM, Rosenzweig M, et al, 2015. Activation of MET via diverse exon 14 splicing alterations occurs in multiple tumor types and confers clinical sensitivity to MET inhibitors. Cancer Discov，5（8）：850-859.

Gainor JF，Shaw AT，2013. Novel targets in non-small cell lung cancer：ROS1 and RET fusions. Oncologist，18（7）：865-875.

Gnad F，Baucom A，Mukhyala K，et al，2013. Assessment of computational methods for predicting the effects of missense mutations in human cancers. BMC Genomics，14 Suppl 3S7.

Gonzalez-Perez A，Mustonen V，Reva B，et al，2013. Computational approaches to identify functional genetic variants in cancer genomes. Nat Methods，10（8）：723-729.

Hammerman PS，Sos ML，Ramos AH，et al，2011. Mutations in the DDR2 kinase gene identify a novel therapeutic target in squamous cell lung cancer. Cancer Discov，1（1）：78-89.

Hanahan D，Weinberg RA，2011. Hallmarks of cancer：the next generation. Cell，144（5）：646-674.

Hosomi Y，Morita S，Sugawara S，et al，2020. Gefitinib alone versus gefitinib plus chemotherapy for non-small-cell lung cancer with mutated epidermal growth factor receptor：NEJ009 Study. J Clin Oncol，38（2）：115-123.

Hua X，Xu H，Yang Y，et al，2013. DrGaP：a powerful tool for identifying driver genes and pathways in cancer sequencing studies. Am J Hum Genet，93（3）：439-451.

International Cancer Genome C，Hudson TJ，Anderson W，et al，2010. International network of cancer genome projects. Nature，464（7291）：993-998.

Kawano O，Sasaki H，Endo K，et al，2006. PIK3CA mutation status in Japanese lung cancer patients. Lung Cancer，54（2）：209-215.

Kheder ES，Hong DS，2018. Emerging targeted therapy for tumors with NTRK fusion proteins. Clin Cancer Res，24（23）：5807-5814.

Krontiris TG，Cooper GM，1981. Transforming activity of human tumor DNAs. Proc Natl Acad Sci USA，78（2）：1181-1184.

Laskin J，Liu SV，Tolba K，et al，2020. NRG1 fusion-driven tumors：biology，detection，and the therapeutic role of afatinib and other ErbB-targeting agents. Ann Oncol，31（12）：1693-1703.

Lawrence MS，Stojanov P，Polak P，et al，2013. Mutational heterogeneity in cancer and the search for new cancer-associated genes. Nature，499（7457）：214-218.

Leonetti A, Facchinetti F, Rossi G, et al, 2018. BRAF in non-small cell lung cancer (NSCLC): Pickaxing another brick in the wall. Cancer Treat Rev, 6682-6694.

Li JJ, Yan S, Pan Y, et al, 2018. FGFR genes mutation is an independent prognostic factor and associated with lymph node metastasis in squamous non-small cell lung cancer. Cancer Biol Ther, 19 (12): 1108-1116.

Lin JJ, Shaw AT, 2017. Recent Advances in Targeting ROS1 in Lung Cancer. J Thorac Oncol, 12 (11): 1611-1625.

Lin JJ, Zhu VW, Yoda S, et al, 2018. Impact of EML4-ALK variant on resistance mechanisms and clinical outcomes in ALK-positive lung cancer. J Clin Oncol, 36 (12): 1199-1206.

Litvak AM, Paik PK, Woo KM, et al, 2014. Clinical characteristics and course of 63 patients with BRAF mutant lung cancers. J Thorac Oncol, 9 (11): 1669-1674.

Liu L, Liu J, Shao D, et al, 2017. Comprehensive genomic profiling of lung cancer using a validated panel to explore therapeutic targets in East Asian patients. Cancer Sci, 108 (12): 2487-2494.

Liu L, Shao X, Gao W, et al, 2010. The role of human epidermal growth factor receptor 2 as a prognostic factor in lung cancer: a meta-analysis of published data. J Thorac Oncol, 5 (12): 1922-1932.

Liu X, Jia Y, Stoopler MB, et al, 2016. Next-generation sequencing of pulmonary sarcomatoid carcinoma reveals high frequency of actionable MET gene mutations. J Clin Oncol, 34 (8): 794-802.

Loeb LA, Harris CC, 2008. Advances in chemical carcinogenesis: a historical review and prospective. Cancer Res, 68 (17): 6863-6872.

Martínez-Jiménez F, Muinos F, Sentis I, et al, 2020. A compendium of mutational cancer driver genes. Nat Rev Cancer, 20 (10): 555-572.

Mazieres J, Peters S, Lepage B, et al, 2013. Lung cancer that harbors an HER2 mutation: epidemiologic characteristics and therapeutic perspectives. J Clin Oncol, 31 (16): 1997-2003.

McFarland CD, Korolev KS, Kryukov GV, et al, 2013. Impact of deleterious passenger mutations on cancer progression. Proc Natl Acad Sci USA, 110 (8): 2910-2915.

Mok TS, Cheng Y, Zhou X, et al, 2018. Improvement in Overall Survival in a Randomized Study That Compared Dacomitinib With Gefitinib in Patients

With Advanced Non-Small-Cell Lung Cancer and EGFR-Activating Mutations. J Clin Oncol, 36 (22) : 2244-2250.

Mok TS, Wu YL, Ahn MJ, et al, 2017. Osimertinib or Platinum-Pemetrexed in EGFR T790M-Positive Lung Cancer. N Engl J Med, 376 (7) : 629-640.

Okuda K, Sasaki H, Yukiue H, et al, 2008. Met gene copy number predicts the prognosis for completely resected non-small cell lung cancer. Cancer Sci, 99 (11) : 2280-2285.

Onozato R, Kosaka T, Kuwano H, et al, 2009. Activation of MET by gene amplification or by splice mutations deleting the juxtamembrane domain in primary resected lung cancers. J Thorac Oncol, 4 (1) : 5-11.

Oxnard GR, Lo PC, Nishino M, et al, 2013. Natural history and molecular characteristics of lung cancers harboring EGFR exon 20 insertions. J Thorac Oncol, 8 (2) : 179-184.

Pon JR, Marra MA, 2015. Driver and passenger mutations in cancer. Annu Rev Pathol, 1025-50.

Ramalingam SS, Vansteenkiste J, Planchard D, et al, 2020. Overall Survival with Osimertinib in Untreated, EGFR-Mutated Advanced NSCLC. N Engl J Med, 382 (1) : 41-50.

Reddy EP, Reynolds RK, Santos E, et al, 1982. A point mutation is responsible for the acquisition of transforming properties by the T24 human bladder carcinoma oncogene. Nature, 300 (5888) : 149-152.

Riess JW, Gandara DR, Frampton GM, et al, 2018. Diverse EGFR Exon 20 Insertions and Co-Occurring Molecular Alterations Identified by Comprehensive Genomic Profiling of NSCLC. J Thorac Oncol, 13 (10) : 1560-1568.

Rowley JD, 1973. Letter : A new consistent chromosomal abnormality in chronic myelogenous leukaemia identified by quinacrine fluorescence and Giemsa staining. Nature, 243 (5405) : 290-293.

Solomon BJ, Besse B, Bauer TM, et al, 2018a. Lorlatinib in patients with ALK-positive non-small-cell lung cancer : results from a global phase 2 study. Lancet Oncol, 19 (12) : 1654-1667.

Solomon BJ, Kim DW, Wu YL, et al, 2018b. Final Overall Survival Analysis From a Study Comparing First-Line Crizotinib Versus Chemotherapy in ALK-Mutation-Positive Non-Small-Cell Lung Cancer. J Clin Oncol, 36 (22) : 2251-2258.

Soria JC，Tan DSW，Chiari R，et al，2017. First-line ceritinib versus platinum-based chemotherapy in advanced ALK-rearranged non-small-cell lung cancer（ASCEND-4）：a randomised，open-label，phase 3 study. Lancet，389（10072）：917-929.

Spoerke JM，O'Brien C，Huw L，et al，2012. Phosphoinositide 3-kinase（PI3K）pathway alterations are associated with histologic subtypes and are predictive of sensitivity to PI3K inhibitors in lung cancer preclinical models. Clin Cancer Res，18（24）：6771-6783.

Stratton MR，Campbell PJ，Futreal PA，2009. The cancer genome. Nature，458（7239）：719-724.

Sung H，Ferlay J，Siegel RL，et al，2021. Global cancer statistics 2020：GLOBOCAN estimates of incidence and mortality worldwide for 36 cancers in 185 countries. CA：a cancer journal for clinicians，71：.209-249.

Tamborero D，Rubio-Perez C，Deu-Pons J，et al，2018. Cancer Genome Interpreter annotates the biological and clinical relevance of tumor alterations. Genome Med，10（1）：25.

Tissot C，Couraud S，Tanguy R，et al，2016. Clinical characteristics and outcome of patients with lung cancer harboring BRAF mutations. Lung Cancer，9123-28.

Vaishnavi A，Capelletti M，Le AT，et al，2013. Oncogenic and drug-sensitive NTRK1 rearrangements in lung cancer. Nat Med，19（11）：1469-1472.

Vogelstein B，Papadopoulos N，Velculescu VE，et al，2013. Cancer genome landscapes. Science，339（6127）：1546-1558.

Wang R，Hu H，Pan Y，et al，2012. RET fusions define a unique molecular and clinicopathologic subtype of non-small-cell lung cancer. J Clin Oncol，30（35）：4352-4359.

Wu J-Y，Yu C-J，Chang Y-C，et al，2011. Effectiveness of tyrosine kinase inhibitors on "uncommon" epidermal growth factor receptor mutations of unknown clinical significance in non-small cell lung cancer. Clin Cancer Res，17（11）：3812-3821.

Yamamoto H，Shigematsu H，Nomura M，et al，2018. PIK3CA mutations and copy number gains in human lung cancers. Cancer Res，68（17）：6913-6921.

Yang JC，Sequist LV，Geater SL，et al，2015. Clinical activity of afatinib in patients with advanced non-small-cell lung cancer harbouring uncommon EGFR mutations：a combined post-hoc analysis of LUX-Lung 2，LUX-Lung 3， and LUX-Lung 6. Lancet Oncol，16（7）：830-838.

Zhang J，Liu J，Sun J，et al，2014. Identifying driver mutations from sequencing data of heterogeneous tumors in the era of personalized genome sequencing. Brief Bioinform，15（2）：244-255.

Zhang L，Shi L，Zhao X，et al，2013. PIK3CA gene mutation associated with poor prognosis of lung adenocarcinoma. Onco Targets Ther，6，6497-6502.

Zhang S，Sun K，Zheng R，et al，2020. Cancer incidence and mortality in China，2015. Journal of the National Cancer Center，1（1）：2-11.

# 第二章　非小细胞肺癌非常见基因突变患者的基因诊断

随着现代医学和临床诊疗技术的迅猛发展，肿瘤患者的死亡率自 1991 年已连续下降，其中以肺癌、结直肠癌、乳腺癌、前列腺癌四大癌种最为显著。随着以 *EGFR* 基因为首的肺癌驱动基因研究的深入和靶向治疗非小细胞肺癌患者的成功，2008—2013 年间肺癌男性患者的年死亡率以 3% 的速度逐年递减（女性患者为 2%），2013—2017 年期间，肺癌男性患者的年死亡率递减比例提高至 5%，女性患者提高至 4%（Siegel et al，2020）。因此，系统深入地了解肺癌驱动基因在肺癌尤其是非小细胞肺癌中的意义将有助于肺癌患者的精准化和个体化治疗。

2015 年 WHO 在综合考虑肺癌手术标本、穿刺标本、细胞学标本的组织类型和免疫组化标记物后，将肺癌按组织学类型重新划分为腺癌、鳞状细胞癌、神经内分泌瘤（小细胞肺癌和大细胞神经内分泌瘤）、大细胞癌、腺鳞癌和肉瘤样癌（Travis，2014）。非小细胞肺癌患者肿瘤部位手术切除标本、活检组织及细胞学标本均可用于靶向基因突变检测。临床取材方法主要包含手术、纤维支气管镜下活检、经皮肺穿刺活检、胸腔积液、胸腔镜、淋巴结穿刺活检、支气管内超声引导细针穿刺活检（EBUS-FNA）等。在晚期病人无法获得足够的组织标本及细胞学标本时，可考虑血液样本用于靶向基因突变检测。不同的标本类型对应着不同的标准化操作流程，因此本部分将针对非小细胞肺癌非常见基因突变患者的标本类型和检测平台，从标准化操作的流程、检测平台的选择、检测结果的判读等几方面加以详细阐述。

# 第一节　非小细胞肺癌非常见基因突变检测样本类型

非小细胞肺癌患者非常见基因突变检测的主要标本类型包括石蜡包埋的组织标本、细胞学标本及液体活检标本（血液、尿液、脑脊液）。无论哪种标本类型，在标本制备、采集、运送和保存中均应该遵循以下原则：①组织切片应经病理医师镜下审阅，记录并标注细胞组成、肿瘤细胞数目及占比，标注肿瘤细胞密集区域。评价方法包括肉眼观察、显微镜下观察等；②样本采集最好采用一次性材料，制备不同患者病理切片样本时，需更换新刀片，并清除操作器皿上前一样本的残留，如使用玻璃器皿，必须经高压灭菌，以使可能存在的 DNase 失活；如提取 RNA 样品，必须采用 RNase 抑制剂措施和无 RNase 材料；③样本运送中应严格按照《个体化医学检测质量保证指南》要求执行，确保运送过程中样本的安全性和过程的可控性。实验室应建立详细的样本运送标准操作规程（SOP），对临床医生提供样本采集手册，要求物流人员填写相关运送记录表，确保运送过程中样本的安全性和过程的可控性。用于 RNA 检测的样本，如果未经稳定化处理，则必须速冻后，放在干冰中运送。经过适当稳定化处理的样本可在常温下运送，比如用于 DNA 扩增检测的 EDTA 抗凝全血样本及用于 RNA 扩增检测的经稳定化处理的样本。除上述一般原则外，不同的标本类型还需遵循特定的操作标准流程，下文将详细阐述。

## 一、组织标本

组织标本（新鲜组织或石蜡包埋组织）是病理科中最常见的标本类型，也是非小细胞肺癌非常见基因突变检测最常见的标本类型。非小细胞肺癌已知的驱动基因突变检测的现有专家共识中，手术或活检的新鲜组织标本及石蜡包埋组织标本都是驱动基因突变检测的首选标本类型。以 *EGFR* 基因 T790M 突变检测为例，在 2018 年的《中国非小细胞肺癌患者 *EGFR* T790M 基因突变检测专家共识》中明确提出接受吉非替尼、厄洛替尼或阿法替尼等 EGFR-TKIs 治疗后发生耐药进展的 NSCLC 患者均应进行 *EGFR* 基因 T790M 突变检测，以组织标本为优先考虑，若组织活检标本无法获得的情况下，可考虑血浆检测。如果血浆 ctDNA 检测 T790M 突变为阴性结果，患者表现为疾病进展应考虑推荐再次进行基于组织标本的基因突变检测。此外，非小细胞肺癌向小细胞肺癌转化的形态学改变，也是非小细胞肺癌患者疾病进展的耐药机制之一。因此，组织标本无论是在形态学判断还是基因检测层面都是 NSCLC 患者的首选标本类型。

## （一）组织标本 DNA（RNA）提取前关键步骤

### 1. 手术和活检的新鲜组织标本

获取的样本因含有丰富的肿瘤细胞，浸润性肿瘤组织包含有一定比例的淋巴细胞。为避免血液中 gDNA 对取材标本的污染，手术取样后应用生理盐水冲洗去除标本表面血迹。新鲜组织样本的最佳保存方式为在组织离体 30 min 内快速置于液氮中或 $-80°$ 冰箱，以防止 DNA（RNA）的降解。对于进行 NGS 高通量测序的组织标本，手术采集的组织肿块不低于 50 mg（豌豆粒大小），穿刺活检标本应 ≥ 2 条，长度 ≥ 0.5 cm。

### 2. 石蜡包埋组织标本（FFPE）

严格按照病理规范要求取材，尽量避免肿瘤细胞过少，病变中心广泛纤维化的肿瘤、黏液产生过高的肿瘤、周围炎症严重的肿瘤、含坏死组织过多的肿瘤、含钙灶并脱钙处理过的肿瘤，推荐使用 4% 甲醛的中性缓冲液固定（液体体积大于 10 倍固定组织标本体积），避免使用酸性及含重金属离子的固定液。手术标本切开充分固定 12 ~ 48 h，不超过 72 h 为宜，穿刺活检小标本样本固定时间为 6 ~ 12 h 为宜。

### 3．肿瘤含量

开展基因检测前，应进行 HE 染色评估样本中肿瘤细胞含量。根据不同检测平台的灵敏度不同，指南建议的肿瘤细胞含量也不同。采用普通 ARMS-PCR 检测平台时，建议肿瘤细胞 > 200 个，当使用更为灵敏的检测平台时如 super-ARMS PCR，可适当减少肿瘤细胞含量。对于进行 NGS 高通量测序的组织标本，肿瘤细胞体积含量建议应达到 20% 以上，最佳含量为 30%，肿瘤细胞体积至少达到 0.2 mm³，经抽提后 DNA 总量至少为 50 ng（图 2-1-1）。若组织样本中肿瘤细胞含量较低，仍需要进行基因检测时，应在显微镜下根据病理医师勾画的肿瘤细胞区域进行肿瘤细胞富集取材，以防止假阴性结果的产生。并在最终的基因检测报告中明确标识出该样本的局限性。骨转移患者转移病灶取样时应优先考虑存在转移病灶的软组织；脱钙组织标本行基因检测应谨慎，脱钙处理会造成基因组 DNA 断裂，易获得假阴性结果（吴一龙 等，2018；周彩存 等，2020）。

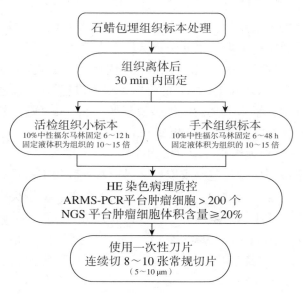

**图 2-1-1　石蜡包埋组织标本 DNA（RNA）提取前质控**

（二）DNA/RNA 共提取标准操作步骤

1．脱蜡

①根据 FFPE 切片组织面积的大小，刮取 1～5 片 FFPE 样品至 1.5 ml 离心管中，加入 1 ml 二甲苯，振荡混匀 10 s；②室温 13 000×g 离心 2 min，小心去除上清（勿吸到沉淀）；③加入 1 ml 无水乙醇，振荡混匀 10 s，室温下 13 000×g 离心 2 min，小心去除上清（勿吸到沉淀）；④室温开盖放置 10 min 或 37℃下开盖放置 5 min，使乙醇充分挥发。

2．组织裂解

①加入 200 μl RTL 缓冲液及 25 μl 蛋白酶 K 消化液，利用移液器吹打混匀，56℃消化 15 min；② 13 000×g 离心 2 min，将 180 μl 上清液转移至干净的 1.5 ml 离心管中用于提取 RNA，剩余液体及沉淀用于提取 DNA。

3．DNA 提取

①加入 140 μl DTL DNA 裂解缓冲液及 15 μl 蛋白酶 K 消化液，振荡混匀；② 56℃消化 1 h，如样品量较多，可考虑消化过夜；③加入 10 μl DES 缓冲液，混匀后放入温度已预热至 90℃的恒温加热器中，孵育 2 h；掌式离心机瞬时离心 5～10 s。如有需要，可待液体温度降至室温加入 2 μl 浓度为 100 mg/ml 的 RNaseA，室温放置 5 min 以进一步去除 RNA；④加入 200 μl DTB 缓冲液和 200 μl 无水乙醇，振荡混匀后用掌式离心机瞬时离心 5～10 s；⑤将全部液体转移至 DNA 吸附柱中，10 000×g 离心 1 min，倒掉收集管中的液体；⑥往 DNA 吸附柱中加入 600 μl 洗脱缓冲液 1，10 000×g 离心 1 min，倒掉收集管中的液体；⑦往 DNA 吸附柱中加入 600 μl 洗脱缓冲液 2，10 000×g 离心 1 min，丢弃收集管；⑧换用新的收集管，13 000×g 离心 3 min，丢弃收集管；⑨将吸附柱小心转移至干净的 1.5 ml 离心管中；往 DNA 吸附膜中心滴加 30～100 μl DTE 缓冲液（切勿碰到 DNA 吸附膜），室温静置 2～5 min，13 000×g 离心 1 min，收集 DNA 并保存。提取的基

因组 DNA 建议立即使用，如超过 6 h 未使用，请于 –20℃以下保存，长期 –80℃保存（适当降低洗脱体积可以提高样品核酸的浓度）。

4. RNA 提取

①将含 180 μl 上清液的离心管转移到预热至 80℃的恒温加热器中，孵育 15 min；②待液体温度降至室温，用掌式离心机离心 5 ～ 10 s；③按每人份 20 μl DNase Ⅰ缓冲液与 10 μl DNase Ⅰ（3 U/μl）的比例配制成 DNase Ⅰ工作混合液。将 30 μl DNase Ⅰ工作混合液加入样品中，移液器吹打混匀，室温静置 15 min；④加入 340 μl RTB 缓冲液和 750 μl 无水乙醇，上下颠倒混匀后用掌式离心机离心 5 ～ 10 s；将 650 μl 液体转移至 RNA 吸附柱中，13 000×g 离心 30 s，倒掉收集管中的液体；⑤将剩余液体全部转移至 RNA 吸附柱中，13 000×g 离心 30 s，倒掉收集管中的液体；⑥往 RNA 吸附柱中加入 600 μl 的 RTW 缓冲液，13 000×g 离心 30 s，倒掉收集管中的液体并丢弃收集管；⑦换用新的收集管，13000×g 离心 5 min，丢弃收集管；⑧将吸附柱小心转移至干净的 1.5 ml 离心管中，往 RNA 吸附膜中心滴加 80 ～ 100 μl 的 RTW 缓冲液（勿碰到 RNA 吸附膜），室温静置 5 min，13 000×g 离心 1 min，收集样品 RNA（洗脱建议两步洗脱）。

5. DNA/RNA 质控

①用洗脱液调 blank；②吸取 2 μl 样本检测（具体操作可参照 Nanodrop 仪器使用说明书）；③ RNA 浓度应介于 10 ～ 500 ng/μl，DNA 浓度应大于 2 ng/μl，OD260/OD280 比值应为 1.8 ～ 2.0。

## 二、细胞学标本

肺癌细胞学标本是指通过支气管肺泡灌洗术，或从胸腔积液等样本经离心沉淀后获得的细胞团块。2017 年，美国病理学家协会（CAP）、国际肺癌研究协会（IASLC）、美国分子病理学会（AMP）联合更新的分子检测指南中推荐病理医师可以使用细胞团块或其他细胞学标本作为肺癌分子检测的合适标本（Kalemkerian et al,

2018）。国内外许多研究表明，利用 RT-PCR 技术平台在 NSCLC 患者的活检组织标本和细胞块包埋标本中，检测 *EGFR* 基因 T790M 突变状态，经支气管肺泡灌洗术获得的细胞团块包埋标本与活检组织 FFPE 具有相似的阳性率（37.5% vs 42.5%）和较高的一致性（91.7%）（Satouchi et al, 2017）。因此，在晚期 NSCLC 患者无法取得活检组织标本时，可考虑利用细胞学标本替代组织标本进行驱动基因变异检测。

　　细胞学样本中脱落细胞学标本及细针穿刺细胞学标本用于基因检测时，必须进行病理质控，确定标本中的肿瘤细胞数量及与正常细胞的比例，符合质量要求或通过肿瘤细胞富集处理后符合质量要求的标本可直接进行核酸抽提，也可以制备成 FFPE 细胞学蜡块进行后续分析。因此，肿瘤科医师在申请胸腔积液标本的基因检测时，必须同时进行液基细胞学检测来进行病理评估。细胞学标本（痰液、胸腔积液）固定应采用 95% 乙醇固定液，时间不少于 15 min，当需制成脱落细胞蜡块时，可用 95% 乙醇固定，时间 ≥ 2 h（图 2-1-2）。制成细胞蜡块的标本后续操作流程参见组织标本。

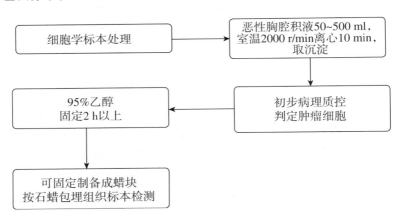

**图 2-1-2　细胞学标本处理流程**

（一）样本采集及预处理质控

1．浆膜腔积液

包括胸腔积液、腹水、心包液、腹腔冲洗液和关节腔积液；取样量至少 100 ml，并添加 3 ～ 5 IU 肝素或枸橼酸钠抗凝剂，置入干净干燥容器尽快送检；如特殊情况下不能及时送检，请置入4℃冰箱冷藏，不超过 72 h。

2．内镜刷片（包括气管刷片等）

先均匀地涂 1 ～ 2 张普通涂片，再将刷子上的细胞尽可能地保存到细胞保存液管（TCT Cytolyt 液）中。

3．痰细胞学标本

痰必须从肺的深部咳出，咳痰前先清理口腔鼻腔分泌物，深呼吸，深咳一口痰即可，将痰吐在特制的痰盒内。

4．针吸标本（包括 TBNA 等各种标本）

采样单中注明肿物的具体部位、大小、形状、活动度、边界清楚与否、质地、进针时的针感、吸出物的量及性状。

5．常规涂片

准备玻片，做好双标记（姓名和病历号），取材后立即制片，涂片轻柔均匀，水分干后立刻放入 95% 乙醇中固定，最好一人一缸固定防止污染。

（二）细胞学蜡块制备

取与样本体积相适应的离心管，2000 r/min 离心 10 min，取沉淀进行细胞学涂片观察肿瘤细胞比例。如符合细胞学标本基因检测质控要求，进行后续步骤。若细胞沉淀较多，高速离心（5000 ～ 7000 r/min，1 min）形成较结实的细胞块，若细胞沉淀较少，需加入少量血清及凝血酶，形成絮状沉淀物，将细胞块或絮状沉淀物置于擦镜纸上，细心包好，送组织学技术室，按常规石蜡包埋标本进行后续 DNA/RNA 提取。

## 三、血液标本

外周血循环肿瘤 DNA（circulating tumor DNA，ctDNA）是无法获取组织标本的晚期非小细胞肺癌患者基因突变的另一标本来源。外周血循环肿瘤 DNA（ctDNA）是指肿瘤细胞由于凋亡、坏死、分泌而产生的 DNA 片段，具有与其来源（肿瘤原发灶或转移灶）相一致的基因突变类型，如点突变、基因融合等。与肿瘤组织标本相比，以血液标本为代表的液体活检在非小细胞肺癌非常见基因突变检测中具有以下几点优势：① ctDNA 其半衰期较短，可以实时反应肿瘤原发灶和转移灶的动态变化，易于监测晚期肿瘤患者靶向治疗的疗效变化；② ctDNA 可全面反映非小细胞肺癌患者基因改变状态，避免了肿瘤组织标本中可能出现的肿瘤异质性的问题；③与肿瘤组织标本相比，ctDNA 更易于获得，患者接受度较高。但是血液标本也有其不可避免的缺点：① ctDNA 由于其在外周血中的含量较低，对基因突变平台的灵敏度要求较高；② ctDNA 由于其在血液中的半衰期较短，采样时间是影响检测结果的重要因素（Rolfo et al，2018；Trombetta et al，2016）。

### （一）血浆游离 DNA 采样质控

样本采集及预处理质控：采集外周血提取血浆游离 DNA 进行检测，依据检测平台（Super-ARMS、NGS）的不同采取不同的标准化操作流程。拟行血浆 EGFR 基因 T790M 突变检测（Super-ARMS PCR）的患者取样时可使用一次性的含乙二胺四乙酸（ethylenediaminetetraacetic acid，EDTA）的抗凝真空采血管或常温采血管（Streck 或 BCT 管），推荐采血量为 10 ml。使用 EDTA 抗凝管的外周血标本需在采血后轻柔颠倒 8 ～ 10 次，常温 2 h 内分离血浆，如需转运推荐采用干冰维持低温，防止白细胞裂解。使用常温采血管（Streck 或 BCT 管）的外周血标本需在采血后轻柔颠倒 8 ～ 10 次，可常温（15 ～ 30℃），不可在极端低温或高温下保存，全血可保存 3 ～ 7 天，但仍建议尽快分离血浆并检测。肝素在DNA提取过程中难以去除,并降低DNA的抽提效率和PCR扩增效率。因此非小细胞肺癌患者非常见突变基因检测(包含 *EGFR* T790M)不建议采用肝素抗凝管采血(图2-1-3)。肉眼可见的溶血标本不适宜进行基于Super-ARMS PCR或NGS平台的血浆ctDNA基因突变检测。因为溶血会导致血细胞基因组DNA的大量释放,进而极大地稀释了血浆中来自肿瘤细胞的游离DNA,造成检测结果的假阴性(图2-1-4)。

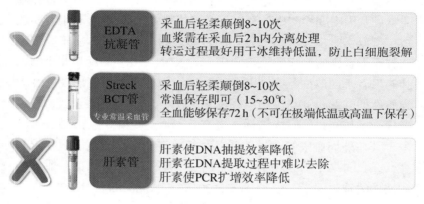

**图2-1-3 血浆游离DNA采血管的选择**

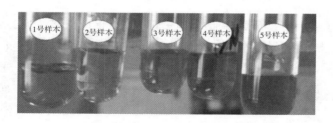

**图2-1-4 不同程度的溶血情况对比说明**
1~3号样本可以进行后续基因检测,4号、5号样本需要重新采血

## (二)血浆游离DNA提取标准操作步骤

### 1.血浆分离

① 10 ml全血 $2000 \times g$ 离心10 min取上清,避免碰触白细

胞层；②再次 8000×g 离心 10 min，取上清即为血浆；具体操作注意事项和流程见图 2-1-5。

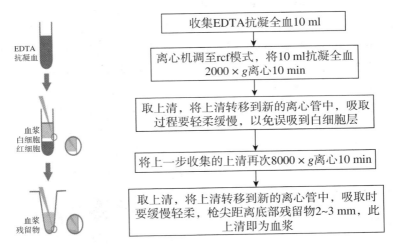

图 2-1-5 血浆分离步骤及示意图

2．血浆提取主要步骤

①小心移取 4 ml 血清（血浆或胸腔积液样品）加入 10 ml 圆底离心管中，加入 2.4 ml CDL 缓冲液，再加入 210 μl 消化缓冲液，充分混匀 10 s；②放入水浴锅中，60℃ 消化 15 min，不推荐使用金属加热模块；③快速冷却至室温，加入 400 μl DNA Tracer，混匀后，再加入 3.3 ml 预冷的异丙醇，上下颠倒混匀，立即 10 000×g 离心 5 min；④从离心机中小心取出离心管，弃上清，留沉淀，并用移液枪吸干残留的液体；⑤往沉淀中加入 470 μl CDB 缓冲液，在液面下加入 40 μl CDD 缓冲液（请勿悬空加入）；⑥ a:振荡 5 s，放入水浴锅中，60℃ 消化 10 min；然后冷却至室温，加入 250 μl 无水乙醇，将移液枪调整到 800 μl，用枪尖将沉淀从管壁上完全刮下，吹打混匀 15 ～ 20 次；b：固定到小型振荡器上，1500 r/min 室温振荡混匀 10 min；加入 250 μl 无水乙醇，吹打混匀（注意：步骤 a 和步骤 b 为可选项，根据实验条件选择其

中一项操作即可。）；⑦将沉淀混合液全部移入微量核酸吸附柱中，10 000×*g* 离心 30 s，倒掉收集管中的液体；⑧往微量核酸吸附柱中加入 700 μl 洗脱缓冲液 1，10 000×*g* 离心 30 s，倒掉收集管中的液体；⑨往微量核酸吸附柱中加入 700 μl 洗脱缓冲液 2，10 000×*g* 离心 30 s，倒掉收集管中的液体；⑩换用新的收集管，13 000×*g* 离心 1 min，丢弃收集管；⑪将核酸吸附柱转移到干净的 1.5 ml 无盖离心管中，放置到预热至 56℃的恒温加热器上，开盖孵育 10 min，丢弃无盖离心管；⑫将吸附柱小心转移至干净的 1.5 ml 离心管中；⑬ a：往核酸吸附膜中心滴加 30～100 μl CDE 缓冲液（勿碰到核酸吸附膜），室温静置 5 min，13 000×*g* 离心 1 min；b：若洗脱体积大于 50 μl，可通过增加洗脱的次数，来提高 DNA 浓度（注意：步骤 a 和步骤 b 为可选项，选择其中一项操作即可。）；⑭收集样品 DNA 并保存，所提取的 DNA 建议马上使用，如超过 6 h 未使用，于 –20℃以下保存。

## 四、其他液体活检标本（尿液或脑脊液）

### （一）尿液 ctDNA

尿液是液体活检标本的另一来源。与血液标本相比，尿液标本具有易采集、易操作的优点。许多研究均提示，NSCLC 患者尿液 ctDNA 中驱动基因 *EGFR*、*KRAS* 的检测可以作为评估患者用药和预后的因素之一，尿液 ctDNA 中 *EGFR* 突变与组织标本中的一致性为 70%（Wu et al，2019），在晚期 NSCLC 患者（Ⅲ和Ⅳ期）中一致率可达到 90%（Li et al，2017）。2017 年 Husain 等采集 8 例奥希替尼治疗前的 NSCLC 患者尿液 ctDNA 进行基线 *EGFR* 突变水平的检测（NGS，MiSeq 平台）。随后利用尿液标本采集的便捷性，连续 14 天收集入组患者的尿液 ctDNA，进行治疗后 NSCLC 患者尿液 ctDNA 中 *EGFR* 基因突变动态监测。结果表明，经奥希替尼治疗后尿液 ctDNA 中 *EGFR* 基因无论是敏感突变（L858R、19Del）还是耐药突变（T790M）的丰度，均在治疗后的 7 天下降至基线突变丰度以下（Husain et al，2017）。另一项研究结果表明 NSCLC 患者尿液样本提取的 ctDNA 也可用于 T790M 检测（Super-ARMS PCR 平台），尿液样本 *EGFR* 基因 T790M 阳性的患者接受三代 EGFR-TKIs 治疗后具有和组织标本阳性患者组相似的 ORR 和中位无疾病进展期（DFS）。另一项纳入 213 例 NSCLC 患者尿液 ctDNA 和组织配对检测的研究表明，尿液 ctDNA 中驱动基因检测可作为微小病灶残留的潜在监测指标，是现有影像学检测手段的补充（Hu et al，2018）。

综合上述研究结果，对于无法获得组织标本或细胞学样本的晚期非小细胞肺癌患者可收集尿液标本尝试进行 ctDNA 检测。由于尿液中 ctDNA 含量较少且不稳定，因此建议采用尿液标本进行 ctDNA 检测时应选择高灵敏度的检测平台（Super-ARMS、digitalPCR 或 NGS），对尿液 ctDNA 检测为阴性的患者，仍建议择期进行组织活检，以避免基因检测结果的假阴性。

（二）脑脊液标本

NSCLC 患者接受 EGFR-TKIs 靶向药物（吉非替尼、厄洛替尼、阿法替尼）治疗过程中颅脑（脑实质和软脑膜）转移的发生率高达 40% ~ 60%。目前颅脑转移灶的组织活检在临床上难以进行。研究表明，脑脊液作为中枢神经系统的循环体液，处于不断产生、循环和回流的平衡状态，与 NSCLC 颅脑转移灶的肿瘤细胞密切接触，因此可以在脑脊液中检测到循环肿瘤细胞及 ctDNA。脑脊液的获取通常采用微创腰椎穿刺的方式，在临床上常规开展。此外由于脑脊液流动循环特性，采用腰椎穿刺从脊髓腔获得的 ctDNA 与开颅手术中获取的 ctDNA 非常相近，因此脑脊液循环肿瘤细胞及其 ctDNA 的检测可以反映颅脑转移灶中的基因突变水平。利用循环肿瘤细胞分离技术（CellSearch CTC kit）分离脑脊液中循环肿瘤细胞（CFS-CTC）进行 ctDNA 突变检测，脑脊液 ctDNA 中驱动基因突变与原发灶基因一致性较好（17/19，89.5%）（Jiang et al，2017），研究表明脑脊液中 ctDNA 的变化可反映实体瘤的情况。吴一龙团队在 2018 年发表在 *Annals of Oncology* 的研究系统比较了 NSCLC 颅脑转移患者脑脊液 cfDNA、脑脊液沉淀和血浆 ctDNA 中 *EGFR* 突变水平，利用灵敏度高的 NGS 检测平台，在 26 例（100%）NSCLC 患者的脑脊液 cfDNA 中检测到驱动基因突变（*EGFR* 19del、L858R、20ins），在脑脊液沉淀和血浆 ctDNA 中的检出率分别为 84.6%（22/26）和 73.1%（19/26）。另一项 2019 年发表在 *J thorac Oncol* 文章纳入 11 例 *ALK* 重排阳性、颅脑转移的 NSCLC 患者，脑脊液 cfDNA 和血浆 ctDNA 中驱动基因突变水平（*ALK* 重排）分别为 81.8%（9/11）和 45.5%（5/11）。此外，脑脊液 cfDNA 中还检测到 *ALK* G1202R（B23 患者）和 *ALK* A1043N 点突变（B63 患者），其中 *ALK* A1043N 点突变在此前并无相关报道。研究表明，NSCLC 中驱动基因 ALK 激酶区域点突变可能与三代 EGFR-TKIs 耐药有关。上述两项研究均提示脑脊液 cfDNA 中驱动基因的检出率高于血浆 ctDNA 及脑脊液沉淀，对无法取得活检组织标本的 NSCLC 颅脑转移患者可考虑腰椎穿刺方法采集脑脊液标本，提示脑脊液 cfDNA 检测可以作为颅脑转移驱动基因阳性 NSCLC 患者动态监测的生物学标志物（Li et al，2018；Zheng et al，2019）。除高通量 NGS 平台外，也有研究采用 ARMS-PCR 方法检测脑脊液 cfDNA 基因突变水平。针对驱动基因 *EGFR* 罕见突变 T790M 和 20 插入突变，高通量 NGS 平台的检出率均为 16.7%（2/12），而 ARMS-PCR 由于灵敏度不高，仅能检出 *EGFR* 基因常见突变位点（19Del、L858R），罕见突变的检出率均为 0（Li et al，2019）。上述研究结果提示，二代测序技术更适用于脑脊液 ctDNA 检测。尽管大多数的研究结果表明，NSCLC 患者的脑脊液 ctDNA 驱动基因检出率高于血浆 ctDNA，但也有少部分研究提示相反的结果。此外，脑脊液的采集与外周血、尿液采集相比，具有一定的风险性。因此，如何筛选适合脑脊液 ctDNA 检测的 NSCLC 人群，也是我们需要探讨的问题。一项纳入 67 例 NSCLC 患者的研究数据表明，颅内转移最大直径、全部颅内转移灶距离中枢神经的距离是影响脑脊液 ctDNA 检出率的主要因素，可以将非脑膜转移的脑转移肺癌患者的脑脊液ctDNA 体细胞突变的阳性检出率从 59.1% 提高至 81.8%。脑脊液ctDNA 检测在晚期 NSCLC 患者具有潜在的强大应用前景，可对其进行分型、药物匹配、预后及疾病的动态进展的评估，为脑转移肺癌患者提供精准诊疗。

## 第二节　非小细胞肺癌非常见基因突变检测平台及结果判读

美国国家综合癌症网络（NCCN）及国内肺癌临床指南、共识或诊疗规范都明确指出表皮生长因子受体（EGFR）基因突变、鼠类肉瘤病毒癌基因（KRAS）突变、间变性淋巴瘤激酶（ALK）基因重排（融合），c-ros 肉瘤致癌因子 - 受体络氨酸激酶（ROS1）基因重排（融合）、间质上皮转移因子（MET）基因 14 号外显子可变剪切变异或拷贝数扩增、转染重排（RET）基因重排（融合）、人类表皮生长因子受体 2（HER2）基因突变或扩增、鼠类肉瘤滤过性毒菌致癌同源体 B1（BRAF）基因突变等是非小细胞肺癌患者临床实践中的核心基因的重要突变类型。上述驱动基因既包含了非小细胞肺癌常见突变基因的常见突变类型如表皮生长因子受体 EGFR 的敏感突变 L858R 点突变、19 外显子缺失突变、鼠类肉瘤病毒癌基因 KRAS 的 2、3、4 号外显子点突变，也包含了罕见驱动基因的少见突变，如间变性淋巴瘤激酶（ALK）基因重排融合、间质上皮转移因子 MET 基因 14 号外显子的跳跃突变（Exon 14 skipping）及扩增，人类表皮生长因子受体 2（HER2）的突变及扩增等（Kalemkerian et al，2018；Villalobos et al，2017；Lemjabbar-Alaoui et al，2015）。上述驱动基因的突变包含了点突变、缺失突变、基因重排融合、扩增等多种不同突变形式，在临床实践中临床医师和病理医师需要根据待测基因的突变类型，选择合适的最佳检测平台。目前病理科常规开展的分子病理检测平台主要有传统的免疫组化、免疫荧光原位杂交、聚合酶链式反应（PCR）

平台、高通量测序（NGS）平台。本节将针对上述平台的检测特性、结果分析等进行详细阐述。

## 一、免疫组化

### （一）技术原理及特点

免疫组化全称为免疫组织化学（immunohistochemistry，IHC），是将免疫学与组织化学结合的一种检测技术。其利用抗原修复暴露抗原抗体结合位点，通过抗原 - 抗体特异性免疫反应，经级联反应放大着色信号，以达到待检样本中的目标蛋白定性、定位或半定量的目的。免疫组化经过长期的临床诊疗应用，具有相对成熟的操作方法，虽然目前临床上的免疫组化检测多数由自动化仪器完成，但是要想做好免疫组化并非易事。无论是手工操作还是自动化仪器检测，其基本要素都是一样的。首先，抗体是免疫组化中最核心的试剂，抗体的质量（特异性和亲和力）、批号都直接影响病理医师对免疫组化结果的评估。对每一种新购入的抗体和不同批号的抗体在临床实际应用前必须要摸索好最佳的染色条件包括抗体浓度、孵育时间等，并设立应有的阴性或阳性对照。其次，抗原修复是影响抗体染色结果的另一重要环节。抗原修复应根据不同抗体的特性进行综合考虑，既保证待检测抗原在组织切片中充分暴露，又要避免过度修复带来的假阳性的风险。常用的抗原修复条件主要有：高温高压修复和微波修复两种，修复缓冲液以弱酸性（0.01 mol/L 柠檬酸缓冲液 pH 6.0）和碱性缓冲液（EDTA 缓冲液 pH 8.0/pH 9.0）为主。此外，内源性过氧化物也会干扰免疫组化的染色结果。通常采用 3% 过氧化氢灭活内源性过氧化物（生物素、过氧化物酶、碱性磷酸酶等）。

全自动 ALK 免疫组织化学试剂盒（Ventana IHC）是 NSCLC 驱动基因突变检测唯一获国家药品监督管理部门批准的免疫组化平台。2015 年发表的《常规免疫组织化学初筛 ALK 阳性非小细胞肺癌专家共识》中，对 ALK（Ventana）手工染色方法进行了详细地阐述。ROS1 的免疫组化检测尚无获批的商品化试剂盒，ROS1 与 ALK 蛋白的同源性较高，2018 年的《ROS1 阳性非小细胞肺癌诊断病理专家共识》也对 ROS1 D4D6 抗体免疫组化进行了阐述，详见表 2-2-1。

表 2-2-1　ALK /ROS1 免疫组化染色要点

| | ALK | ROS1 D4D6 |
|---|---|---|
| 抗体修复 | 0.01 mol/L 柠檬酸缓冲液（pH 6.0），修复 10 min；② EDTA 缓冲液（pH 8.0）修复 5 min；③ EDTA 缓冲液（pH 9.0）修复 3 min，修复维持时间和冷却方式各实验室可以根据各自成熟的方法酌情使用 | |
| 过氧化物酶灭活 | 3%$H_2O_2$ 孵育 10 min | |
| 抗体孵育 | 常温 1 h，或者 4℃过夜 | |
| 抗体稀释 | D5F3 抗体（Cat#3633）1：（100 ~ 250）稀释；5A4 抗体（Cat#ab17127）1：（50 ~ 100）稀释 | D4D6：1：（100 ~ 250）稀释 |
| 对照 | 阳性对照：已被证实 IHC3+ 的 NSCLC 组织；阴性对照：同张切片癌旁组织；空白对照：以 PBS 代替一抗 | 阳性对照：已被 FISH 证实 ROS1 阳性且 IHC3+ 的 NSCLC 组织；阴性对照：同张切片癌旁组织；空白对照：以 PBS 代替一抗 |
| 结果判读 | IHC3+：> 5%TC 强着色<br>IHC2+：> 5%TC 中度着色<br>IHC1+：> 5%TC 微弱或模糊的着色或 ≤ 5%TC 有任何程度的着色<br>IHC 0：TC 无明显着色 | IHC3+：> 10%TC 强着色<br>IHC2+：> 10%TC 中度着色<br>IHC1+：> 10%TC 微弱或模糊的着色且无任何背景着色<br>IHC 0：TC 无明显着色 ≤ 10%TC 微弱着色 |

TC，肿瘤细胞，tumor cell；IHC，免疫组化。

（二）临床应用

免疫组化诊断技术在肿瘤病理学的形态诊断中具有重要的

作用。随着越来越多的 NSCLC 患者的罕见驱动基因的功能和热点突变的发现，分子靶向治疗更多地依赖已经验证的分子检测技术。但是罕见驱动基因在人群中的突变比例较低，如何快速、经济地筛选出获益人群，也是临床诊疗中的关注点。免疫组化技术可以在光镜下直观观察肿瘤细胞形态和组织结构而更受病理医师的欢迎。免疫组化与 ARMS-PCR 检测平台相比，需要的肿瘤细胞数目相对较少，与荧光原位杂交（FISH）相比，可在多种类型的组织标本中进行常规检测。因此，美国 FDA 已经批准 ALK（D5F3）CDx Assay（Ventana）作为独立 ALK 诊断检测方法，是一种经济、快速筛选 ALK 阳性 NSCLC 患者的方法。ALK 阳性的 NSCLC 患者具有明显的临床病理特征，*ALK* 基因融合变异多见于年轻（＜ 55 岁）、非吸烟、富含胞内黏液的实体型肺腺癌患者，与其他驱动基因（*EGFR*、*KRAS*、*ROS1*）突变互斥。因此专家共识推荐具有上述临床病理特征的 NSCLC 患者可考虑优先进行 ALK-Ventana 免疫组化检测。研究表明，在多种组织类型标本中（FFPE、冰冻切片、细胞块标本）ALK（Ventana）与 FISH 的检测结果一致性较高（94% ～ 100%），接受 ALK 抑制剂疗效显著。ALK（D5F3）CDx Assay（Ventana）的标准判读主要依赖全自动免疫组化染色机器及增强试剂盒（Optiview）的标准化。信号增强程序特异性扩大了免疫反应和背景信号之间的差异，但也增加了假阳性的风险。也有研究使用 ALK 另一株单克隆抗体 1A4（Origene）进行 NSCLC 的 ALK 重排的染色分析，与 ALK（Ventana）相比，1A4 采用传统的免疫组化染色方法，不需要增强信号，其敏感性与 ALK（Ventana）相似，特异性相对较低（70%）。因此，在使用非 ALK（Ventana）抗体进行 NSCLC 组织标本 ALK 融合检测时（1A4、5A4、ALK1），只可作为初筛的检测手段，应考虑采用 FISH、RT-PCR 或 NGS 等方法进行复核，以防漏检（Gruber et al，2015；Shen et al，2015；Wang et al，2016）。

　　*ROS1* 基因与 *ALK* 同源性较高，但是 ROS1 免疫组化抗体研发起步较晚，抗体的特异性和灵敏度与 ALK（D5F3）相差较

远，因此目前尚无批准可用的 ROS1 免疫组化检测试剂盒，也仅有两株商业化 ROS1 抗体（D4D6，Cell Signal；SP384，Ventana Medical Systems）适用于 FFPE 标本的检测。ROS1 的免疫组化与 ALK 不同，ALK 蛋白特异性高表达在 ALK 重排的肿瘤组织中，而 ROS1 的蛋白和 mRNA 可弥散性低表达在非 ROS1 重排的肿瘤组织中。这也是限制 ROS1 免疫组化临床应用的主要因素之一。因此，2018 年《ROS1 阳性非小细胞肺癌诊断病理专家共识》中提出，*ROS1* 基因变异的检测方法首先考虑经国家药品监督管理部门批准的 RT-PCR 商品化试剂盒，其次是经过验证的荧光原位杂交技术平台，免疫组化并不在推荐之列。同时也有研究表明，在每 5 例进行正交校验的 ROS1 免疫组化阳性的病例中，经 RT-PCR、FISH 或 NGS 验证后，可确定 1 例是真阳性病例（Sholl et al，2013；Conde et al，2019）。因此，ROS1 的免疫组化还需要更多的探索。

随着 FDA 批准 DS8201a 用于 HER2 阳性乳腺癌的治疗，HER2 抗体偶联药物 DS8201a 也开启了攻克其他癌种的步伐。在一项纳入 60 名经治 HER2 过表达或突变的多癌症Ⅰ期临床试验研究中，NSCLC 患者的客观缓解率最高（72.7%），因此 *HER2* 突变或过表达检测在 NSCLC 患者组织标本中的检测也引起广泛关注。在 NSCLC 患者中 *HER2* 基因变异形式主要有 20 号外显子插入突变、扩增以及蛋白过表达。*HER2* 基因突变可通过 RT-PCR 或 NGS 平台检测，HER2 扩增可通过原位杂交平台检测，免疫组化（IHC3+）可以快速检测出 HER2 蛋白表达水平，可用于 NSCLC 患者 HER2 异常表达患者的筛选（Jebbink et al，2020；Peters et al，2019）。

*NTRK* 基因突变也可以利用 IHC 检测平台进行人群初筛。IHC 作为简单便捷经济的检测方法，适用于 NSCLC 中罕见低频驱动基因的初筛检测。由于 ALK-Ventana 的成功，各大厂商积极推动将 IHC 作为一种 NTRK 诊断工具的设想。事实上，罗氏最近推出了首款体外诊断（IVD）pan-TRK（clone EPR17341，RTU，

Roche，Ventana）免疫组化检测试剂盒（Brčić et al，2020）。期望可以像 ALK-Ventana 检测试剂盒一样，快速且经济地帮助患者开始治疗，无须等待 NGS 检测平台的结果。

## 二、荧光原位杂交

### （一）*ALK/ROS1* 的检测

荧光原位杂交（fluorescence in situ hybridization，FISH）是利用荧光标记的 DNA 探针与细胞核内的靶向 DNA 序列杂交，在荧光显微镜下观察基因扩增、融合变异的分子遗传学方法。无论是 *ALK*、*ROS1* 还是 *c-MET*，FISH 检测原理均采用分离探针的设计，主要包含两部分：一部分识别分离点 5'（端粒）附近 DNA 序列，另一部分识别融合点（着丝粒）附近 DNA 序列。FDA 批准了雅培公司的 Vysis LSI ALK FISH 分离探针试剂盒用于 NSCLC 患者 ALK 抑制剂的伴随诊断。该试剂盒 3' 探针为橘红色（红色），5' 端标记绿色荧光信号。理想情况下，来自同一基因的 5' 端和 3' 端探针在分子水平上的位置比较接近，在正常细胞中染色结果表现为融合、相邻或接近。当 *ALK* 或 *ROS1* 基因与其他伴侣分子发生基因融合时，5' 端和 3' 端会发生分离（相距 1.25 Mb），表现为分子水平上距离较远，染色结果为红色、绿色荧光信号分离。然而在实际检测情况中，由于正常细胞内部三维立体结构的存在以及染色体叠加，导致 5' 端和 3' 端可能表现为分离或接近，信号之间的距离或近或远，同样在肿瘤细胞中发生基因融合后，也可能由于距离较短表现为信号距离相近，导致判读错误。同时基因融合时也可能发生同源序列丢失的情况，导致其中一端的信号丢失。因此，在 FISH 检测结果的每个肿瘤细胞中会有四种不同的信号状态：5'-3' 荧光信号融合、5'-3' 荧光信号分离、单一 5' 荧光信号和单一 3' 荧光信号（Hieggelke et al，2020）（图 2-2-1）。5'-3' 信号分离和单一 3' 信号都计入阳性细胞数目，如果不将单一 3'

信号计入阳性细胞中，*ALK* 基因融合 FISH 检测平台的灵敏度将降低到 60%～70%。因此，ALK/ROS1 FISH 重排阳性细胞比例计算方式如下：

重排阳性细胞比例（%）＝ [（分离信号形态细胞数 ＋ 单一 3′ 信号形态细胞数）/ 被评估的细胞总数] ×100

多项研究表明，经 RT-PCR 验证，将 15% 作为判断 ALK 或 ROS1 重排阳性的分界值较为合适，即当重排细胞比例大于等于 15% 时，该样本为融合阳性，当细胞比例小于 15% 时，该样本为阴性（Martin et al，2015）。

融合（fusion）：红绿信号间距
少于2个信号直径判为融合　　　　　　　　　3′信号分离

分离（split）：红绿信号分离　　　　　　　　5′信号分离

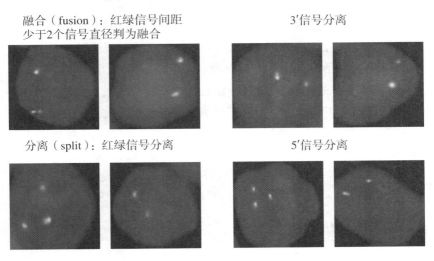

**图 2-2-1　*ALK* 基因重排 FISH 检测**
*ALK* 基因重排标准：红绿信号分离或 3′ 信号分离

FISH 仍是临床诊疗中检测基因融合或扩增的金标准，但是其操作较 IHC 复杂，实验结果多样，对病理医师的经验和年资要求较高。例如 FDA 批准的雅培试剂盒建议 *ALK* 基因 FISH 结果判读采用两人两步法进行，即一位医师计数 50 个肿瘤细胞，当重排阳性细胞数目低于 10% 时，结果判为阴性；当重排阳性细胞数目高于 50% 时，结果判定为阳性。当阳性细胞数目介于

10% ～ 50% 之间时，认为结果不明确，需要另一位病理医师独立计数 50 个肿瘤细胞，将两位医师的阳性细胞数目进行相加计算最终的阳性细胞数目比例，得到最终的判读结果。

综上 FISH 检测平台的原理和应用，我们不难发现 FISH 检测平台具有以下的劣势：与新兴的基因检测平台相比，FISH 检测技术仅能对少数已知基因的融合、扩增进行检测，无法进行高通量检测。FISH 也无法区分变异基因的融合伴侣，更无法发现新的未知的融合伴侣。与传统检测平台相比，FISH 检测操作复杂，判读难度高。因此，FISH 在临床中的应用虽具有一定的局限性，但仍是检测基因融合或扩增的金标准。不同国家和机构对于 ALK-FISH 在 NSCLC 基因检测中的应用流程虽然不完全一致，但是均建议在传统检测方法无法明确（IHC2+）或强阳性（IHC3+）时，再次利用 FISH 平台进行检测，若 FISH 检测为阳性结果，则证明该样本中存在 *ALK* 基因融合变异，反之，则报告为阴性，可考虑进行 RT-PCR 或 NGS 等方法进行复检（图 2-2-2）。目前我国还没有获批的 *ROS1* 基因 FISH 检测试剂盒，国际上只有 cytocell FISH 试剂盒和 Zyto Vision/Zytomed 在欧盟获得认证。因此在《ROS1 阳性非小细胞肺癌诊断病理专家共识》中优先推荐使用获批的 RT-PCR 试剂盒进行检测，其次是经验证的 FISH 检测平台。

（二）*c-MET* 的检测

*c-MET* 作为新近发现的 NSCLC 驱动基因，其主要有两种变异形式，扩增和 14 号外显子跳跃突变。*c-MET* 扩增是 EGFR-TKIs 获得性耐药的原因之一。*c-MET* 扩增可以利用 FISH 或 NGS 平台检测，14 号外显子跳跃突变可以利用 ARMS-PCR 或 NGS 平台检测。*c-MET* 基因拷贝数的增加主要有两种形式：一种是多染色体（polysomy，CNV ≥ 5 且 MET/CEP7 < 2.0），另一种是扩增（amplification，CNV ≥ 5 且 MET/CEP7 ≥ 2.0）（Friedlaender et al，2020）。多染色体导致的 *MET* 基因拷贝数增加并不影响 EGFR-TKIs 的活性，*MET* 基因扩增导致的 *MET* 基因拷贝数增加

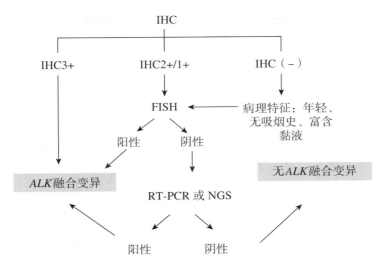

**图 2-2-2　FISH 检测在 *ALK* 基因融合变异检测中的作用**

才是导致 EGFR-TKIs 耐药的原因。*c-MET* 扩增检测尚无统一标准，目前多用 Abnova 双探针 c-MET/CEP7 进行检测，多染色体引起的 *c-MET* 扩增会同时增加着丝点数目，因此 c-MET/CEP7 比值一般不发生变化。依据 c-MET/CEP7 比值将 c-MET 扩增划分为低（MET/CEP7：1.8～2.2）、中（MET/CEP7：2.2～5）、高（MET/CEP7 ≥ 5）三种。有研究表明 *MET* 扩增水平的高低对 *MET* 靶向药疗效的影响显著，克唑替尼治疗 *MET* 扩增低、中、高水平的有效率，分别为 0、17% 和 67%。NGS 检测基因扩增具有一定的局限性，因此 FISH 平台检测 *c-MET* 扩增具有潜在的临床应用价值，但是需要进一步的研究数据支持。

## 三、以核酸聚合酶链式反应为基础的检测平台

### （一）技术原理及特点

聚合酶链式反应（polymerase chain reaction，PCR）是指在

DNA 聚合酶催化下，以母链 DNA 为模板，以特异性引物为延伸起点，经过变性、退火、延伸等反应，复制出与母链 DNA 碱基互补的子链 DNA。荧光定量 PCR 在普通 PCR 的体系基础上加入荧光基团（FAM、HEX、ROX、VIC 等），利用荧光信号累积监测 PCR 反应进程，通过绘制标准 PCR 扩增曲线对检测样本（肿瘤组织、ctDNA）进行半定量分析。病理科分子病理检测广泛开展的 PCR 平台技术主要有扩增阻滞 PCR 反应（ARMS-PCR）、Super-ARMS PCR 及数字 PCR（Digital PCR）等，其中以 ARMS-PCR 方法应用最为广泛。

扩增阻滞 PCR 反应（amplification refractory mutation system polymerase chain reaction，ARMS-PCR）又称为等位基因特异性扩增法（allele specific amplification，ASA），是 Newton 等首先发明用来检测已知基因的已知突变的方法（Little，2001）。其原理主要为：如果引物的 3′ 端碱基与模板 DNA 不完全互补，耐热的 DNA 聚合酶则无法延伸合成新的子链 DNA。以非小细胞肺癌驱动基因 *EGFR* 的 T790M 点突变为例，在已知特定基因的突变位点（例如：*EGFR* 基因 T790M 点突变）的条件下，设计如下引物序列：一条引物的 3′ 端碱基与野生型 *EGFR* 基因的序列互补，另一条引物 3′ 端碱基与突变型 *EGFR* 基因的序列互补。与普通 PCR 引物设计不同，针对突变位点的等位基因特异性碱基不是位于引物的中间部位，而是位于引物的 3′ 端。由于耐热 DNATaq 聚合酶缺少 3′-5′ 外切校正活性，若待检测的样本为突变型 *EGFR* 基因时，野生型引物与待测样本模板形成碱基错配，子链的延伸反应因为 3′，5′- 磷酸二酯键的存在而被阻滞，突变型引物与待测样本模板形成互补碱基，子链延伸反应正常进行。因此，扩增反应结果为野生型引物被"阻滞"，突变型引物被放大。因此被称为扩增阻滞 PCR 反应。分别在突变型引物、野生型引物上加入不同的荧光基团，通过对 PCR 反应产物荧光基团信号的采集和读取，即可准确判断待检样本中是否存在基因突变，因此也可称为荧光扩增阻滞突变系统（fluorescent-amplification refractory mutation system）（图 2-2-3）。

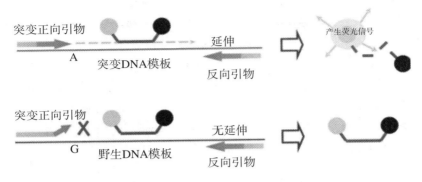

突变正向引物　　　　　　　　延伸　　　　　　产生荧光信号
A
突变DNA模板
反向引物

突变正向引物　　　　　　　　无延伸
G
野生DNA模板
反向引物

**图 2-2-3　ARMS-PCR 反应原理**

在 2018 年《中国非小细胞肺癌患者 *EGFR* T790M 基因突变检测专家共识》中明确提出"肿瘤组织可以获取时，临床上主要使用甲醛固定石蜡包埋（FFPE）的肿瘤组织进行检测，建议使用 ARMS 方法"。目前市场上有多个基于 ARMS 方法的，针对非小细胞肺癌不同驱动基因突变位点的商业检测试剂盒获得国家药品监督管理部门的批准。其中包括 ARMS 罗氏 EGFR 突变检测试剂盒（cobas$^R$ EGFR Mutation Test V2）、凯杰的 therascreen$^{TM}$EGFR 突变检测试剂盒以及厦门艾德 super-ARMSPCR 人类基因突变检测试剂盒等。目前非小细胞肺癌组织标本中的非常见突变如 *ROS1*、*ALK*、*RET* 基因的融合突变及 *c-MET* 的 14 外显子跳跃突变均可以通过 ARMS-PCR 平台进行检测。

文献报道有 10% ～ 15% 的非小细胞肺癌患者无法获得组织标本，同时约有 30% 的非小细胞肺癌患者的组织标本由于肿瘤异质性导致基因检测结果的偏差，因此国内外的指南和专家共识均提出血液 ctDNA 基因检测结果也可以指导非小细胞肺癌患者 EGFR-TKIs 的靶向用药（Rolfo et al，2018；Esposito Abate et al，2019）。血液 ctDNA 具有以下三个特点：①血液中的 ctDNA 多以 200 bp 左右的小片段 DNA 形式存在；②血液中的 ctDNA 占比较低,仅为0.2%～0.5%;③血液中的ctDNA半衰期较短,仅为1～2 h。因此以血液ctDNA为标本来源的基因检测需要更为灵敏的检测手段,其中主要包括Super-ARMS PCR和数字PCR(Digital PCR)。Super-ARMS PCR方法在原有ARMS-PCR方法设计原理的基础上,经过以下4种改良,即:①修饰改造引物,提高低拷贝模板的特异性结合能力;②优化扩增体系,提高扩增效率;③引入Block技术,封闭野生型模板的干扰;④高效DNA聚合酶,保证引物特异性降低碱基错配率,将ARMS-PCR的检测灵敏度由1%调高到0.2%,更适合液体活检标本中低丰度的基因突变检测。

　　数字PCR(Digital PCR)又称为第三代PCR,主要有芯片式和液滴式两种形式。数字PCR核心的设计理念就是以反应扩增终点信号的"有或无"进行作为绝对定量的方法,减少PCR抑制剂的干扰,不依赖传统PCR方法中的标准曲线、阴性质控品、阳性质控品,直接检测待测样本中目标靶基因靶序列的拷贝数,检测下限可达到单拷贝数,与ARMS-PCR相比提高了检测的灵敏性和特异性。早期的数字PCR技术尝试在96孔板或者384孔板甚至是1536孔板的载体上扩增,或者采用磁珠乳液扩增方法(BEAMing数字PCR),上述方法耗时耗材,无法达到临床检测的精细要求。随着纳米制造技术、微流体技术和二代测序技术"油包水"PCR技术的发展,目前数字PCR主要分为液滴式PCR(如伯乐液滴式数字PCR,ddPCR™)和芯片PCR(如赛默飞QuantStudio™3D PCR)。液滴式数字PCR(droplet digital PCR,ddPCR)技术,其基本原理是将待测样本通过微滴发生器分成几十到十几万份的微米级的油包水液滴中,每个液滴相当于一个微型PCR反应孔,在一个微液滴中完成对待检样本的单分子DNA扩增反应、荧光信号采集放大及读取。PCR扩增反应完成后,微液滴分析仪对每个微液滴中的荧光信号进行判读,有荧光信号的记为"1",无荧光信号的记为"0"。根据荧光信号采集数据中"1"和"0"的数目和比例,利用泊松分布的数学原理,计算出待测样本中模板的拷贝数，实现核酸样本的精准定量。芯片式 PCR 技术与液滴式 PCR 技术原理相似，主要利用高密度的纳升流控芯片技术，将待测样本均匀的分配至 20 000 个单独的反应孔中，减少体系之间的影响，有效防止交叉污染。但是芯片数字 PCR 由于技术操作复杂，通量有限且芯片成本较高昂，因此临床日常血浆 ctDNA 基因突变仍以 Super-ARMS PCR 为主要检测方法（Olmedillas-López et al，2017）。

　　上述三种检测平台 ARMS-PCR、Super-ARMS PCR 和数字 PCR 均以聚合酶链式反应为基础。三个检测平台具有不同的特点（表 2-2-2），分别适用于不同类型标本的检测。SuperARMS-PCR 和数字 PCR 由于灵敏度高，更适用于无法获得组织标本的晚期非小细胞肺癌患者，利用血液或其他体液标本进行驱动基因的突变检测。多项大型临床实验结果均提示，非小细胞肺癌患者血液 *EGFR* 基因突变与组织标本中的一致率较高，为 70% ~ 85%，可以指导非小细胞肺癌患者 EGFR-TKIs 靶向用药、监测 EGFR-TKIs 疗效的动态变化（Feng et al，2018a；Feng et al，2018b）。由于 ctDNA 和 cfDNA 自身的特性，基于血浆驱动基因的检测存在一定比例的假阴性。2012 年发表的 IPASS 研究结果发现，86 例非小细胞肺癌患者（配对组织及血液标本）血浆 *EGFR* 突变率仅为 23.7%，组织标本中 *EGFR* 突变率为 61.5%，提示血液 ctDNA 检测结果为阴性时，应建议患者再次活检获取组织标本或采用更为灵敏的检测平台（数字 PCR 或 NGS 平台）进行再次检测（Goto et al，2012）。不同数字 PCR 检测平台的平行比较实验发现，以组织标本检测结果作为参照，BEAMing 数字 PCR 的检测灵敏度为 71%，伯乐液滴式数字 PCR 的检测灵敏度为 56% ~ 71%，赛默飞 QuantStudio™3D PCR 的检测灵敏度为 69%，上述研究结果提示数字 PCR 平台的检测灵敏度优于 Super-ARMS PCR 方法。对于考虑进行 *EGFR* 基因 T790M 单点突变检测的非小细胞肺癌患者，在血液 ctDNA 检测为阴性，无法再次活检的情况下，可尝试数字 PCR 方法。

表 2-2-2　以 PCR 反应为基础的技术平台汇总

| 项目 | ARMS-PCR | Super-ARMS PCR | 数字 PCR |
| --- | --- | --- | --- |
| 灵敏度 | 1% | 0.2% | 0.04% ~ 0.1% |
| 覆盖范围 | 已知基因<br>已知突变 | 单一基因<br>已知突变 | 单一基因<br>已知突变 |
| 可否定量 | 否 | 否 | 是 |
| 检测周期 | 1 天 | 1 天 | 1 天 |
| 检测成本 | 低 | 低 | 高 |
| 试剂盒 / 仪器<br>是否获批 | 是<br>（大部分试剂） | 是 | 是<br>（部分仪器） |
| 优点 | 操作简单、时间短、成本低、平台成熟 | 操作简单、时间短、成本低、平台成熟 | 灵敏度高、特异性好、可定量 |
| 缺点 | 只能检测已知突变，不可定量 | 只能检测已知突变 | 只能检测已知突变 |

（二）临床应用

1. 总体原则

中国临床肿瘤学会（CSCO）非小细胞肺癌诊疗指南（2020 版）的分子分型部分（表 2-2-3）中，从样本类型、检测方法和时机的选择等几方面对非小细胞肺癌驱动基因分子检测进行了明确的阐述。

对不可手术的Ⅲ期及Ⅳ期非小细胞肺癌患者驱动基因的分子进行详细地推荐和指导。明确提出病理学诊断后应保留足够组织标本进行分子检测，根据分子分型指导治疗。针对 EGFR 基因突变检测，如肿瘤组织标本无法获取或者量少无法达到质控标准时，可考虑外周血 cfDNA/ctDNA 进行 EGFR 基因包含 18、19、20、21 外显子的突变检测；经 EGFR-TKIs 治疗后的耐药患者，建议再次活检，如无法活检建议行 cfDNA/ctDNA EGFR T790M 检测（Ⅰ级推荐）。指南中特别强调指出，血浆 ctDNA 中 EGFR 基因

表 2-2-3　CSCO 非小细胞肺癌诊疗指南（分子分型）

| 分子分型 | I 级推荐 | II 级推荐 | III 级推荐 |
|---|---|---|---|
| 可手术 I～III 期 NSCLC | | 术后 N1 和（或）N2 阳性非鳞癌进行 *EGFR* 突变检测，指导辅助靶向治疗（1B 类证据） | |
| 不可手术 III 期及 IV 期 NSCLC | 病理学诊断后保留足够组织标本进行分子检测，根据分子分型指导治疗（I 类证据）；<br><br>对于非鳞癌组织标本进行：<br><br>*EGFR* 突变<br>（1A 类证据）*ALK* 融合<br>（1A 类证据）及 *ROS1* 融合检测<br><br>肿瘤标本无法获取或量少不能行基因检测时，可通过外周血游离 DNA（cf/ctDNA）进行 *EGFR* 突变检测；<br><br>*EGFR*-TKIs 耐药患者，建议再次活检进行 *EGFR* T790M 检测。不能获取肿瘤标本的患者，建议行 cf/ctDNA *EGFR* T790M 检测，组织标本采用免疫组化方法检测 PD-L1 表达（1 类证据） | *BRAF* V600E 突变、*KRAS* 突变、*RET* 重排、*MET* 扩增、*MET* 14 外显子跳跃突变、*NTRK* 融合等基因变异可通过单基因检测技术或二代测序技术（NGS）在肿瘤组织中进行，若组织标本不可及，可考虑利用 cf/ctDNA 进行检测（2B 类证据）<br><br>*ERBB2*（*HER2*）扩增/突变、*RET* 重排，<br><br>不吸烟、经小标本活检诊断鳞癌或混合腺癌成分的患者建议 *EGFR* 突变、*ALK* 融合及 *ROS1* 检测 | 采用 NGS 技术检测肿瘤突变负荷（TMB）（2B 类证据） |

突变的检测方法必须是已经论证的稳定、可靠且灵敏的方法，以避免出现假阴性或假阳性的结果。厦门艾德的 Super-ARMS 试剂盒在 2018 已经获得 NMPA 的批准，可用于 ctDNA 的检测，其他高灵敏度的检测方法还包括罗氏的 cobas、数字 PCR 和 NGS。

除 *EGFR* 基因外，指南中也对部分不常见驱动基因突变类型、检测方法、检测平台进行了说明。对不可手术Ⅲ期及Ⅳ期的非鳞癌患者，推荐常规进行驱动基因 *EGFR* 突变、*ALK/ROS1* 融合变异检测（Ⅰ级推荐）。其他非常见驱动基因 *BRAF* V600E 突变、*KRAS* 突变、*ERBB2*（*HER2*）扩增 / 突变、*RET* 重排、*MET* 扩增、*MET*14 外显子跳跃突变、*NTRK* 融合变异可在 PCR 或 NGS 平台进行检测（Ⅱ级推荐），针对上述非常见驱动基因的突变检测，指南中也提出若组织标本不可及，可考虑利用 cfDNA/ctDNA 进行检测（ⅡB 级推荐）。综上所述，非小细胞肺癌患者驱动基因以 *EGFR*、*ALK*、*ROS1* 为基本框架，有条件的开展其他非常见驱动基因检测（*BRAF*、*KRAS*、*HER2*、*RET*、*MET* 及 *NTRK*）。检测标本类型仍以组织标本为首选。

在深入了解 ARMS-PCR 和 Super-ARMS PCR 技术平台的设计原理、优缺点后，我们不难发现以 PCR 技术为基础的基因突变检测平台更适用于基因点突变、缺失突变、插入突变、融合变异等突变类型的检测，不适用于基因扩增的检测。目前已有多个商品化试剂盒可用于非小细胞肺癌驱动基因 *EGFR*、*ALK*、*ROS1*、*KRAS*、*BRAF* 的单基因检测或多基因联合检测。从单基因多位点到多基因多位点联合检测的发展变化顺应了非小细胞肺癌驱动基因发展的潮流，极大地节省了组织标本的用量，对于不可手术的Ⅲ期及Ⅳ期非小细胞肺癌患者，活检穿刺标本即可满足主要驱动 DNA 突变、RNA 融合的检测需求。CSCO 非小细胞肺癌诊疗指南（2020 版）中也提出为了避免样本浪费和节约检测时间，对于晚期非小细胞肺癌患者活检样本，应根据所选用的技术特点，一次性切取需要组织学类型诊断和 *EGFR*、*ALK*、*ROS1* 融合检测的样本量，避免重复切片浪费样本。

2．实验结果判读注意事项

为达到一次取材完成多个驱动基因多个位点的突变、融合检测，目前获得国家药品监督管理部门批准的商业化检测试剂盒大多采用双荧光信号标记（FAM、HEX）的方法，通过计算不同孔位 PCR 反应的 Ct 值及 ΔCt 值，判断该孔位对应驱动基因的突变状况。同时为保证 PCR 反应的可控性和准确性，每轮 PCR 反应中均设立质控品，包括阴性及阳性对照。以厦门艾德（5 种突变基因检测试剂盒，8.01.26301W006A）为例，该检测试剂盒包含人类 *EGFR*、*ALK*、*ROS1*、*KRAS*、*BRAF* 基因突变检测，一人份检测（不含阴性质控品、阳性质控品）为 96 孔板一横条（12 个孔位），其中 *ALK*、*ROS1* 为 RNA 融合突变，所在孔位为 1 ～ 4 号，RNA 融合基因检测管都含有扩增 *HPRT1* 基因的检测试剂，为待测样本 RNA 检测的阳性内控品；*EGFR*、*KRAS*、*BRAF* 为 DNA 点突变、插入、缺失检测，所在孔位为 5 ～ 11 号，12 号孔位含有扩增 *EGFR* 基因非热点突变区的试剂，分别由 FAM、HEX 信号指示，为待测样本 DNA 检测的阳性内控品。整个 PCR 反应体系也设立相应的 PC、NTC 对照，与待检样本同时进行 PCR 反应扩增（图 2-2-4）。PCR 扩增反应主要分为三个步骤：第一阶段 95℃变性，DNA 双链经高温变性为单链 DNA；第二阶段 95℃ 25 s，64℃ 20 s，72℃ 20 s，10 个循环（不同商品化试剂盒的具体温度、反应时间略有差异）；第三阶段 93℃ 25 s，60℃ 35 s，72℃ 20 s，36 个循环（不同试剂盒的具体温度、反应时间略有差异），此阶段为荧光信号（FAM、HEX）采集阶段。PCR 反应结束后，用两层 PE 手套包裹 PCR 反应管，按医疗垃圾妥善处理。以 PCR 反应为基础的检测平台（ARMS-PCR 或 Super-ARMS PCR）结果判读应遵循以下原则：

（1）阴性对照 NTC 的信号应无明显扩增曲线。根据不同厂家试剂盒，若阴性对照 NTC 的 FAM、HEX、ROX、VIC 有扩增信号，则提示本次实验结果无效，应重新检测。

（2）阳性质控品 PC 的各荧光通道应有明显扩增曲线且 Ct

值一般小于一定阈值（5 基因突变联合检测 < 30，Super-ARMS PCR *EGFR* 基因突变检测 < 20），可能会由于不同仪器的不同阈值设置而发生波动。

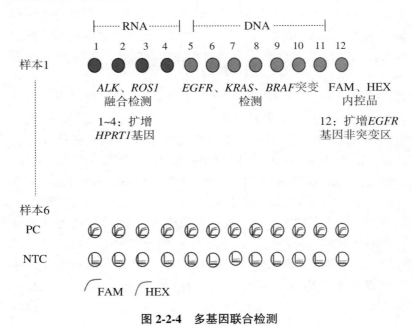

图 2-2-4    多基因联合检测

（3）待测样本的内控曲线判读：根据不同厂家试剂盒的设计和说明，判读内控扩增曲线。*ALK*、*ROS1* 融合突变 RNA 检测平台内控扩增曲线 Ct 值 ≤ 30，如 Ct 值 > 30，说明 RNA 可能存在片段化、降解或抑制剂漏加等情况；若此样本的突变扩增信号升起且落在阳性区域，实验结果仍然可信，否则实验结果不可信；*EGFR*、*KRAS*、*BRAF* 等基因突变 DNA 检测平台的内控扩增曲线 Ct 值 ≤ 26，则可继续分析；若内控扩增扩增曲线 > 26，说明 DNA 可能存在片段化、降解或抑制剂漏加等情况，若此样本的 DNA 突变扩增信号升起且落在阳性区域，实验结果可信，检测结果为突变型，否则需要重复实验再次检测。

（4）待测样本驱动基因突变阴阳性判定：参考图 2-2-5 所示流程图，在阴性、阳性质控品、待测样本内控扩增曲线均符合继续判读要求的条件下，明确待测样本该管的扩增曲线 Ct 值，突变扩增曲线 Ct 值小于强阳性临界值时，则该管驱动基因对应位点为突变型，即强阳性；若该管扩增曲线的 Ct 值大于或等于强阳性临界值，计算该管 ΔCt 值，若该管 ΔCt 值小于 ΔCt 临界值，则该管驱动基因对应位点为突变型，即弱阳性；反之，为阴性。

## 四、高通量检测平台

随着对疾病认识的不断加深，肺癌尤其是非小细胞肺癌的治疗模式也从传统的单一放化疗模式发展到个体化精准综合治疗模式。近年来非小细胞肺癌免疫治疗领域的突破性进展，为患者治疗提供了多方案选择。因此，如何高效地筛选适合不同治疗方案的非小细胞肺癌患者人群，是临床诊疗的关键环节。在此需求下，传统基因检测方法（ARMS-PCR、Sanger 测序）检测通量和灵敏度均有限，同时可能消耗组织样本而影响后续复检，因此不能完全满足临床检测需求。中国临床肿瘤学会（CSCO）NSCLC 诊疗指南也提出应采用经过验证的检测方法同时检测多个驱动基因，包括非常见驱动基因 *ALK*、*ROS1*、*BRAF*、*KRAS*、*c-MET* 等。

高通量测序又称为二代基因测序（next generation sequencing，NGS），顾名思义，该技术可以同时对上百万甚至数十亿个 DNA 的多种突变形式进行分析。2015 年和 2017 年欧盟人类遗传学会和美国分子病理学学会（美国病理学家协会）先后发表了《二代测序诊断指南》和《基于二代测序的肿瘤 panel 验证指南》，我国在 2018 年、2020 年也先后发表了二代测序技术的行业指南，从检验实验室的技术参数，到 NGS 检测在实体瘤临床诊疗途径中的应用进行了详细地阐述。下面将从 NGS 技术主流平台的原理和特点及临床应用两个方面加以阐述。

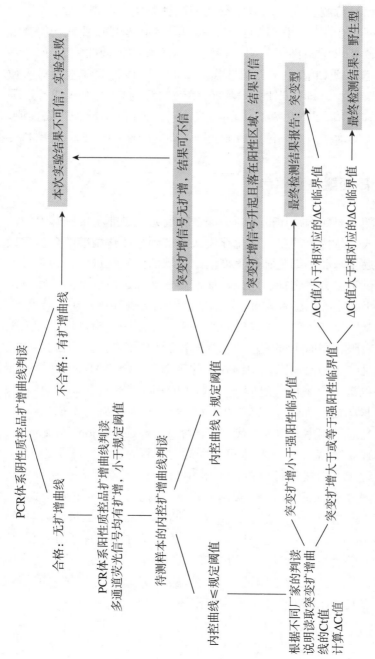

图 2-2-5 ARMS-PCR/Super-ARMS PCR 结果判读流程图

（一）技术原理及特点

二代测序技术在一代测序技术的原理基础上发展起来，核心思路都是利用可中断 DNA 合成反应的双脱氧核苷酸。主流商品化二代测序平台主要分为基于"DNA 簇"和"可逆性末端终结（reversible terminator）"的边合成边测序（sequencing by synthesis，SBS）（Illumina 公司）、Ion Torrent 的半导体芯片测序（ThermoFisher 公司）和探针锚定连接测序法（华大基因）。表 2-2-4 列出截止到 2020 年 11 月已经获得国家药品监督管理部门批准的可用于非小细胞肺癌 FFPE 标本驱动基因突变检测的二代测序平台和厂商。在短短 3 年的时间中，国内二代测序平台可谓是百花齐放，各有优势。表 2-2-5 简要列出了不同技术平台在实际应用中各自的优缺点，在本节后续篇章将对三大技术平台的特点和应用加以详细阐述。

表 2-2-4　已获国家药品监督管理部门批准的二代测序平台
（更新至 2020.11）

| 可逆末端终止测序 | Ion Torrent 半导体测序 | 联合探针锚定连接测序 |
|---|---|---|
| 人类 10 基因突变联合检测试剂盒 | 人类 8 基因突变联合检测试剂盒 | 人 EGFR、KRAS、ALK 基因突变检测试剂盒 |
| 人 EGFR、ALK、BRAF、KRAS 基因突变联合检测试剂盒 | 人 EGFR、KRAS、BRAF、PIK3CA、ALK、ROS1 基因突变检测试剂盒 | EGFR、KRAS、ALK 基因突变联合检测试剂盒 |
| EGFR、ALK、ROS1、BRAF、KRAS、HER2 基因突变检测试剂盒 | 人 EGFR、KRAS、BRAF、HER2、ALK、ROS1 基因突变检测试剂盒 | |

表 2-2-5　二代测序主要技术平台比较

| 测序方法 | 可逆末端终止测序法 | 半导体测序法 | 探针锚定连接（聚合）测序法 |
|---|---|---|---|
| 检测方法 | 荧光 / 光学 | 检测 pH 值变化 | 荧光 / 光学 |
| 读长 | （75 ～ 2×300）bp | 200 ～ 400 bp | （2×50～2×150）bp |
| 数据通量 | 1.2 ～ 6000 Gb | 2 ～ 15 Gb | 8 ～ 60 Tb |
| 测序时间 | 快 | 快 | 慢 |
| 测序准确率 | ≥ 99% | ≥ 99% | ≥ 99% |
| 优点 | 操作简单、通量高，灵活多样、准确率高、读长种类多、应用广泛、适用临床 | 无需对碱基进行改造、测序时间短、仪器设备便宜 | 操作简单，通量高，成本低 |
| 缺点 | 仪器费用相对较高测序时间较长 | 实验操作较复杂，Index 测序错误率高、通量低 | 测序时间长测序读长较短 |

## 1. 可逆末端终止测序法

可逆末端终止测序法也可以称为边合成边测序（sequencing by synthesis，SBS），核心技术是利用含有叠氮基团的不同荧光标记的脱氧核苷酸（dNTP）和 DNA 聚合酶，进行桥式 PCR 反应。叠氮基团的存在，使得每完成一轮 PCR 扩增后反应即暂时终止，水洗去多余的 dNTP 和酶，对荧光信号进行扫描采集，依据碱基互补原理，读出待测碱基。荧光信号读取完成后经巯基变性剂除去叠氮基团，进行下一轮 PCR 反应，如此反复。此过程称为可逆末端终止测序法。为提高测序通量和测序深度，在桥式 PCR 反应前还需要建立单链 DNA 文库，在单链 DNA 片段的两端加上接头（adaptor）和条形码（barcode）。因此一次完整的可逆末端终止测序法主要分为以下 4 个步骤：①待测样本 DNA 文库构建，利用超声波将待测样本中的基因组 DNA 打断至 200 ～ 500 bp 大小的短片段，由于超声波打断产生的 DNA 断裂是随机的，因此利用 Taq 聚合酶将 DNA 末端补平并添加 ploy A 的尾巴，产生的黏性末端与含有 poly T 的接头序列互补，完成接头序列（adaptor）与 DNA 片段的连接后进行文库纯化。在上述末端修饰和添加接头的过程会残留较多的聚合酶及非目标 DNA 片段，以及大片段 DNA，因此需要利用磁珠进行纯化；② Flowcell 固相吸附待测样本 DNA 文库。将构建好的 DNA 文库进行适当比例稀释，当 DNA 文库的浓度足够低的时候，可以认为 DNA 文库与 Flowcell 的流通池（channel）表面均匀结合，距离适宜，便于桥式 PCR 反应完成后的信号读取。每个 Flowcell 都有 8 个流通池，每个流通池的表面都附有很多接头，这些接头能和建库过程中加在 DNA 片段两端的接头相互配对，发挥固相吸附 DNA 文库的功能；③桥式 PCR 反应与变性。桥式 PCR 以 Flowcell 表面所固定的接头为模板，进行桥形扩增。经过不断地扩增和洗脱循环，最终每个 DNA 片段都在各自的位置附近形成簇（cluster），每一个簇都包含单个 DNA 模板多份拷贝。桥式 PCR 反应最终将低拷贝的 DNA 模板信号放大，达到测序所需的要求；④测序。采用边合成边测序的方法，反应体系中同时存在 DNA 聚合酶、接头引物、4 种含有荧光标记的 dNTP。由于 dNTP 的 $3'$-OH 端被叠氮基团保护，每轮 PCR 反应只添加一个 dNTP，随后洗去未结合的游离 dNTP 和 DNA 聚合酶，再加入荧光信号激发缓冲液，光学设备采集荧光信号，计算机将光学信号转化为待测片段的碱基序列。至此，一个碱基的序列读取完成。随后加入化学试剂淬灭荧光信号并去除 dNTP 的 $3'$-OH 的保护基团，进行下一轮测序反应（Goodwin et al，2016）（图 2-2-6）。

2. Ion Torrent 半导体测序法

Ion Torrent 半导体测序法和 454 焦磷酸测序方法都是由 Jonathan Rothberg 发明，因此两种测序方法在原理和样本制备上均比较相似。454 焦磷酸测序通过检测焦磷酸荧光显色读取碱基序列，而 Ion Torrent 通过电极感受 $H^+$ 信号变化读取碱基序列。与其他测序技术相比，Ion Torrent 半导体测序方法不需要大型的

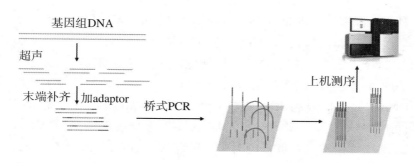

**图 2-2-6 可逆末端终止测序法示意图**

荧光成像设备，因此仪器成本相对较低。

Ion Torrent 半导体测序的固相载体是一个含有百万、千万小孔的高密度半导体芯片，每个小孔仅容纳一个测序微珠，同时也是一个微型 pH 计。每个磁珠可以承载几百、几千条 DNA 模板链，因此每个小孔就是微型的 PCR 扩增反应池。脱氧核苷酸（dNTP）是 PCR 扩增反应的原料，每个 dNTP 分子带有 3 个磷酸基团，当发生 PCR 反应时，dNTP 通过 DNA 聚合酶与 DNA 模板链结合，释放 1 个焦磷酸分子，随后焦磷酸分子进一步被酶解成 2 个磷酸分子，因此每份 DNA 模板每轮 PCR 反应后会产生两个酸性分子，一个 PCR 反应池就会释放上千个酸性分子。位于 PCR 反应池下的离子感受器感应到 $H^+$ 信号变化，将 $H^+$ 信号转化为数字信号，从而读出 DNA 序列（Vanni et al，2015）。

Ion Torrent 半导体测序法不仅测序原理与 Illumina 的可逆末端终止法不同，它测序前的文库制备和模板 DNA 扩增过程也与 Illumina 的可逆末端终止法截然不同。Ion Torrent 半导体测序法采用的是乳液 PCR 扩增（emulsion PCR）。简单来说，将单链 DNA 结合通过接头序列与直径只有 28 μm 的磁珠结合，每个小水滴中包含 PCR 扩增反应所必需的"原料"——模板、引物、酶、缓冲液，油相将不同的小水滴分隔开，每个小水滴是一个独立反应体系，后经亲和素 - 链霉素珠子纯化获得已完成 PCR 反应的磁珠，进行上机测序（图 2-2-7）。

影响 Ion Torrent 半导体测序效率的主要因素有：①实际进入半导体芯片预制孔的已纯化的磁珠数目以及其占芯片总预制孔数目的比例，实验数据表明该比例在 60% ~ 80% 之间比较适宜；②含有单克隆 DNA 模板的磁珠与含有多克隆模板的磁珠比例，单克隆 DNA 模板磁珠即一个磁珠上只含有一种 DNA 模板，多克隆 DNA 模板磁珠即一个磁珠上含有 2 种及以上 DNA 模板，只有单克隆磁珠在测序中才能产生有效数据，理想条件下单克隆磁珠比例可达到 70% ~ 80%；③磁珠中是否含有有效文库，文库的纯化也是影响最终测序数据的因素。

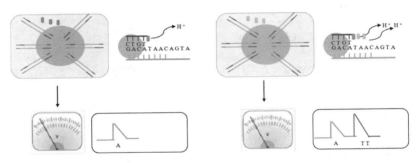

图 2-2-7　**Ion Torrent 半导体测序法**

3. 探针锚定连接测序法

华大基因历时两年通过对 Complete Genomics 公司技术的改造，于 2015 年的第十届国际基因组学大会上正式发布了自主研发的 BGISEQ-500 系统。该系采用探针锚定连接测序法，核心技术是采用 DNA 纳米球技术（DNB）进行待测样本 DNA 模板扩增，利用有效信号点排布阵列化技术（Patterned Array）和联合探针锚定聚合技术（cPAS）进行高通量测序。

探针锚定连接测序采用与 Illumina 可逆末端终止法、Ion Torrent 半导体测序法都不同的全新 DNA 文库制备方法。基因组随机打断成 500 bp 随机长度的片段，片段 DNA 经过两次接头连接，进行环状扩增，再利用限制性内切酶酶切，重复 2 次，最终连接成一个双链 DNA 环，经过滚环扩增，形成 DNA 纳米球。纳米球经过杂交固相结合在阵列的 flowcell 上，最后通过非连锁联合探针锚定连接（cPAL）技术进行测序。组合探针锚定连接（cPAL），利用四种不同颜色标记的探针去读取接头（adaptor）附近的碱基，探针能够与 DNA 片段结合，T4 DNA 连接酶连接探针和锚定碱基（anchor，A or T or G or C），使探针稳定结合，从该探针携带的荧光基团的颜色判断出该位置是何种碱基。每一种锚定探针杂交之后都会进行洗脱。通过 DNB 芯片的荧光显影结果及解码分析，可以确定每个 DNB 的核酸序列（Jeon et al，2019）。

（二）临床应用指导意见

近年来随着 NSCLC 靶向治疗研究领域的突飞猛进，不仅发现了"老牌"驱动基因 *EGFR* 新的罕见突变位点，也发现了许多新兴的非常见驱动基因的突变如 *c-MET*、*NTRK1/2/3*、*BRAF*、*ERBB2* 等。因此，单一驱动基因的突变检测已无法满足非小细胞肺癌临床诊疗的多样化治疗方法的需求。此外，随着非小细胞肺癌罕见低频驱动基因突变的发现，原有检测平台的灵敏度亦不能满足需求。同时近年来免疫治疗以及免疫靶向联合治疗的突破进展，如何快速准确地筛选不同治疗方案的获益人群，也是临床在实际应用中的挑战。传统基因检测手段覆盖范围有限，且只针对已知驱动基因的已知位点进行检测，无法为正在研发的靶向药物的临床试验入组提供依据。因此，目前非小细胞肺癌的临床诊疗中迫切需要灵敏度高、通量大的分子生物学标志物检测技术为 NSCLC 患者提供全面的方案选择、预后判断。二代测序技术平台，无论是可逆末端终止法、Ion Torrent 半导体测序法还是探针锚定连接测序法，与传统的 PCR 平台、数字 PCR、一代测序相比，具有无法替代的优势（表 2-2-6）。

表 2-2-6　荧光定量 PCR、数字 PCR、一代测序、二代测序比较

| 项目 | 荧光定量 PCR（ARMS-PCR） | 数字 PCR（ddPCR） | 一代测序（Sanger） | 二代测序（NGS） |
|---|---|---|---|---|
| 灵敏度 | 1%（血浆 Super-ARMS：0.2%） | 0.04% ~ 0.1% | 20% ~ 30% | 0.1% ~ 5%（根据测序深度来定） |
| 覆盖范围 | 单基因已知突变 | 单基因已知突变 | 单基因已知/未知突变 | 单基因/多基因已知/未知突变 |
| 可否定量 | 否 | 是 | 否 | 是 |
| 难易程度 | 简单 | 相对简单 | 相对简单 | 相对复杂 |
| 检测周期 | 1 天 | 2 ~ 5 天 | 2 ~ 5 天 | 4 ~ 7 天 |
| 检测成本 | 低 | 中 | 高 | 高 |
| 优点 | 操作简单、时间短、成本低、平台成熟 | 灵敏度高、特异性好、可定量 | 操作相对简单、可检测未知突变、平台成熟 | 通量高、支持多基因、多突变类型同时检测、可定量、多样本、多基因同时检测 |
| 缺点 | 只能检测已知突变，不可定量 | 只能检测已知突变 | 通量低、灵敏度低 | 成本较高、操作复杂、单个样本检测周期较长 |

2020 版 CSCO 非小细胞肺癌诊疗指南对驱动基因检测结果阳性的不可手术的Ⅲ期及Ⅳ期患者的分子靶向治疗方案提出了明确的指导意见（表 2-2-3）。除常见的 *EGFR* 基因突变、*ALK* 融合、*ROS1* 融合以外，也涵盖了其他少见驱动基因突变，如 *BRAF*、*KRAS*、*NTRK1/2/3*、*MET*、*ERBB-2* 和 *RET* 等。上述基因改变在 NSCLC 中的变异频率相对较低，但是也有相应的获批或者在研的靶向治疗药物，因此也是 NSCLC 患者潜在的可靶向治疗的驱动基因。2020 年发表的《二代测序技术在 NSCLC 中的临床应用

中国专家共识》指南提出，虽然上述驱动基因在国内相关靶向药物的可及性较低，但是具有临床前瞻性和潜在的应用价值，应重视并尽可能涵盖上述罕见驱动基因的检测。

截至目前，二代测序技术的国内专家共识共发布两版，分别为 2018 年的《二代测序技术在肿瘤精准医学诊断中的应用专家共识》和 2020 版的《二代测序技术在 NSCLC 中的临床应用中国专家共识》。上述两版的国内专家共识以国内实际情况为出发点，分别从 NGS 技术层面（NGS 技术质量需求、肿瘤相关 NGS 检测内容、测序流程、数据管理、信息学分析、报告结果解释等）和 NGS 临床实际诊疗应用（适用人群、检测时机、检测平台、耐药后患者的检测、样本类型等）两个方面加以阐述，对 NSCLC 肺癌患者的驱动基因变异检测具有重要的指导意义。

1. NGS 检测平台在 NSCLC 临床诊疗中的专家共识

共识 1：推荐所有病理诊断为肺腺癌、含有腺癌成分的肺癌以及不能分型的初诊晚期或术后复发的 NSCLC 患者常规进行基因检测（Ⅰ级推荐）。该共识明确了 NGS 技术适用的 NSCLC 人群。部分研究表明含有腺癌成分或具有腺癌分化的混合鳞癌的 NSCLC 患者也可能携带 *EGFR* 敏感突变，可能从 EGFR-TKIs 靶向治疗中获益。因此对经小标本活检诊断为含有腺癌成分或具有腺癌分化的混合型鳞癌，以及年轻、不吸烟／少吸烟肺鳞癌患者，也推荐进行基因检测（Ⅱ级推荐）。

共识 2：针对敏感型突变发生率高的 NSCLC 患者，常规基因检测结果为阴性时，建议使用 NMPA 或 FDA 批准的 NGS 产品进行复检（Ⅲ级推荐）。常规基因检测包含前文提到的荧光原位杂交技术（FISH）平台和聚合酶链式反应（PCR）平台。FISH 通过特异性荧光探针与细胞核内的 DNA 靶序列结合，利用荧光显微镜观察并分析基因扩增、融合的变异情况。FISH 是检测基因扩增和融合的金标准，但是因为其操作复杂，需要人工判读，需要高年资有经验的病理医师才能胜任。同时，FISH 技术需要通过预先设计好的杂交探针进行杂交反应，检测通量低且无法区分基因融合的具体类型。目前肺癌中共确认超过 20 种 *ALK* 的融合方式，较为常见的是 *EML4-ALK*，由编码 ALK 的基因（2p23）和编码 EML4 的基因（2p21）在 2 号染色体短臂倒置形成，占 NSCLC 患者的 3%～7%。研究表明 *ALK* 基因与不同配体的融合变异亚型，可能与克唑替尼靶向药物的 PFS 时间相关，研究结果尚需进一步证实。因此 FISH 检测平台并不能满足驱动基因融合、重排亚型鉴定的需求。临床上广泛应用的 ARMS-PCR 方法可以用于 *ALK*、*ROS1* 基因的已知的部分融合变异类型检测，无法覆盖全部已知或未知的融合变异类型，可能存在漏检的风险，同时消耗了样本，影响后续 NGS 检测。NGS 技术与传统基因检测方法相比，可一次同时检测多个基因的多种变异形式，包括点突变、插入突变、缺失突变、融合、拷贝数扩增等。为初诊晚期的 NSCLC 患者提供精准的靶向治疗方案指导意见，同时大 panel 的 NGS 平台可同时计算出肿瘤突变负荷（tumor mutation burden，TMB），为晚期 NSCLC 患者的免疫治疗提供参考依据。

共识 3：针对初诊晚期或术后复发的 NSCLC 患者，首次检测建议采用 NMPA 批准的检测产品，检测至少包括 NSCLC 常见的驱动基因：*EGFR* 突变（涵盖 18、19、20、21 外显子）以及 *ALK* 融合、*ROS1* 融合（Ⅰ级推荐）。综合考虑中国 NSCLC 患者特有的驱动基因突变频率（*EGFR* 基因突变率 46.7%，*ALK* 融合变异率 7%，*ROS1* 融合变异率 2%）以及靶向药物在中国获批的情况，CSCO NSCLC 诊疗指南（2020 版）明确指出对不可手术的晚期 NSCLC 患者推荐首次基因检测应至少同时涵盖 *EGFR*、*ALK*、*ROS1* 三种驱动基因，同时规定应涵盖 *ALK*、*ROS1* 多种融合变异类型。推荐采用 NMPA 批准的 PCR、FISH 或 NGS 平台。依据三种平台的检测原理和性能特点，在标本利用最优化的前提下，NGS 检测平台明显优于 FISH 或 PCR 平台。

*EGFR* 基因突变是 NSCLC 患者最早发现的驱动基因，也是最常见的驱动基因突变，主要包含 18～21 外显子的点突变、插入突变、缺失。其中以 19 号外显子缺失，21 号外显子 L858R 点

突变为主。随着 EGFR-TKIs 靶向药物的广泛使用，检测技术的不断提高，其他突变类型也与 EGFR-TKIs 治疗敏感性有关，其中包括 L861Q、G719X、S768I（ARMS-PCR 平台可检测）和 19 号外显子插入、20 号外显子插入（NGS 平台）。与此同时 EGFR-TKIs 耐药机制也逐渐明确，以 20 号外显子 T790M 点突变为主（占耐药突变的 50% ~ 60%），其他耐药机制还包括：① *EGFR* 基因 20 外显子 C797S 突变；②旁路信号通路或下游信号通路的继发激活，例如 c-*MET/HER2* 基因的扩增，*BRAF* 或 *PI3KCA* 基因的活化；③组织类型的转化，由非小细胞肺癌转化为小细胞肺癌。其中 *EGFR* 基因的 C797S 突变分为顺式、反式构型两种，如果 C797S 和 T790M 在不同的染色体上，则称为反式构型，患者可以尝试一代和三代 EGFR-TKIs 联合去控制。如果 C797S 和 T790M 在同一的染色体上，则称为顺式构型，尚无较好的解决方案。区分 C797S 顺式或反式构象目前只能依赖 NGS 平台（Del Re et al，2019）。

　　2007 年在 NSCLC 标本中发现了 *EML4-ALK*（棘皮动物微管相关蛋白样蛋白 4）的融合。*ROS1* 基因编码一种与 ALK 受体进化上相关的酪氨酸激酶受体，与 *ALK* 基因的同源性高达 49%。Rikova 等在 41 株 NSCLC 细胞系和 150 例中国 NSCLC 患者的广泛筛选中发现了 *CD74-ROS1* 和 *SLC34A2-ROS1* 两种融合突变类型，两种融合重排均产生了一个包含两个跨膜区域的蛋白。Rikova 等人并未在 *ROS1* 基因的激酶结构域发现任何的基因突变类型，提示非小细胞肺癌的发病机制可能与 *ROS1* 自身的突变与否关系不大。应用 NGS 技术发现了 *ALK/ROS1* 重排阳性的 NSCLC 患者经克唑替尼治疗后的耐药机制，分为 ALK 激酶区域突变（kinase domain mutation，KDM）和非 *ALK* 基因依赖的耐药突变。克唑替尼耐药突变以 *ALK* 基因的 L1196M、G1296A、F1174C、E1210K 点突变为主，*ROS1* 重排阳性患者的常见耐药突变为 G2032R 点突变为主，约占 ROS1 阳性患者耐药突变的 80%。上述耐药位点的检测目前均无法利用传统基因检测平台实现，只能依赖高通量测序技术。

共识 4：针对初诊晚期或术后复发的 NSCLC 患者，结合患者实际临床情况，如需获得更多的潜在靶点信息，首次检测建议采用 NMPA 或 FDA 批准的检测产品，检测包括 *BRAF* V600E、*KRAS*（如 G12C 等）、*NTRK* 融合、*MET* 14 号外显子跳跃突变和 *MET* 扩增、*ERBB2* 20 外显子插入、*RET* 融合等罕见驱动基因变异（Ⅱ级推荐）。

共识 5：共识 3 和共识 4 中基因检测均为阴性的 NSCLC 患者再次检测时，建议采用 NMPA 或 FDA 批准的 NGS 产品，检测包含 *EGFR* 罕见变异形式（包括激酶区重复和融合）、*BRAF* 罕见突变形式（包括激酶区重复和融合）、*MET* 罕见变异形式（包括激酶区重复和融合）、*ERBB2* 融合等罕见变异形式（Ⅲ级推荐）。

NSCLC 患者除 *EGFR*、*ALK*、*ROS1* 基因以外，共识 4 和共识 5 中提到的其他驱动基因均可定义为 NSCLC 罕见驱动基因。

*BRAF* 在恶性肿瘤中的整体突变率为 8%，其中黑色素瘤（50%）突变率较高，肺癌突变率较低（3% ~ 5%）。最常见的突变类型是 15 外显子的点突变，即 *BRAF* V600E 点突变（约 56.7%）。

*KRAS* 基因在亚洲人群中的突变率为 10% ~ 15%。在 NSCLC 患者中约有 95% 的 *KRAS* 基因突变发生在 12 密码子和 13 密码子中，其中 12 密码子点突变约占 80% 以上。*KRAS* 基因最常见的点突变类型为 G12C，约占 *KRAS* 突变的 39%，其次是 G12V（18% ~ 21%）和 G12D（17% ~ 18%）。*KRAS* 基因突变可与 NSCLC 中其他驱动基因突变共存（*EGFR* 1.2%，*ROS1* 0.3%，*BRAF* 0.9%）。以 *KRAS* 突变为基础的不同分子亚型对判断 *KRAS* 突变的肺癌患者的预后、指导治疗具有重要意义。2019 年在 ASCO 会议中亮相的 AMG510 小分子抑制剂，使 *KRAS* G12C 突变成为 NSCLC 患者另一潜在的用药靶点。

*NTRK* 融合基因是肺腺癌驱动基因之一，发生率较低，不足 1%，在非常见已知突变的 NSCLC 中发生率约为 3%。目前已知的 *NTRK* 融合伴侣有三十多种，常见的融合基因有 *MPRIP-NTRK1*、*CD74-*

*NTRK1*、*TPM3-NTRK1*、*TRIM24-NTRK2*、*SQSTM1-NTRK1*。基于 NGS 检测技术筛选的 *NTRK* 融合肺癌患者在广谱 TKIs 抑制剂的临床实验中获益显著。NTRK 激酶区域的点突变如 G595R、G639R、F589L、F633L、G667C、G709C 等都是潜在的耐药突变位点。

　　*c-MET* 基因的扩增和 14 外显子的跳跃突变是 NSCLC 患者主要的驱动基因变异形式。*MET* 基因的扩增（amplification，CNV ≥ 5 且 MET/CEP7 ≥ 2.0）是 EGFR-TKIs 获得性耐药的主要机制之一。*c-MET* 扩增是奥希替尼一线治疗中最常见的耐药机制之一，约占 15%。*MET* 14 外显子跳跃突变以肺肉瘤样癌和腺癌最为多见，是最主要的原发致癌驱动基因。

　　共识 6：结合患者实际临床情况，如需获取免疫治疗相关的分子标志物信息，初诊晚期或术后复发的 NSCLC 患者，建议采用 NMPA 或 FDA 批准的 NGS 产品进行检测，检测包含 MSI、tTMB、免疫治疗正负向相关基因和免疫治疗超进展相关基因在内的免疫治疗相关分子标志物（Ⅲ级推荐）。

　　共识 7：在条件允许的情况下，如患者有医院获取的最为全面的基因变异信息，晚期新发或术后复发的 NSCLC 患者，首次基因检测可以自行选择 NMPA 或 FDA 批准的 CGP NGS 检测产品，在全面了解肿瘤基因组信息的基础上制定一线治疗方案（Ⅱ级推荐）。

　　共识 8：初诊晚期或术后复发的 NSCLC 患者，首次基因检测组织样本不足或组织检测失败时，经 NMPA 或 FDA 批准的液体活检检测产品可作为辅助或补充（Ⅱ级推荐）。

　　共识 9：对于靶向治疗耐药后的患者，为了更好地指导后续治疗方案的选择，建议使用 NMPA 或 FDA 批准的 CGP NGS 检测产品再次进行检测（Ⅱ级推荐）。

　　共识 10：靶向治疗耐药后优先选择再次活检，如无法再次进行组织活检或活检组织标本不足时，可使用经 NMPA 或 FDA 批准的 CGP NGS 液体活检检测产品进行补充检测（Ⅱ级推荐）。

　　NGS 技术从基因涵盖范围的角度可划分为全基因组测

序（whole genome sequencing，WGS）、全外显子测序（whole exonsequencing，WES）、靶向测序（target-sequencing）和全面基因组测序技术（comprehensive genomic profiling，CGP）。综合考虑测序的时间成本、耗材成本以及有限的具有靶向治疗指导意义的驱动基因，全基因组测序和全外显子测序更适合于科研项目、前沿性的探索研究。涵盖驱动基因热点突变的靶向测序和全面基因组测序技术更适用于临床诊疗的需求。也是目前 NMPA 和 FDA 获批的二代测序平台的类型。如表 2-2-4 所示，我国获批的二代测序平台均为靶向二代测序平台（target sequencing NGS panel），仅包含少数特定基因的目标区域，无法检测所有突变类型，无法检测尚未明确但具有潜在指导意义的前沿性罕见突变。CGP NGS 检测产品要求至少涵盖 300 个以上与肿瘤用药、预后密切相关驱动基因的全外显子区域，覆盖临床意义明确的融合基因的内含子区域，包含 TMB、MSI 检测，同时检测所有基因的拷贝数变化。CGP NGS 检测技术由于涵盖肿瘤相关基因范围更广，分析过程复杂，目前国内尚无获批的商品化试剂。FDA 目前批准了 Foundationone*CDX（324 基因四种变异、TMB、MSI）和 MSK-IMPACT™（468 基因两种变异）两个 CGP NGS 产品。

中国专家共识明确肯定了全面基因组测序技术（comprehensive genomic profiling，CGP）在 NSCLC 临床诊疗中的作用。同时也推荐使用液体活检标本（血液、胸腔积液、脑脊液）进行补充检测。大量的研究数据表明，NSCLC 患者血浆 ctDNA 的检测可有效判断肿瘤的复发、转移，监测 TKIs 靶向治疗疗效，是一种非侵入性的无创检测途径。与 CGP NGS 境况相似，血浆 ctDNA 含量低，片段小，半衰期短等特性导致 ctDNA 的检测结果受诸多因素影响，制约了其在临床的广泛应用。因此，国内并无获批的血液 NGS 检测商品化试剂。因此，液体活检标本仅可作为补充检测手段，组织标本仍是 NSCLC 患者的首选检测来源。

2．NGS 检测平台在实验室检测环节中的专家共识

与传统基因检测技术相比，NGS 技术平台的操作过程复杂，

生信分析难度较大，因此对检验实验室的软硬件要求均较高，其中包括实验室的硬件设备、操作人员的资质以及后续数据解读和报告的方法。随着 NGS 测序技术的高速发展和普及，NGS 技术在临床诊断和科学研究中的界限越来越模糊。因此，在 2018 年发表的《二代测序技术在肿瘤精准医学诊断中的应用专家共识》中明确提出，临床肿瘤诊断应用的 NGS 项目应符合相应的诊断技术标准。中国肿瘤驱动基因分析联盟（CAGC）建议，为保证 NGS 报告结果的可信性及可重复性，针对 FFPE 组织标本的 NGS 有效测序深度在 80% 以上的目标捕获区域至少达到 500 倍以上，血浆 ctDNA 的 NGS 测序深度至少为 1000 倍。有效测序深度是指去除 PCR 重复读取（复制）之后，测序得到的碱基总量与基因组大小的比值，是判断测序质量的指标之一。考虑到 NGS 技术原理和探针设计的局限性，NGS 检测平台对某些特定的突变类型（插入、扩增）的检出存在一定的局限性，因此专家共识建议，条件允许的实验室，可考虑采用其他传统单基因变异检测手段对 NGS 检测结果进行复核，以保证报告结果的准确性。NGS 检测技术的实验室检测环节中的专家共识，更着重在技术质控、检测流程标准化、数据管理和信息学分析的规范化等方面。临床医师对技术细节无需过分关注，加强肿瘤多学科协作治疗模式（MDT）的开展更有助于优化 NSCLC 患者的精准治疗方案。因此，2018 版的共识中也对 NGS 检测报告的内容进行规范要求。声明提出报告格式和内容需标准化，同时需适应短期前沿领域发展需求（潜在的驱动基因和治疗靶点等）。NGS 报告应简明扼要，清晰列出涵盖的驱动基因列表及驱动基因突变位点、频率、临床意义等信息。对于临床意义的归纳整理切忌夸大夸张，应客观中肯，做到有据可依。同时 NGS 报告也应对本次检测中可能出现的局限性加以简要说明，便于临床医师多方位综合考量。

（廉沈沂　　林冬梅）

# 参考文献

Brčić I, Godschachner TM, Bergovec M, et al, 2020. Broadening the spectrum of NTRK rearranged mesenchymal tumors and usefulness of pan-TRK immunohistochemistry for identification of NTRK fusions. Mod Pathol, 34 (2): 396-407.

Conde E, Hernandez S, Martinez R, et al, 2019. Assessment of a new ROS1 immunohistochemistry clone (SP384) for the identification of ROS1 rearrangements in patients with non-small cell lung carcinoma: the rosing study. J Thorac Oncol, 14 (12): 2120-2132.

Del Re M, Crucitta S, Gianfilippo G, et al, 2019. Understanding the mechanisms of resistance in EGFR-positive NSCLC: from tissue to liquid biopsy to guide treatment strategy. Int J Mol Sci, 20 (16), 3951.

Esposito Abate R, Pasquale R, Fenizia F, et al, 2019. The role of circulating free DNA in the management of NSCLC. Expert Rev Anticancer Ther, 19 (1): 19-28.

Feng Q, Gai F, Sang Y, et al, 2018. A comparison of QuantStudio ™ 3D Digital PCR and ARMS-PCR for measuring plasma EGFR T790M mutations of NSCLC patients. Cancer Manag Res, 10115-10121.

Feng WN, Gu WQ, Zhao N, et al, 2018. Comparison of the Super ARMS and droplet digital PCR for detecting EGFR mutation in ctDNA from NSCLC patients. Transl Oncol, 11 (2): 542-545.

Friedlaender A, Drilon A, Banna GL, et al, 2020. The METeoric rise of MET in lung cancer. Cancer, 126 (22): 4826-4837.

Goodwin S, McPherson JD, McCombie WR, 2016. Coming of age: ten years of next-generation sequencing technologies. Nat Rev Genet, 17 (6): 333-351.

Goto K, Ichinose Y, Ohe Y, et al, 2012. Epidermal growth factor receptor mutation status in circulating free DNA in serum: from IPASS, a phase III study of gefitinib or carboplatin/paclitaxel in non-small cell lung cancer. J Thorac Oncol, 7 (1): 115-121.

Gruber K, Kohlhäufl M, Friedel G, et al, 2015. A novel, highly sensitive ALK antibody 1A4 facilitates effective screening for ALK rearrangements in lung adenocarcinomas by standard immunohistochemistry. J Thorac Oncol, 10

（4）：713-716.

Hieggelke L，Schultheis AM，2020. Application of FISH in the diagnosis of lung cancer. Pathologe，41（6）：582-588.

Hu T，Shen H，Huang H，et al，2018. Urinary circulating DNA profiling in non-small cell lung cancer patients following treatment shows prognostic potential. J Thorac Dis，10（7）：4137-4146.

Husain H，Melnikova VO，Kosco K，et al，2017. Monitoring daily dynamics of early tumor response to targeted therapy by detecting circulating tumor DNA in urine. Clin Cancer Res，23（16）：4716-4723.

Jebbink M，de Langen AJ，Boelens MC，et al，2020. The force of HER2 - A druggable target in NSCLC? Cancer Treat Rev，86：101996.

Jeon SA，Park JL，Kim JH，et al，2019. Comparison of the MGISEQ-2000 and Illumina HiSeq 4000 sequencing platforms for RNA sequencing. Genomics Inform，17（3）：e32.

Jiang BY，Li YS，Guo WB，et al，2017. Detection of driver and resistance mutations in leptomeningeal metastases of NSCLC by next-generation sequencing of cerebrospinal fluid circulating tumor cells. Clin Cancer Res，23（18）：5480-5488.

Kalemkerian GP，Narula N，Kennedy EB，et al，2018. Molecular testing guideline for the selection of patients with lung cancer for treatment with targeted tyrosine kinase inhibitors：american society of clinical oncology endorsement of the college of american pathologists/international association for the study of lung cancer/association for molecular pathology clinical practice guideline update. J Clin Oncol，36（9）：911-919.

Lemjabbar-Alaoui H，Hassan OU，Yang YW，et al，2015. Lung cancer：Biology and treatment options. Biochim Biophys Acta，1856（2）：189-210.

Li F，Huang J，Ji D，et al，2017. Utility of urinary circulating tumor DNA for EGFR mutation detection in different stages of non-small cell lung cancer patients. Clin Transl Oncol，19（10）：1283-1291.

Li N，Liu Y，Duan J，et al，2019. Prognostic significance of molecular characteristics of cerebrospinal fluid for non-small cell lung cancer patients with leptomeningeal metastasis. Thorac Cancer，10（8）：1673-1682.

Li YS，Jiang BY，Yang JJ，et al，2018. Unique genetic profiles from cerebrospinal fluid cell-free DNA in leptomeningeal metastases of EGFR-mutant non-small-cell lung cancer：a new medium of liquid biopsy. Ann

Oncol, 29 (4): 945-952.

Little S, 2001. Amplification-refractory mutation system (ARMS) analysis of point mutations. Curr Protoc Hum Genet.

Martin V, Bernasconi B, Merlo E, et al, 2015. ALK testing in lung adenocarcinoma: technical aspects to improve FISH evaluation in daily practice. J Thorac Oncol, 10 (4): 595-602.

Olmedillas-López S, García-Arranz M, García-Olmo D, 2017. Current and emerging applications of droplet digital pcr in oncology. Mol Diagn Ther, 21 (5): 493-510.

Peters S, Stahel R, Bubendorf L, et al, 2019. Trastuzumab emtansine (T-DM1) in patients with previously treated HER2-overexpressing metastatic non-small cell lung cancer: efficacy, safety, and biomarkers. Clin Cancer Res, 25 (1): 64-72.

Rolfo C, Mack PC, Scagliotti GV, et al, 2018. Liquid biopsy for advanced non-small cell lung cancer (NSCLC): a statement paper from the IASLC. J Thorac Oncol, 13 (9): 1248-1268.

Satouchi M, Tanaka H, Yoshioka H, et al, 2017. Detection of epidermal growth factor receptor gene T790M mutation in cytology samples using the cobas (®) EGFR mutation test. Lung Cancer, 111: 190-194.

Shen Q, Wang X, Yu B, et al, 2015. Comparing four different ALK antibodies with manual immunohistochemistry (IHC) to screen for ALK-rearranged non-small cell lung cancer (NSCLC). Lung Cancer, 90 (3): 492-498.

Sholl LM, Sun H, Butaney M, et al, 2013. ROS1 immunohistochemistry for detection of ROS1-rearranged lung adenocarcinomas. Am J Surg Pathol, 37 (9): 1441-1449.

Siegel RL, Miller KD, Jemal A, 2020. Cancer statistics, 2020. CA Cancer J Clin, 70 (1): 7-30.

Travis WD, 2014. The 2015 WHO classification of lung tumors. Pathologe, 35 Suppl 2188.

Trombetta D, Sparaneo A, Fabrizio FP, et al, 2016. Liquid biopsy and NSCLC. Lung Cancer Manag, 5 (2): 91-104.

Vanni I, Coco S, Truini A, et al, 2015. Next-generation sequencing workflow for NSCLC critical samples using a targeted sequencing approach by ion torrent PGM™ platform. Int J Mol Sci, 16 (12): 28765-28782.

Villalobos P, Wistuba II, 2017. Lung cancer biomarkers. Hematol Oncol Clin North Am, 31（1）: 13-29.

Wang Q, Zhao L, Yang X, et al, 2016. Antibody 1A4 with routine immunohis-tochemistry demonstrates high sensitivity for ALK rearrangement screening of Chinese lung adenocarcinoma patients : A single-center large-scale study. Lung Cancer, 95, 39-43.

Wu Z, Yang Z, Li CS, et al, 2019. Differences in the genomic profiles of cell-free DNA between plasma, sputum, urine, and tumor tissue in advanced NSCLC. Cancer Med, 8（3）: 910-919.

Zheng MM, Li YS, Jiang BY, et al, 2019. Clinical utility of cerebrospinal fluid cell-free DNA as liquid biopsy for leptomeningeal metastases in ALK-rearranged NSCLC. J Thorac Oncol, 14（5）: 924-932.

# 第三章 非小细胞肺癌非常见基因突变的治疗策略

## 第一节 *EGFR*基因非常见突变

表皮生长因子受体（epidermal growth factor receptor，EGFR）基因激活突变是非小细胞肺癌（non-small cell lung cancer，NSCLC）患者中最常见的致癌驱动事件之一，在东亚有大约50%的NSCLC患者携带*EGFR*突变基因，远超高加索人群中约20%的发生率（Shi et al，2014）。19外显子缺失和21外显子L858R点突变占NSCLC全部*EGFR*基因突变的85%左右，也被称为经典*EGFR*突变，这部分患者对EGFR酪氨酸激酶抑制剂（EGFR tyrosine kinase inhibitors，EGFR-TKIs）的临床疗效突出，而其他一些非常见突变对EGFR-TKIs的疗效差异较大，如18外显子缺失和E709X/G719X突变、19外显子插入突变、20外显子插入和S768I突变、21外显子L861Q突变以及复合突变等。尽管这部分突变发生频率较低，但鉴于肺癌的总体人群基数庞大及高发病率，全世界每年仍有超过3万携带*EGFR*非常见突变的NSCLC新发病例。

## 一、临床特点

### （一）研究背景

EGFR（也被称为HER1或ErbB1）与HER2（也被称为ErbB2或Neu蛋白）、HER3（也被称为ErbB3）、HER4（也被称为

ErbB4）同属于 ErbB 家族。作为首个被认识的配体结合型受体酪氨酸激酶（receptor tyrosine kinase，RTK），其结构和功能目前已经得到了深入的研究。EGFR 包括三个结构域：一个胞外配体结合结构域（1 ~ 620 氨基酸残基），一个 α 螺旋跨膜结构域（621 ~ 643 氨基酸残基）以及一个包含近膜区（644 ~ 685 氨基酸残基）、激酶结构域（686 ~ 953 氨基酸残基）和 C 末端尾部（954 ~ 1186 氨基酸残基）的胞内结构域。配体与胞外结构域结合促进其二聚化，导致细胞内 C 末端尾部酪氨酸残基自身磷酸化和构象变化，进而导致含有 Src 同源 2（Src homology 2，SH2）和（或）磷酸化酪氨酸结合（phosphotyrosine-binding，PTB）结构域的效应蛋白募集到磷酸化酪氨酸残基上，并触发下游包括 Ras/MAPK 通路、PI3K/AKT 通路和磷脂酶 C（PLC）/ 蛋白激酶 C（PKC）在内多条信号通路的级联反应，将信息从细胞表面传递到细胞核，对多种细胞功能发挥至关重要的作用，包括存活、增殖、分化、代谢和运动，这些信号事件的质量、幅度和持续时间受到 EGFR 内吞途径的严格调控。除了作为这些效应器的募集位点外，C 末端尾部还参与对激酶的调节（Kovacs et al，2015；Lemmon et al，2014）。

EGFR 在人体中至少受到 7 种不同活化配体的调节：表皮生长因子（epidermal growth factor，EGF）、转化生长因子 α（transforming growth factorα，TGF-α）、β 细胞素（betacellulin，BTC）、肝素结合 EGF 样生长因子（heparin-binding EGF-like growth factor，HB-EGF）、双调蛋白（amphiregulin，ARG）、外调蛋白（epiregulin，EPR）和上皮丝裂原（epigen，EGN）。EGFR 配体均作为膜结合型前体蛋白产生，被细胞表面蛋白酶裂解产生活性生长因子，包含一个负责受体结合和活化的 EGF 样结构域，结构域内具有 6 个空间保守的半胱氨酸，形成 3 个特征性的分子内二硫键将蛋白质折叠成一个紧密的球状结构，这是 EGFR 高亲和力所必需的（Lemmon et al，2014）。

EGFR 还可与其他 ErbB 家族成员 ErbB2、ErbB3 和 ErbB4 发

生异源二聚体化，对受体转运和信号传导具有关键影响。事实上，异源二聚体的配体结合强度降低，导致在内体中与配体解离，进而不能像 EGFR 同源二聚体一样有效地募集 E3 连接酶 Cbl 和启动内吞机制。因此，异源二聚体的信号增强，比同源二聚体的信号更具有致癌性（Sigismund et al，2018）。

　　ErbB 家族成员因其与恶性增殖的密切关系受到了广泛关注，在肺癌、乳腺癌和胶质母细胞瘤等许多癌症的发病中发挥关键作用，这些受体的抑制剂也是迄今为止癌症靶向治疗最成功的案例之一，包括单克隆抗体（如曲妥珠单抗和西妥昔单抗）和小分子 TKIs（如吉非替尼、厄洛替尼）。致癌性 EGFR 改变通常会引起受体内吞作用改变，从而导致信号传导增强。在某些情况下，位于胞外结构域的突变可导致配体非依赖性受体活化。在其他情况下，突变可直接破坏受体胞内结构域中 Cbl 的募集位点，从而影响受体泛素化和溶酶体降解，导致持续的信号传导（Sigismund et al，2018）。

　　19 外显子缺失（Ex19del）和 L858R 突变诱导的构象变化可使 EGFR 的非活性形式不稳定，允许配体非依赖性二聚化和受体激活，导致下游信号通路的组成性激活。相对于野生型受体，19 外显子缺失和 L858R 突变 EGFR 激酶对 ATP 的亲和力均显著降低，而对 ATP 竞争性的可逆性 EGFR 抑制剂（如吉非替尼或厄洛替尼）的相对亲和力增强，加上肿瘤细胞对 EGFR 信号传导的依赖性增加，使 EGFR 靶向治疗在经典 *EGFR* 激活突变患者中更为有效，T790M 突变则使 L858R 突变 EGFR 的 ATP 结合亲和力恢复到几乎野生型受体的水平，同时由于甲硫氨酸残基的空间位阻作用，降低了这些药物对突变型 EGFR 的选择性。L858R 突变位于激酶结构域的激活环，能够将酶"锁定"在活性构象。*EGFR* 19 和 20 外显子位于 C 末端的 αC- 螺旋以及其后的磷酸结合环（p-loop），αC- 螺旋是一个关键的调控元件，通过从外向内旋转使 EGFR 进入活化状态，*EGFR* 19 外显子缺失造成的残基缺失限制了 αC- 螺旋的旋转，阻止其恢复向外的无活性构象，促进组成性受体活化；而 20 外显子插入则从另一个方向"推动"αC-螺旋进入活性构象，并阻止 αC- 螺旋向外重新定向，使 EGFR 分子在没有配体结合的情况下被基本上"锁定"在活性构象。值得注意的是，*EGFR* 20 外显子插入突变具有异质性，插入发生在第 764 号残基之前（αC- 螺旋内部），可能具有更接近经典 *EGFR* 突变的活化机制和结构，已经证实 A763_Y764insFQEA 突变在体外对吉非替尼和厄洛替尼高度敏感，而 D770_N771insNPG 突变由于将 *EGFR* 的 αC- 螺旋和 p-loop 转移到药物结合口袋导致了显著的空间位阻（Vyse et al，2019）。*EGFR* 18 外显子 G719 位于激酶结构域的 N 末端的 p-loop 中，此处的 p-loop 有助于形成疏水作用使 αC- 螺旋保持无活性构象，719 位的甘氨酸被取代后削弱了使 αC- 螺旋保持无活性构象的疏水作用，导致激酶活性较野生型 EGFR 增加 10 倍，Shan 等预测 G719S 突变诱导的结构变化也以类似 L858R 突变的方式增加 EGFR 二聚化和活化倾向，S768I 和 L861Q 则可能分别通过提高 αC- 螺旋与相邻 β9 链之间的疏水堆积和在 αC- 螺旋的 C 末端附近形成新的 H 键来稳定活性构象（Shan et al，2012）。

## （二）*EGFR* 非常见突变患者临床特点

*EGFR* 突变中 19 外显子缺失和 21 外显子 L858R 突变分别各占 40% 左右，其余 15% 左右为 *EGFR* 非常见突变（包括复合突变），G719X、S768I 和 L861Q 的发生率在 3% 左右，G719X 可能略高，与经典突变多发生于非吸烟的女性腺癌患者不同，男性和吸烟者在 *EGFR* 非常见突变者中似乎占比更高（Wu et al，2011）。相比 EGFR-TKIs 在经典突变患者当中的首选一线治疗推荐，由于异质性较大，许多研究排除了非常见突变的患者，因此很难建立关于 *EGFR* 非常见突变的临床证据。不过最近的研究表明，如果选择合适的 TKIs，这些非常见突变也可能从靶向治疗中获益，例如 G719X、18 外显子缺失、E709K、19 外显子插入（Ex19ins）、S768I 以及 L861Q 突变显示对吉非替尼或厄洛替尼中度敏感，客

观缓解率（objective response rate，ORR）为 30%～50%，另外，阿法替尼似乎对这些突变也特别有效。

　　*EGFR* 20 外显子插入突变在分子水平上具有异质性，但其特征为集中在 EGFR 蛋白第 762～774 位氨基酸序列之间 3～21 bp（对应 1～7 个氨基酸）的框内插入或重复。20 外显子插入是 NSCLC 中最早发现的 *EGFR* 突变之一，然而最初关于这些插入突变在 NSCLC 患者的发生频率和临床结局的报道有限。据报道，20 外显子插入约占 NSCLC 中所有观察到的 *EGFR* 突变的 4%～10%。*EGFR* 20 外显子插入突变在很大程度上与 NSCLC 其他已知的特征性致癌驱动基因事件（如 *KRAS* 突变）相互排斥，并且与经典 *EGFR* 激活突变具有相似的临床特征，即 *EGFR* 20 外显子插入突变多集中于组织学为腺癌的女性、非吸烟者和亚洲人群中（Vyse et al，2019）。尽管 20 外显子插入（insFQEA 除外）已被视为耐药突变，但奥希替尼可能对其中罕见亚型有效，并且多种 20 外显子插入突变的选择性抑制剂也在逐步进入临床。

（三）检测方法

　　*EGFR* 突变检测主要基于 DNA，分析结果受样本质量以及所使用检测方法的影响。检测标本可来自诊断性活检、手术切除或细胞学检查。用于 *EGFR* 突变检测的分子技术可分为"靶向"和"筛查"两种。*EGFR* 基因检测试剂盒的"靶向"检测技术通常对已知的特异性突变或"热点"突变高度敏感，但由于检测设计，其无法识别新突变，而 *EGFR* 突变"筛查"技术，如 Sanger 测序、二代基因测序（next generation sequencing，NGS）、高分辨率熔解分析和焦磷酸测序等则能够检测目标区域内的所有 *EGFR* 突变类型，包括未知的新型突变。传统的 Sanger 测序是通过对福尔马林固定石蜡包埋（FFPE）组织中分离的 DNA 直接测序来检测 *EGFR* 突变的，被认为是检测突变的金标准，因为其能够检出各种各样的突变（SNVs、小的插入 / 重复 / 缺失 / 插入缺失），但需要至少 20% 的待检测 DNA 中存在突变，由于其固有的不敏感

性，这种方法不适用于检测非常见突变。焦磷酸测序是一种快速、灵敏的"边合成边测序"的 DNA 测序方法，与 Sanger 测序相比，焦磷酸测序可以检测低至肿瘤样本中 5% 的突变，利用该原理的 NGS 技术是一种能够在单次反应中对多个患者样本的大量（高达数百万）DNA 模板进行高通量测序的突变筛查方法，NGS 平台同样可以检测低至占肿瘤样本 5% 的体细胞突变。对于 NSCLC，NGS 的一个显著优势是能够在来自有限的细胞学和小的活检样本上检测多个感兴趣的目标基因，与靶向特定突变的检测试剂盒不同，其能检测目标区域中任何类型的突变（Khoo et al，2015）。

使用免疫组化（immunohistochemistry，IHC）进行 EGFR 检测主要存在三种类型，分别是针对全部 EGFR、磷酸化 EGFR 和突变特异性 EGFR 的 IHC。对于前两种类型的 IHC 经验有限，目前不推荐作为 EGFR-TKIs 治疗患者选择的独立检测，突变特异性 EGFR IHC 靶向两种最常见的 *EGFR* 突变（19 外显子的常见 E746_A750del 缺失和 21 外显子的 L858R 突变），在检测特异性突变方面显示出较高的灵敏度和特异性，可作为确定 EGFR-TKIs 受益人群的初步筛查手段。然而，突变特异性 IHC 在识别其他更罕见的 19 外显子缺失以及各种 *EGFR* 非常见突变方面明显受到限制（Khoo et al，2015）。

## 二、药物治疗

（一）EGFR-TKIs 靶向治疗

1. *EGFR* 18 外显子突变

（1）E709X：E709X 突变约占全部 NSCLC 患者 *EGFR* 突变的 1.5%，包括 E709 的替换（替换为 A、G、K 或 V）和缺失（Dele709-T710insD，也称 18 外显子缺失），E709X 多与 L858R、Ex19del 或 G719X 等其他 *EGFR* 突变以复合突变的形式存在，较少（如 Dele709-T710insD）作为一种独立的 *EGFR* 突变出现。

Wu 等（2016）的一项回顾性研究报道了 25 名携带 E709X 突变的 NSCLC 患者，其中 18 人接受了一代 TKIs（吉非替尼或厄洛替尼）治疗，ORR 为 50.0%，中位无进展生存时间（progression-free survival，PFS）为 6.2 个月，携带 Dele709-T710insD 的 5 名患者均未对治疗表现出应答，这部分患者的 mPFS 也显著短于其他 E709X 突变患者（2.3 个月 vs 13.6 个月，*P*=0.004）。另外一项对既往研究的合并分析结果也显示 E709X 复合突变比 18 外显子缺失患者对吉非替尼或厄洛替尼治疗更敏感，ORR 分别为 53% 和 25%（Kobayashi et al，2016）。

　　（2）G719X：*EGFR* 18 外显子 G719X 突变对 EGFR-TKIs 治疗的反应较好（表 3-1-1）。Chiu 等（2015）的一项回顾性研究对一代 TKIs 吉非替尼和厄洛替尼在 78 名携带 G719X 突变的 NSCLC 患者中的疗效进行了评估，尽管 G719X 突变对 TKIs 的治疗显示出一定效果（ORR 36.8%，mPFS 6.3 个月），但临床获益明显差于 19 外显子缺失（ORR 65.3%，mPFS 13.5 个月）或 L858R 突变（ORR 67.5%，mPFS 10.4 个月）。对 LUX-Lung 2、LUX-Lung 3 和 LUX-Lung 6 三项研究进行的事后合并分析结果表明，携带 G719X 突变的 18 名 NSCLC 患者接受阿法替尼治疗的 ORR（77.8% vs 24%）和 mPFS（13.8 个月 vs 8.2 个月）优于化疗，但总体生存时间（overall survive，OS）不如化疗（26.9 个月 vs 30.2 个月）（Yang et al，2015）。在韩国进行的一项多中心、开放标签、单臂Ⅱ期临床研究（KCSG-LU15-09）结果显示，三代 TKIs 奥希替尼在治疗 19 名携带 G719X 突变的 NSCLC 患者时，有 10 位患者获得了临床缓解，ORR 为 52.6%，mPFS 为 8.2 个月（Cho et al，2020）。以上数据表明二代和三代 TKIs 对 G719X 突变患者的疗效好于一代 TKIs。

　　2．*EGFR* 19 外显子插入突变

　　*EGFR* 19 外显子插入突变仅占全部 *EGFR* 突变 0.1%～0.26%。由于 19 外显子插入突变通常不作为常规诊断的一部分进行筛查，因此关于这部分患者接受 TKIs 治疗效果的临床数据极为有

表 3-1-1 *EGFR* 18 外显子突变 NSCLC 患者接受 TKIs 治疗的临床结局

| 具体突变（治疗人数） | TKIs | ORR（%）(CR+PR) | DCR（%）(CR+PR+SD) | mPFS, 月（95% CI） | mOS, 月（95% CI） | 参考文献 |
| --- | --- | --- | --- | --- | --- | --- |
| **E709X** | | | | | | |
| Dele709-T710insD (5)复合突变 (13) | 吉非替尼/厄洛替尼 | 50.0 | 72.2 | 6.2（0.6~77.4） | 29.3（5.4~104.6） | Wu et al, 2016 |
| Dele709-T710insD (4)复合突变 (15) | 吉非替尼/厄洛替尼 | 25 53 | 50 86.7 | – – | – – | Kobayashi et al, 2016 |
| **G719X** | | | | | | |
| G719X (78) | 吉非替尼/厄洛替尼 | 36.8 | 72.4 | 6.3 | – | Chiu et al, 2015 |
| G719X + L861Q (9) | 厄洛替尼 | 88.9 | 100 | – | – | |
| G719X + S768I (10) | | 50.0 | 100 | – | – | |
| G719X (14) | 吉非替尼/厄洛替尼/埃克替尼 | 42.9 | 78.6 | 5.98（1.53~10.42） | 19.81（16.81~22.81） | Xu et al, 2016 |
| G719X (8)G719X+T790M (1)G719X+S768I (5)G719X+L861Q (3)G719X+T790M+L858R (1) | 阿法替尼 | 77.8（52.4~93.6） | – | 13.8（6.8~未达到） | 26.9（16.4~未达到） | Yang et al, 2015 |
| G719X (15)G719X+L861Q (2)G719X+S768I (2) | 奥希替尼 | 52.6 | 89.5 | 8.2（6.2~10.2） | – | Cho et al, 2020 |

注：TKIs，酪氨酸激酶抑制剂；ORR，客观缓解率；DCR，疾病控制率；mPFS，中位无进展生存时间；mOS，中位总生存时间；–，数据得不到或或未达到。

限。在几项病例研究报道中，多数 19 外显子插入患者接受第一代 TKIs 治疗后出现部分缓解或病情稳定，表明 19 外显子插入可能具有与经典 *EGFR* 突变对 TKIs 相似的敏感性，但是这些患者的缓解持续时间差异非常大，PFS 范围从 4 个月到 50 个月不等，Lin 等（2017）对既往针对 *EGFR*19 外显子插入突变患者的病例报道数据以及本院的数名患者数据进行了合并分析，结果表明在 18 名接受吉非替尼或厄洛替尼治疗的患者中 10 人达到了部分缓解，6 人疾病稳定，只有 2 人出现了疾病进展，ORR 为 55.6%，mPFS 为 10.4 个月，mOS 为 24 个月。这与临床前观察到的结果一致，为了评估 19 外显子插入突变对 EGFR-TKIs 的敏感性，He 等（2012）成功构建了表达 2 种不同类型 *EGFR*19 外显子插入突变（I744_K745insKIPVAI 和 K745_E746insTPVAIK）的 Ba/F3 和 NIH-3T3 细胞系。剂量 - 反应实验显示，与表达 Ex19del 的 Ba/F3s 细胞相比，这些 19 外显子插入突变对吉非替尼和阿法替尼表现出相似的敏感性，并且蛋白质印迹分析显示，表达 19 外显子插入突变的 NIH-3T3 细胞的 EGFR 磷酸化被吉非替尼或阿法替尼有效抑制，与在表达 Ex19del 的细胞中观察到的相当。可以看出 19 外显子插入突变在细胞实验和临床实践中均被认为是对 EGFR 抑制剂敏感的，然而对于其他 EGFR-TKIs 是否针对 19 外显子插入突变具有相似疗效，以及具体何种 TKIs 能够提供有效和持久的缓解，仍需更大的患者队列来完善目前的认识。

3. *EGFR* 20 外显子突变

（1）S768I：在已有的报道中，S768I 突变患者对一代 TKIs 的反应差异较大，S768I 突变经常和 L858R、G719X 以及其他突变共同存在（表 3-1-2），鉴于 S768I 突变发生频率较低，这对临床数据的解读提出了重大挑战。Chiu 等（2015）观察到相较于单纯 S768I 突变，S768I+G719X 复合突变对吉非替尼和厄洛替尼治疗有更好的敏感性（ORR 50.0% vs 33.3%）。阿法替尼在 S768I 突变的 NSCLC 患者中表现出了巨大潜力，接受治疗的 8 位患者全部缓解，mPFS 为 14.7 个月，OS 未达到，其中仅 1 名患者为单

表 3-1-2　*EGFR* 20 外显子突变 NSCLC 患者接受 TKIs 治疗的临床结局

| 具体突变<br>（治疗人数） | TKIs | ORR（%）<br>（CR+PR） | DCR（%）<br>（CR+PR+SD） | mPFS, 月<br>（95% CI） | mOS, 月<br>（95% CI） | 参考文献 |
|---|---|---|---|---|---|---|
| S768I | | | | | | |
| S768I（6） | 吉非替尼 / | 33.3 | 66.7 | – | – | Chiu et al, 2015 |
| S768I +G719X（10） | 厄洛替尼 | 50.0 | 100.0 | – | – | |
| S768I（1） | 阿法替尼 | 100.0 | – | 14.7（2.6 ~ –） | –（3.4 ~ –） | Yang et al, 2015 |
| S768I +G719X（5） | | | | | | |
| S768I +L858R（2） | | | | | | |
| S768I（6） | 奥希替尼 | 37.5 | 75.0 | 12.3（0 ~ 28.8） | – | Cho et al, 2020 |
| S768I +G719X（2） | | | | | | |
| Ex20ins | | | | | | |
| Ex20ins（19） | 吉非替尼 /<br>厄洛替尼 | 5 | 36 | – | – | Beau-Faller et al,<br>2014 |
| Ex20ins（11） | 厄洛替尼 | 27.3 | 45.5 | 2.5 | 26 | Naidoo et al, 2015 |
| Ex20ins（23） | 阿法替尼 | 8.7 | 65.2 | 2.7（1.8 ~ 4.2） | 9.2（4.1 ~ 14.2） | Yang et al, 2015 |
| Ex20ins（7） | 厄洛替尼 | 28.6 | 42.9 | 2.7 | 9.2 | Klughammer et al,<br>2016 |
| Ex20ins（12） | 吉非替尼 /<br>厄洛替尼 /<br>埃克替尼 | 8.3 | 58.3 | 2.0（0 ~ 5.4） | 16.7（13.9 ~ 19.5） | Xu et al, 2016 |

续表

| 具体突变<br>（治疗人数） | TKIs | ORR（%）<br>（CR+PR） | DCR（%）<br>（CR+PR+SD） | mPFS，月<br>（95% CI） | mOS，月<br>（95% CI） | 参考文献 |
|---|---|---|---|---|---|---|
| Ex20ins（7） | 吉非替尼/<br>厄洛替尼/<br>阿法替尼/<br>奥希替尼 | 0 | 0 | 1.9（0.3～3.5） | – | Kate et al, 2019 |
| Ex20ins 初治（70） | 阿法替尼 | 24.3 | 82.9 | 11.9（5.4～26.7） | – | Yang et al, 2020 |
| Ex20ins 后线（21） | | 14.3 | 57.1 | 3.7（2.7～10.1） | – | |
| *EGFR/HER2*<br>Ex20ins（11） | 波奇替尼 | 63.6 | – | – | – | Robichaux et al, 2018 |
| Ex20ins 后线（115） | 波奇替尼 | 14.8 | 68.7 | 4.2 | – | Le et al, 2020 |
| Ex20ins 后线（28） | Mobocertinib<br>（TAK-788） | 43 | | 7.3 | – | Horn et al, 2020 |
| Ex20ins 后线（39） | Amivantamab<br>（JNJ-372） | 36 | 67 | – | – | Piotrowska et al, 2020 |
| Ex20ins 后线（21） | 奥希替尼 | 25 | 85 | 9.7 | – | Park et al, 2020 |

注：TKIs，酪氨酸激酶抑制剂；ORR，客观缓解率；DCR，疾病控制率；mPFS，中位无进展生存时间；mOS，中位总生存时间；–，数据得不到或未达到；Ex20ins，20 外显子插入。

纯 S768I 突变，其他均为 S768I 和 G719X（*n*=5）或 L858R（*n*=2）的复合突变（Yang et al，2015）。一项奥希替尼针对 *EGFR* 非常见突变的 Ⅱ 期临床试验报道，在 8 名 S768I 突变阳性的患者中仅 3 名患者获得了缓解，ORR 为 37.5%（95%CI：0 ~ 81%），mPFS 为 12.3 个月（95%CI：0 ~ 28.8 个月），在接受治疗的全部患者中，6 人为单纯 S768I 突变，2 人为 S768I+L858R 复合突变（Cho et al，2020）。因此，阿法替尼和奥希替尼是否对 S768I 单一突变患者具有可靠的临床疗效仍需在更大规模的队列研究中进行验证。

（2）*EGFR* 20 外显子插入突变：携带 20 外显子插入突变的 NSCLC 患者大多对 TKIs 表现出耐药，根据多项回顾性研究的报道，这部分患者接受一代和二代 EGFR 靶向药物治疗的缓解率不足 10%（表 3-1-2）。Yang 等（2015）将来自 LUX-Lung 2、LUX-Lung 3 和 LUX-Lung 6 系列研究中接受阿法替尼治疗的全部 *EGFR* 非常见突变患者分为 3 组：18 ~ 21 外显子的点突变或重复（第 1 组）、20 外显子新发 T790M 单独突变或同时存在其他突变（第 2 组）和 20 外显子插入（第 3 组）。以上 3 组以及化疗组患者的 ORR 分别为 71.1%、14.3%、8.3% 和 24.0%，mPFS 分别为 10.7、2.9、2.7 和 8.2 个月，在其他 3 项研究中也发现了相似的结果（表 3-1-2）。可见在接受阿法替尼治疗的全部 *EGFR* 非常见突变类型中，20 外显子插入突变患者的疗效最差，甚至不如化疗组患者，这一结论与之前 Naidoo 等（2015）的报道一致，20 外显子插入突变患者接受含铂双药化疗的疗效与厄洛替尼相比，ORR 分别为 63%（22/35）和 27%（3/11）。

尽管 20 外显子插入突变患者对目前 EGFR 靶向治疗的总体反应不佳，但部分亚型似乎与患者能够获得较好的预后相关，如 Klughammer 等（2016）报道的病例中有两名携带 D770_N771insSVD 突变亚型的患者 PFS 分别为 2.8 个月和 4.3 个月，OS 分别为 20.0 个月和 29.4 个月，另外一名突变亚型为 A763_Y764insFQEA 的患者 OS 为 24.4 个月，同时获得了长达 17.7 个月的 PFS，并且在其他研究中拥有相同突变的患者也表现出了较其他患者更好的预后，PFS 和 OS 分别为 3.2 个月和 25 个月（Naidoo et al，2015）。此外 V769_D770insASV 突变亚型也可能提示患者对厄洛替尼有较好的治疗反应（PFS 19.8 个月，OS 24 个月）。

波齐替尼（poziotinib）是一种有效的 *EGFR* 和 *HER2* 20 外显子突变抑制剂，体外和体内模型证明了其强效的抗肿瘤活性，3D 建模预测波齐替尼具有的特殊结构能够克服 20 外显子插入所诱导产生的对药物结合口袋的空间位阻效应，Robichaux 等（2018）已证实波齐替尼能够使 64%（7/11）携带 20 外显子插入突变的 NSCLC 患者达到实体瘤疗效评价标准（RECIST）证实的部分缓解，但 2020 年的 Ⅱ 期研究仅显示出 14.8% 的有效率，这可能是由于样本量的增大（*n*=115）增加了患者的异质性，其中对治疗有反应的主要见于 20 外显子 M766 至 D770 残基之间的插入（8/44，18.2%）。

2020 年 ASCO 大会报道了另外一种新型 EGFR/HER2 抑制剂 Mobocertinib（TAK-788）以及一种新型抗 EGFR-MET 双特异抗体 Amivantamab（JNJ-372，JNJ-61186372）在携带 20 外显子突变 NSCLC 患者中的疗效突出（表 3-1-2），此外 160 mg 剂量的奥希替尼也对 20 外显子插入患者显示出一定疗效，ORR 为 25%，mPFS 为 9.7 个月，并且 60% 的患者达到了疾病稳定。

4．*EGFR* 21 外显子 L861Q 突变

Chiu 等（2015）的回顾性研究评估了 L861Q（*n*=57）突变 NSCLC 患者接受吉非替尼和厄洛替尼治疗的疗效，与 G719X 突变患者类似，L861Q 突变接受 TKIs 治疗的 ORR 为 39.6%，mPFS 为 8.1 个月，但临床获益明显较 19 外显子缺失或 L858R 突变差。对 LUX-Lung 系列研究的事后合并分析表明，16 名接受阿法替尼治疗的 L861Q 突变患者的 ORR 和 mPFS 分别为 56.3% 和 8.2 个月，其中 3 人为 L861Q+G719X 复合突变，1 人为 L861Q+Ex19del 复合突变（Yang et al，2015）。L861Q 突变可能对奥希替尼具有更好的敏感性，在接受治疗的 9 名 L861Q 突变阳性患者中有 7 人获得了缓解，ORR 和 mPFS 分别为 77.8% 和 15.2 个月（Cho et al，

2020）（表 3-1-3）。

5. 复合突变

之前用于检测 *EGFR* 突变的各种平台可能低估了复合突变的发生频率，*EGFR* 复合突变包含各种不同的突变组合，因此患者对 TKIs 的预期反应差异较大（表 3-1-4）。不过，现有的研究提示，除已知的耐药突变（如 T790M）外，与单一罕见突变相比，复合突变的 ORR 通常高于不常见的单一突变，对 TKIs 应答患者的预期结局也更有利，尤其是与经典突变同时发生的复合突变通常提示患者对 TKIs 较好的反应和预后。例如 Xu 等（2016）的研究显示 Ex19del+L858R 复合突变在 TKIs 治疗后，患者的 ORR 为71.4%，mPFS 为 9.5 个月，与单一 Ex19del 或 L858R 突变患者报道的 ORR 和 mPFS 相似，表明这类复合突变与相应单一突变的敏感性相当。Baek 等（2015）报道，经 TKIs 治疗后，同时携带经典突变和非常见突变组的患者 mPFS 为 7.4 个月，均为非常见突变的复合突变组患者 mPFS 为 5.1 个月，这两组患者的 mPFS 均显著长于单一非常见突变（18 外显子点突变或 20 外显子插入）组患者，mPFS 分别为 1.3 个月和 2.6 个月。

而由 *EGFR* 非常见突变组成的复合突变（即非常见突变 + 非常见突变），其对 TKIs 的敏感性可能受到同时发生的特定伴随突变的影响。如 Chiu 等（2015）报道了 19 个 18 外显子复合突变病例，根据同时发生的第二种突变，缓解率有所不同，G719X 和 S768I 共突变患者的 ORR 为 50%，而 G719X 和 L861Q 共突变患者的 ORR 为 88.9%，值得注意的是，18 外显子复合突变患者的 PFS 显著长于单一突变（11.5 个月 vs 6.3 个月，$P = 0.01$）。Yang 等（2015）的分析虽然未报道阿法替尼在复合突变与单一突变中的疗效差异，但是如前所述，*EGFR* S768I 突变队列的 ORR 为 100%，mPFS 为 14.7 个月，8 例患者中 7 例为 S768I 与 L858R（$n=2$）或 G719X（$n=5$）的复合突变。

对于存在与第一代或第二代 TKIs 耐药相关的原发性突变（如 T790M）的复杂突变患者，临床反应明显较差，同时携带 20 外

表 3-1-3　*EGFR* 21 外显子突变 NSCLC 患者接受 TKIs 治疗的临床结局

| 具体突变（治疗人数） | TKIs | ORR (%)（CR+PR） | DCR (%)（CR+PR+SD） | mPFS, 月（95% CI） | mOS, 月（95% CI） | 参考文献 |
|---|---|---|---|---|---|---|
| L861Q | | | | | | |
| L861Q (53) | 吉非替尼 / | 39.6 | 75.5 | 8.1 | — | Chiu et al, 2015 |
| L861Q+G719X (9) | 厄洛替尼 | 88.9 | 100 | — | — | |
| L861Q (15) | 吉非替尼 /<br>厄洛替尼 /<br>埃克替尼 | 46.7 | 80.0 | 8.9<br>(4.5 ~ 13.3) | 22.0<br>(12.4 ~ 31.6) | Xu et al, 2016 |
| L861Q (12)<br>L861Q+G719X (3)<br>L861Q+Ex19del (1) | 阿法替尼 | 56.3<br>(29.9 ~ 80.2) | — | 8.2<br>(4.5 ~ 16.6) | 17.1<br>(15.3 ~ 21.6) | Yang et al, 2015 |
| L861Q (12)<br>L861Q+G719X (3) | 奥希替尼 | 77.8 | 100 | 15.2<br>(1.3 ~ 29.1) | — | Cho et al, 2020 |

注：TKIs，酪氨酸激酶抑制剂；ORR，客观缓解率；DCR，疾病控制率；mPFS，中位无进展生存时间；mOS，中位总生存时间；—，数据得不到或未达到；CR，完全缓解；PR，部分缓解；SD，疾病稳定。

表 3-1-4　EGFR 复合突变 NSCLC 患者接受 TKIs 治疗的临床结局

| 具体突变（治疗人数） | TKIs | ORR（%）（CR+PR） | DCR（%）（CR+PR+SD） | mPFS，月（95% CI） | mOS，月（95% CI） | 参考文献 |
|---|---|---|---|---|---|---|
| 复合突变 | | | | | | |
| 经典 +T790M（9） | 吉非替尼 / | 22.2 | 55.6 | 1.9（0 ~ 4.4） | 16.9（11.0 ~ 22.7） | Xu et al，2016 |
| 经典 + 其他（18） | 厄洛替尼 / | 55.6 | 83.3 | 9.8（0.7 ~ 19.0） | 21.1（9.7 ~ 32.5） | |
| 经典（14） | 埃克替尼 | 71.4 | 92.9 | 9.5（0 ~ 19.4） | 23.3（13.4 ~ 33.3） | |
| Exon 18 突变（7） | 吉非替尼 / | 14.3 | 100.0 | 1.3（0 ~ 3.5） | 6.3（0 ~ 14.7） | Baek et al，2015 |
| Exon 20 突变（24） | 厄洛替尼 | 50.0 | 87.5 | 2.6（1.7 ~ 3.5） | 9.4（2.6 ~ 16.2） | |
| 经典 + 非常见（12） | | 75.0 | 91.7 | 7.4（0 ~ 17.4） | 17.9（0 ~ 37.2） | |
| 非常见 + 非常见（11） | | 81.8 | 100.0 | 5.1（0.7 ~ 9.6） | 18.3（14.5 ~ 22.1） | |
| G719X+L861Q（9） | 吉非替尼 / | 88.9 | 100 | 11.9 | – | Chiu et al，2015 |
| G719X+S768I（10） | 厄洛替尼 | 50.0 | 100 | | – | |
| S768I（1） | 阿法替尼 | 100.0 | – | 14.7（2.6 ~ –） | –（3.4 ~ –） | Yang et al，2015 |
| S768I +G719X（5） | | | | | | |
| S768I +L858R（2） | | | | | | |
| 19 del+L858R（15） | 吉非替尼 / | 75.0 | 100 | 18.2 | | Zhang et al，2018 |
| 经典 + 非常见（16） | 厄洛替尼 | 60.0 | 86.7 | 9.7 | | |
| 非常见 + 非常见（8） | | 71.0 | 85.7 | 9.6 | | |
| 耐药复合突变（12） | | 8.3 | 16.7 | 1.4 | | |

注：TKIs，酪氨酸激酶抑制剂；ORR，客观缓解率；DCR，疾病控制率；mPFS，中位无进展生存时间；mOS，中位总生存时间；CR，完全缓解；PR，部分缓解；SD，疾病稳定。
得不到或未达到，–，数据。

显子插入或 T790M 突变的 *EGFR* 复合突变患者在 2 项研究中的 ORR 在 8.3% ～ 22.2% 之间，mPFS 为 1.4 ～ 2 个月（Zhang et al, 2018；Xu et al，2016）。

6. EGFR 激酶结构域重复

EGFR 激酶结构域重复（EGFR kinase domain duplication, EGFR-KDD）于 2015 年在 NSCLC 中首次被报道，可见于 0.2% 左右 *EGFR* 突变阳性的 NSCLC 患者，可能是肺癌中最罕见的 *EGFR* 突变类型之一，最常见的是编码酪氨酸激酶结构域 18 ～ 25 外显子的重复，不过也有 14 ～ 26 和 17 ～ 25 外显子重复的病例报道（Wang et al，2019）。在 Baik 等（2015）提供的病例报道中，1 例携带 EGFR-KDD 的肺癌患者经吉非替尼二线治疗出现持久部分缓解，直至 6 年后出现疾病进展，在短期培美曲塞化疗后（因疾病进展而停药），该患者再次接受厄洛替尼作为四线治疗，又一次达到肿瘤缓解并持续了 3 年（仅轻微进展），并且持续用药到第 5 年（临床进展），该患者在无其他任何常见 *EGFR* 突变或包括 *BRAF* 突变、*ALK*、*ROS1* 以及 *RET* 重排等在内的已知致癌驱动事件发生的情况下，对厄洛替尼表现出持久缓解，表明 EGFR-KDD 可作为 NSCLC 单独的致癌驱动因素发挥作用。临床前证据也支持了这一点，Gallant 等（2015）在成功表达 EGFR-KDD 的 NR6（一种小鼠成纤维细胞系）和 Ba/F3 细胞（小鼠原 B 细胞）中观察到与野生型 EGFR 相比高水平的组成性受体磷酸化，并报道了 1 例在阿法替尼治疗 2 个周期后显示出部分缓解的 EGFR-KDD 阳性 NSCLC 患者。在另外一项多中心研究中，Wang 等（2019）回顾了 10 759 例接受 NGS 检测的东亚 NSCLC 患者，共确定 13 例 EGFR-KDD 阳性患者，有 5 例患者接受了靶向治疗，其中的 2 例对 TKIs（包括吉非替尼、厄洛替尼和奥希替尼）治疗无应答，并发生疾病进展，PFS 短于 3 个月，其余 3 例患者达到部分缓解至少 4 个月。虽然该罕见突变事件的临床数据有限，但这些研究总体表明，尽管患者之间存在一定的异质性，部分 EGFR-KDD 亚型仍然对 TKIs 治疗敏感（表 3-1-5）。

表 3-1-5　EGFR-KDD 阳性 NSCLC 患者接受 TKIs 治疗的临床结局

| 具体突变<br>（治疗人数） | TKIs 治疗反应 | 参考文献 |
| --- | --- | --- |
| EGFR-KDD | | |
| 18~25 外显子重复（1） | 吉非替尼，部分缓解 6 年<br>厄洛替尼，部分缓解 5 年<br>（3 年时轻微进展） | Baik et al，2015 |
| 18~25 外显子重复（1） | 阿法替尼，部分缓解 | Gallant et al，2015 |
| 18~25 外显子重复（1） | 吉非替尼，疾病稳定 11 个月 | Wang et al，2019 |
| 18~25 外显子重复（1） | 埃克替尼 + 阿帕替尼，部分<br>缓解 4 个月 | |
| 18~25 外显子重复（1） | 吉非替尼，部分缓解 5 个月<br>阿法替尼，疾病进展 2 个月<br>奥希替尼，部分缓解 4 个月 | |

注：TKIs，酪氨酸激酶抑制剂。

## （二）化疗

已证实化疗在经典 *EGFR* 突变患者中的疗效显著劣于 EGFR 靶向治疗，然而目前 *EGFR* 非常见突变的最佳治疗策略仍不确定，有几项研究表明，在一些患者中，化疗可能优于 EGFR 靶向治疗。

一项对比一线 EGFR-TKIs 与一线化疗在晚期肺腺癌 *EGFR* 非常见突变患者当中疗效和预后的研究发现，单独接受 EGFR-TKIs 作为一线治疗与接受含铂化疗患者的 ORR（33% vs 27.1%，$P = 0.499$）和 DCR（76.5% vs 87.5%，$P = 0.194$）无显著差异，一线 TKIs 治疗能够延长这类患者的 PFS（7.2 个月 vs 4.9 个月，$P = 0.0088$），但 OS 劣于接受含铂化疗的患者（14.3 个月 vs 20.7 个月，$P = 0.0336$）（Li et al，2019）。这与另外两项研究的结果一致，Shi 等（2017）的研究也报道了接受 TKIs 和含铂药物化疗作为一线治疗的 *EGFR* 非常见突变 NSCLC 患者表现出相似的 PFS（7.1 个月 vs 6.1 个月，*P* = 0.893）和 ORR（32.3% vs 27.5%，*P* = 0.693）；在另外一项研究中，Brindel 等（2020）发现，在携带单一非常见 *EGFR* 突变的患者中，一线化疗的总生存期优于 TKIs（HR = 0.31；95%CI：0.15 ～ 0.68；*P*= 0.002），尤其对于 18 和 20 外显子突变患者，非常见突变患者接受化疗的 mOS 为 27.6 个月（95%CI：10.8 ～ 49.2），而 TKIs 仅为 11.4 个月（95%CI：6.0 ～ 18.0），相对于仅接受 TKIs 治疗的患者（6.0 个月；95%CI：2.4 个月～未达到），仅接受化疗的患者的 OS（27.6 个月；95%CI：10.8 个月～未达到）获益则更为显著（HR = 0.27；95% CI：0.09 ～ 0.78；*P* = 0.01）。这些数据表明含铂化疗更应作为这些 *EGFR* 非常见突变 NSCLC 患者的一线治疗，而 EGFR TKIs 可作为二线或三线疗法。当然未来还需要更大样本量的研究以及对突变类型和预后关系的进一步研究。

### （三）免疫治疗

免疫检查点抑制剂（immune checkpoint inhibitors，ICIs）的发展使 NSCLC 的治疗进入了一个新的时代。越来越多的证据支持 NSCLC 使用免疫疗法，包括帕博利珠单抗、纳武利尤单抗、阿替利珠单抗和度伐利尤单抗，靶向 PD-1/PD-L1 免疫检查点的几种抗体在超过 20% 的晚期 NSCLC 患者中显示出与化疗相比显著的 PFS 和 OS 获益。

然而，关于 ICIs 的一项荟萃分析显示 *EGFR* 突变阳性的转移性 NSCLC 患者可能无法从 ICIs 的治疗中获益，该分析纳入了比较免疫检查点抑制剂 [纳武利尤单抗（*n*=292）、帕博利珠单抗（*n*=691）和阿替利珠单抗（*n*=144）] 与多西他赛（*n*=776）疗效的 3 项研究，结果显示，与多西他赛相比，免疫检查点抑制剂显著延长了全部患者（*n*=1903，HR=0.68，95%CI：0.61 ～ 0.77，*P* < 0.0001）和野生型 *EGFR* 患者（*n*=1362，HR=0.66，95%CI：0.58 ～ 0.76，*P* < 0.0001）的 OS，但 *EGFR* 突变阳性患者（*n*=186，

HR=1.05，95%CI：0.70 ~ 1.55，$P < 0.81$）并未显示获益，因此，不建议携带 $EGFR$ 突变的 NSCLC 患者接受免疫治疗（Lee et al，2017）。与野生型 $EGFR$ 患者相比，携带 $EGFR$ 突变的 NSCLC 患者接受 ICIs 治疗预后不良可能与 PD-L1 表达水平或肿瘤突变负荷较低相关（Offin et al，2019；Rangachari et al，2017）。Akbay 等发现致癌 $EGFR$ 突变信号通路与肿瘤微环境的变化有关，可抑制免疫细胞浸润，并且促进肿瘤内部 T 细胞的耗竭，诱导肿瘤免疫逃逸，最终导致对 ICIs 的反应较差（Akbay et al，2013）。

然而也有研究报道，$EGFR$ 非常见突变是纳武利尤单抗疗效的独立预测因素（HR=0.20；95%CI：0.022 ~ 0.88；$P$=0.032），与接受免疫检查点抑制剂治疗的更长 PFS 相关（Yoshida et al，2018）。Yamada 等（2019）对接受帕博利珠单抗或纳武利尤单抗治疗的 $EGFR$ 突变阳性 NSCLC 患者进行的回顾性分析显示，$EGFR$ 非常见突变患者（包括 18 外显子 G719X 和 20 外显子插入突变）的 mPFS 明显长于 $EGFR$ 常见突变患者（8.4 个月 vs 1.6 个月；$P$=0.003）。这些结果表明，免疫治疗可能是携带 $EGFR$ 非常见突变 NSCLC 患者可以考虑的治疗选择，但该研究是对较小样本量（$n = 27$）的回顾性分析，未来仍需要更大样本量的临床研究来验证免疫治疗对其他非常见 $EGFR$ 突变的疗效。此外，有必要确定免疫治疗是否优于现有的小分子 EGFR 抑制剂，例如 Yamada 等（2019）报道携带 G719X 或 20 外显子插入突变的患者接受帕博利珠单抗或纳武利尤单抗治疗的 mPFS 为 8.4 个月，而在 LUX-Lung 系列研究中携带 G719X 或 20 外显子插入突变的患者接受阿法替尼治疗的 mPFS 分别为 13.8 个月或 2.7 个月，这些数据表明，免疫治疗可能是 20 外显子插入突变患者的首选治疗策略，但对于 G719X 突变患者可能并非如此。因此，未来有必要进行头对头研究，以比较 ICIs 和 TKIs 在携带非常见 $EGFR$ 突变 NSCLC 治疗中的疗效差异。

免疫治疗联合化疗的策略已经显示对 $EGFR$ 突变阴性的 NSCLC 患者有效，但这些治疗在 $EGFR$ 突变阳性患者中的疗效尚不清楚。IMpower130 试验中符合条件的Ⅳ期非鳞状 NSCLC 患者被随机分为两组，分别接受阿替利珠单抗联合化疗或单纯化疗 4 ~ 6 周期（21 天为一周期）后进入维持治疗，结果显示在携带 *EGFR* 或 *ALK* 变异的患者中，阿替利珠单抗联合化疗组相较单纯化疗组无生存获益（West et al，2019）。但根据 IMpower150 研究的结果，在转移性非鳞状 NSCLC 患者（包括 *EGFR* 或 *ALK* 变异阳性患者）中，与不联合阿替利珠单抗的治疗组相比，阿替利珠单抗、贝伐珠单抗和化疗联合治疗组患者的 PFS 和 OS 产生了显著的获益，并且在携带 *EGFR* 突变或 *ALK* 易位患者的亚组分析中，阿替利珠单抗联合贝伐珠单抗和化疗组的 PFS 长于贝伐珠单抗联合化疗组（9.7 个月 vs 6.1 个月；HR=0.59，95%CI：0.37 ~ 0.94）（Socinski et al，2018）。值得注意的是，与 IMpower130 试验相比，IMpower150 试验将贝伐珠单抗（一种人源化抗 VEGF 单克隆抗体）带入了联合治疗策略中，表明贝伐珠单抗可能对 *EGFR* 突变患者的治疗很重要，这一发现为对现有 TKIs 无缓解的非常见 *EGFR* 突变患者的治疗提供了新的视角。然而，IMpower150 和 IMpower130 试验均未报道 *EGFR* 突变患者的特定类型，这意味着无法得出关于免疫与化疗联合治疗携带非常见 *EGFR* 突变患者的疗效结论，未来仍需进一步在携带非常见 *EGFR* 突变患者中评估免疫治疗联合化疗的疗效。

## 三、新药开发及研究前景

### （一）*EGFR* 突变检测

随着越来越多的证据表明不同 TKIs 对 *EGFR* 非常见突变具有不同的活性，以及越来越多的人认识到复合突变可能比以前认为的更为常见，并且在治疗敏感性和获得性耐药方面具有临床相关性，为了优化个体患者的治疗，有必要随时提供高灵敏度的 *EGFR* 检测手段。特别是，E709X 突变、EGFR-KDD 和某些 20

外显子插入尚不能通过市售 PCR 检测方法检出。传统上 Sanger 测序通过对从肿瘤活检样本中分离的 DNA 直接测序来检测 *EGFR* 突变,由于敏感性的缺乏促使了更为灵敏的靶向 PCR 检测的开发,但后者仅能检测某些特定 *EGFR* 突变,因此均不适用于对非常见突变的检测。NGS 技术的持续发展以及能够检测超过 50 种不同 *EGFR* 突变的多重 PCR 检测的出现,确保了在临床实践中检测这些非常见突变的可行性。尤其是在常规诊断中增加 NGS 的应用将有助于从临床试验的候选者中识别携带非常见 *EGFR* 突变的患者,增加在大规模临床试验中 *EGFR* 非常见突变患者的入组机会(Khoo et al,2015)。

目前也在对通过液体活检检测 *EGFR* 突变的方法进行评价,作为有可能替代或至少对组织活检进行补充的一种方式,通过循环肿瘤 DNA(circulating tumor DNA,ctDNA)对突变基因进行检测的优点是可以对患者体内所有肿瘤(包括转移灶)的突变 DNA 进行采样,这可能会降低由于肿瘤异质性或取样问题而导致检测结果不全的风险。研究表明,ctDNA 可以检测到可能由于使用细胞学或组织活检而遗漏在肿瘤中的 *EGFR* 突变,并且随着肿瘤负荷的增加,在出现转移或疾病进展的患者血浆中,*EGFR* 突变的检测有可能更为显著。然而目前的证据也表明,尽管使用了最新的高灵敏检测技术,在 NSCLC 患者中 ctDNA 并不总是能够检测出所有常见突变,因此肿瘤组织(如可用)仍应作为 *EGFR* 检测的首选分子诊断途径,并确定患者是否适合 TKIs 治疗,但在组织检测结果不可评价(例如,由于肿瘤细胞计数较低或 DNA 降解)或组织不可用 / 不可及的情况下,ctDNA 提供了一种可行的替代方式。ctDNA 的另一个优点是可以重复检测,越来越多的证据表明,TKIs 治疗后的肿瘤异质性较初始诊断时提高,随着对肿瘤演变的认识不断提高,在治疗过程中进行多次检测有助于监测个体肿瘤的进展,并预测治疗反应,因此当患者在一线 EGFR-TKIs 治疗期间出现疾病进展,需要进行再次活检来确定疾病进展的分子机制时,由于 ctDNA 检测对患者造成的损伤小、可及性强，可能是比通过组织活检确定整体肿瘤突变状态的更优选择（Malapelle et al，2016）。

（二）临床前研究

*EGFR* 非常见突变的罕见性导致该领域的临床前研究模型非常依赖于基因工程技术，目前应用最多的是 Ba/F3 和 NIH-3T3（小鼠胚胎成纤维细胞）细胞系，但缺点是可能缺乏癌细胞的特征，最近还使用包括 TALEN 或 CRISPR 在内的技术对肺癌细胞系进行基因工程改造，即用所需的 *EGFR* 非常见突变替代野生型 *EGFR* 或经典 *EGFR* 突变，这样的方法允许在与临床环境更为贴近的细胞背景下研究罕见突变（Floc'h et al，2018）。同时出现了患者来源的携带内源性 20 外显子插入突变的细胞系和移植瘤模型，这些模型加深了我们对 20 外显子插入突变的生物学研究，也促进了靶向这类突变的化合物的开发（Robichaux et al，2018）。对于 *EGFR* 非常见突变的研究，患者来源的肿瘤类器官可能代表了一种更具前景的临床前癌症模型，可以更好地重现疾病特征，用于评价靶向药物和指导 *EGFR* 非常见突变的治疗决策（Takahashi et al，2019）。尽管体外永生化的二维（2D）癌细胞系，以及异种移植或转基因动物模型为临床前癌症生物学研究做出了巨大贡献，但广泛传代的细胞系可能无法准确代表原始亲本肿瘤的生物学和病理生理学特征，而动物模型的开发和应用成本高、耗时长。作为未来的替代选择，3D 类器官培养代表了一种在体外研究癌症的新方法，其允许使用原代人体细胞进行体外建模，能够稳定培养健康人体组织及其同源肿瘤，类器官包含多种细胞类型，保留了器官的某些生理和结构特点，此外，类器官还具有原代组织的多种特性，如自我更新和多向分化能力。类器官模型一旦建立，往往类似于传统的 2D 细胞系，可以进行长期培养、扩增、冻存和基因操作。正因如此，近年来类器官正在迅速替代永生化细胞系作为癌症研究的模型。

（三）临床试验

关注非常见突变临床试验的缺乏是 *EGFR* 非常见突变治疗进展的一个主要障碍。既往针对 *EGFR* 突变患者的临床试验关注的主要是经典 *EGFR* 突变，大多数与非常见突变相关的临床结果都来自临床试验汇总数据的回顾性多中心分析或事后分析。在未来的大型临床试验中，应尽可能不再将携带 *EGFR* 非常见突变的患者排除在外，从而有机会在后续分析中确定 TKIs 对这部分患者的临床疗效，如 LUX-Lung 2、LUX-Lung 3 和 LUX-Lung 6 试验对 G719X、S768I 以及 L861Q 突变相关的数据分析使 FDA 批准了阿法替尼用于治疗这些非常见突变的 NSCLC。

鉴于在不同突变之间以及复合突变对于 TKIs 疗效的异质性，必须谨慎解读数据以区分特定突变。例如，尽管在 LUX-Lung 2、LUX-Lung 3 和 LUX-Lung 6 试验中观察到阿法替尼组携带 S768I 突变患者的 ORR 为 100%，但评估的 8 名患者中 7 名患者为 *EGFR* 复合突变（S768I+G719X/L858R）。需要更大规模的数据来确定阿法替尼在 S768I 单一突变患者中是否有效。在理想情况下，应进行旨在招募 *EGFR* 非常见突变患者的临床试验，以尽量减少患者异质性。目前已经有多项针对 *EGFR* 20 外显子插入 NSCLC 的试验，正在评估包括奥希替尼（NCT03414814）、Poziotinib（NCT03066206）、Tarloxotinib（NCT03805841）以及 Amivantamab（NCT04599712）等 TKIs 的临床效果，但尚缺乏完善的基于非常见突变亚型的治疗决策。

（朱豪华　冯　宇　胡兴胜）

## 参考文献

Akbay EA，Koyama S，Carretero J，et al，2013. Activation of the PD-1 pathway contributes to immune escape in EGFR-driven lung tumors. Cancer Discov，3（12）：1355-1363.

Baek JH, Sun J-M, Min YJ, et al, 2015. Efficacy of EGFR tyrosine kinase inhibitors in patients with EGFR-mutated non-small cell lung cancer except both exon 19 deletion and exon 21 L858R : a retrospective analysis in Korea. Lung Cancer, 87 (2) : 148-154.

Baik CS, Wu D, Smith C, et al, 2015. Durable response to tyrosine kinase inhibitor therapy in a lung cancer patient harboring epidermal growth factor receptor tandem kinase domain duplication. J Thorac Oncol, 10 (10) : e97-99.

Brindel A, Althakfi W, Barritault M, et al, 2020. Uncommon EGFR mutations in lung adenocarcinoma : features and response to tyrosine kinase inhibitors. J Thorac Dis, 12 (9) : 4643-4650.

Chiu CH, Yang CT, Shih JY, et al, 2015. Epidermal growth factor receptor tyrosine kinase inhibitor treatment response in advanced lung adenocarcinomas with G719X/L861Q/S768I mutations. J Thorac Oncol, 10 (5) : 793-799.

Cho JH, Lim SH, An HJ, et al, 2020. Osimertinib for patients with non-small-cell lung cancer harboring uncommon egfr mutations : a multicenter, open-label, phase II trial (KCSG-LU15-09). J Clin Oncol, 38 (5) : 488-495.

Floc'h N, Martin MJ, Riess JW, et al, 2018. Antitumor activity of osimertinib, an irreversible mutant-selective egfr tyrosine kinase inhibitor, in NSCLC harboring EGFR exon 20 insertions. Mol Cancer Ther, 17 (5) : 885-896.

Gallant J-N, Sheehan JH, Shaver TM, et al, 2015. EGFR kinase domain duplication (EGFR-KDD) is a novel oncogenic driver in lung cancer that is clinically responsive to afatinib. Cancer Discov, 5 (11) : 1155-1163.

He M, Capelletti M, Nafa K, et al, 2012. EGFR exon 19 insertions : a new family of sensitizing EGFR mutations in lung adenocarcinoma. Clin Cancer Res, 18 (6) : 1790-1797.

Khoo C, Rogers T-M, Fellowes A, et al, 2015. Molecular methods for somatic mutation testing in lung adenocarcinoma : EGFR and beyond. Transl Lung Cancer Res, 4 (2) : 126-141.

Klughammer B, Brugger W, Cappuzzo F, et al, 2016. Examining treatment outcomes with erlotinib in patients with advanced non-small cell lung cancer whose tumors harbor uncommon EGFR mutations. J Thorac Oncol, 11 (4) : 545-555.

Kobayashi Y, Mitsudomi T, 2016. Not all epidermal growth factor receptor mutations in lung cancer are created equal : Perspectives for individualized treatment strategy. Cancer Sci, 107 (9) : 1179-1186.

Kovacs E, Zorn JA, Huang Y, et al, 2015. A structural perspective on the regulation of the epidermal growth factor receptor. Annu Rev Biochem, 84 : 739-764.

Lee CK, Man J, Lord S, et al, 2017. Checkpoint inhibitors in metastatic EGFR-mutated non-small cell lung cancer-a meta analysis. J Thorac Oncol, 12 (2) : 403-407.

Lemmon MA, Schlessinger J, Ferguson KM, 2014. The EGFR family : not so prototypical receptor tyrosine kinases. Cold Spring Harb Perspect Biol, 6 (4) : a020768.

Li H, Wang C, Wang Z, et al, 2019. Efficacy and long-term survival of advanced lung adenocarcinoma patients with uncommon EGFR mutations treated with 1st generation EGFR-TKIs compared with chemotherapy as first-line therapy. Lung Cancer, 130 : 42-49.

Lin Y-T, Liu Y-N, Wu S-G, et al, 2017. Epidermal growth factor receptor tyrosine kinase inhibitor-sensitive exon 19 insertion and exon 20 insertion in patients with advanced non-small-cell lung cancer. Clin Lung Cancer, 18 (3) : 324-332.

Malapelle U, Pisapia P, Rocco D, et al, 2016. Next generation sequencing techniques in liquid biopsy : focus on non-small cell lung cancer patients. Transl Lung Cancer Res, 5 (5) : 505-510.

Naidoo J, Sima CS, Rodriguez K, et al, 2015. EGFR exon 20 insertions in advanced lung adenocarcinomas : clinical outcomes and response to erlotinib. Cancer, 121 (18) : 3212-3220.

Offin M, Rizvi H, Tenet M, et al, 2019. Tumor mutation burden and efficacy of EGFR-tyrosine kinase inhibitors in patients with EGFR-mutant lung cancers. Clin Cancer Res, 25 (3) : 1063-1069.

Rangachari D, VanderLaan PA, Shea M, et al, 2017. Correlation between classic driver oncogene mutations in EGFR, ALK, or ROS1 and 22C3-PD-L1 $\geq$ 50% expression in lung adenocarcinoma. J Thorac Oncol, 12 (5) : 878-883.

Robichaux JP, Elamin YY, Tan Z, et al, 2018. Mechanisms and clinical activity of an EGFR and HER2 exon 20-selective kinase inhibitor in non-small cell lung cancer. Nat Med, 24 (5): 638-646.

Shan Y, Eastwood MP, Zhang X, et al, 2012. Oncogenic mutations counteract intrinsic disorder in the EGFR kinase and promote receptor dimerization. Cell, 149 (4): 860-870.

Shi J, Yang H, Jiang T, et al, 2017. Uncommon EGFR mutations in a cohort of Chinese NSCLC patients and outcomes of first-line EGFR-TKIs and platinum-based chemotherapy. Chin J Cancer Res, 29 (6): 543-552.

Shi Y, Au JSK, Thongprasert S, et al, 2014. A prospective, molecular epidemiology study of EGFR mutations in Asian patients with advanced non-small-cell lung cancer of adenocarcinoma histology (PIONEER). J Thorac Oncol, 9 (2): 154-162.

Sigismund S, Avanzato D, Lanzetti L, 2018. Emerging functions of the EGFR in cancer. Mol Oncol, 12 (1): 3-20.

Socinski MA, Jotte RM, Cappuzzo F, et al, 2018. Atezolizumab for first-line treatment of metastatic nonsquamous NSCLC. N Engl J Med, 378 (24): 2288-2301.

Takahashi N, Hoshi H, Higa A, et al, 2019. An in vitro system for evaluating molecular targeted drugs using lung patient-derived tumor organoids. Cells, 8 (5), 481.

Vyse S, Huang PH, 2019. Targeting EGFR exon 20 insertion mutations in non-small cell lung cancer. Signal Transduct Target Ther, 4 (1): 5.

Wang J, Li X, Xue X, et al, 2019. Clinical outcomes of EGFR kinase domain duplication to targeted therapies in NSCLC. Int J Cancer, 144 (11): 2677-2682.

West H, McCleod M, Hussein M, et al, 2019. Atezolizumab in combination with carboplatin plus nab-paclitaxel chemotherapy compared with chemotherapy alone as first-line treatment for metastatic non-squamous non-small-cell lung cancer (IMpower130): a multicentre, randomised, open-label, phase 3 trial. Lancet Oncol, 20 (7): 924-937.

Wu JY, Shih JY, 2016. Effectiveness of tyrosine kinase inhibitors on uncommon E709X epidermal growth factor receptor mutations in non-small-cell lung cancer. Onco Targets Ther, 9: 6137-6145.

Wu JY, Yu CJ, Chang YC, et al, 2011. Effectiveness of tyrosine kinase inhibitors on "uncommon" epidermal growth factor receptor mutations of unknown clinical significance in non-small cell lung cancer. Clin Cancer Res,

17（11）：3812-3821.

Xu J，Jin B，Chu T，et al，2016. EGFR tyrosine kinase inhibitor（TKI）in patients with advanced non-small cell lung cancer（NSCLC）harboring uncommon EGFR mutations：A real-world study in China. Lung Cancer，96：87-92.

Yamada T，Hirai S，Katayama Y，et al，2019. Retrospective efficacy analysis of immune checkpoint inhibitors in patients with EGFR-mutated non-small cell lung cancer. Cancer Med，8（4）：1521-1529.

Yang JCH，Sequist LV，Geater SL，et al，2015. Clinical activity of afatinib in patients with advanced non-small-cell lung cancer harbouring uncommon EGFR mutations：a combined post-hoc analysis of LUX-Lung 2，LUX-Lung 3，and LUX-Lung 6. Lancet Oncol，16（7）：830-838.

Yoshida H，Kim YH，Ozasa H，et al，2018. Nivolumab in non-small-cell lung cancer with EGFR mutation. Ann Oncol，29（3）：777-778.

Zhang B，Wang S，Qian J，et al，2018. Complex epidermal growth factor receptor mutations and their responses to tyrosine kinase inhibitors in previously untreated advanced lung adenocarcinomas. Cancer，124（11）：2399-2406.

# 第二节　*ROS1* 基因融合突变

*ROS1* 基因重排/融合（*ROS1* rearrangement/fusion）在非小细胞肺癌患者中发生率较低，占 1% ～ 2%。

## 一、临床特点

### （一）*ROS1* 基因融合的研究背景

*ROS1* 基因是 1982 年发现于鸟肉瘤病毒的原癌基因，位于人类 6q22 染色体，包含 7368 个碱基对和 43 个外显子。*ROS1* 与间变性淋巴瘤激酶（anaplastic lymphoma kinase，*ALK*）、白细胞酪氨酸激酶以及胰岛素受体基因远源相关。ROS1 蛋白是由 *ROS1* 基因编码的跨膜受体酪氨酸激酶，含 2347 个氨基酸，分子量为

259 000 Da，1 ~ 32 外显子编码 ROS1 蛋白胞外结构域，33 外显子编码跨膜结构域，36 ~ 41 外显子编码胞内激酶结构域。根据蛋白同源性预测，ROS1 蛋白由 9 个Ⅲ型纤连蛋白重复序列、3 个 β-螺旋桨结构域、1 个跨膜结构域和 1 个胞内酪氨酸结构域组成。既往由于尚无已知的配体，ROS1 蛋白又称为"孤儿"受体酪氨酸激酶。但 2020 年 Kiyozumi 等在小鼠中证明，神经表皮生长因子样因子 2（neural epidermal growth factor-like like 2，NELL2）与小鼠附睾的 ROS1 结合，推测其介导 ROS1 同型二聚体或寡聚体形成，导致激酶区激活和自磷酸化，进一步促进 ROS1 信号传导调控附睾的分化。然而，在人类 NELL2 是否与肺或睾丸等相关组织的同源 ROS1 受体结合，目前尚不清楚。由 ROS1 激活诱导的细胞信号通路包括 RAS-RAF-MEK-ERK（MAPK）、PI3K-AKT-mTOR、JAK-STAT3 和 VAV3-RHO 通路。质谱分析发现，自磷酸化发生于 ROS1 胞内结构域的多种酪氨酸残基上（Y1923、Y2110、Y2114、Y2115、Y2274 和 Y2334）。虽然 GRB2、SHC、SOS 和 PI3K p110 与 ROS1 蛋白的精确对接位点尚未明确，然而，Y2274 磷酸化后是非受体酪氨酸磷酸酶 SH2 结构域蛋白酪氨酸磷酸酶 2（SH2 domain-containing protein-tyrosine phosphatase-2，SHP2）和 SHP1 的对接位点。ROS1 在 Y542 和 Y580 位点磷酸化 SHP2，增强其磷酸酶活性，并促进 GRB2 和 SHIP1 等含 SH2 结构域等适配蛋白的募集。VAV3 是小 G 蛋白 RHO 的鸟嘌呤核苷酸交换因子，被 ROS1 招募并磷酸化，导致 RHO 介导的肌动蛋白骨架重构。这些通路的激活促进细胞存活、生长、增殖、迁移和侵袭等过程，与肿瘤发生密切相关（Drilon et al，2020）。

1987 年，*FIG-ROS1* 基因融合首次在人胶质瘤细胞被检测到，又称 *GOPC-ROS1*。大量数据表明，相比 *ROS1* 基因的其他变异如过表达、剪切突变、点突变以及扩增等，基因融合是 *ROS1* 主要的致瘤性基因变异。2007 年 *ROS1* 融合于 NSCLC 中被检测到，此外也于胃癌、卵巢癌、胆管细胞癌等多种肿瘤中被发现。基因重排包括染色体内重排或染色体间重排，在 NSCLC

中，*ROS1* 重排绝大多数表现为染色体间重排。*ROS1* 重排时，胞内酪氨酸激酶区保留，胞外区丢失，但断裂位置相对保守，可与其他基因形成融合基因。目前在 *ROS1* 基因 3′ 编码区已检测出 55 个融合伴侣基因，其中与 NSCLC 相关的有 25 个，常见的有 *CD74*（44%）、*EZR*（16%）、*SDC4*（14%）及 *SLC34A2*（10%），另外还有 *CCDC6*、*CEP72*、*CLTC*、*CTNND2*、*GOPC*、*GPRC6A*、*KDELR2*、*LIMA1*、*LRIG3*、*MSN*、*MYO5C*、*OPRM1*、*SLCA17*、*SLMAP*、*SRSF6*、*TFG*、*TMEM106B*、*TPD52L1*、*TPM3*、*WNK1* 或 *ZCCHC8*（Liu et al，2019；Drilon et al，2020）。ROS1 融合蛋白可持续激活酪氨酸激酶及其下游信号通路，促进细胞存活和增殖。*ROS1* 基因融合已在 22 种成人和小儿恶性肿瘤中被检测到，包括非小细胞肺癌、消化道肿瘤（1% ~ 9%）、涎腺样肿瘤（19%）、炎性肌纤维母细胞瘤（10%）、胶质瘤（0.5% ~ 1%）以及间变性大细胞淋巴瘤（4%）（Drilon et al，2020）。这也提示，ROS1 融合在上皮细胞、星形胶质细胞、神经内分泌细胞以及间叶细胞等不同起源的细胞中具有转化潜能。

## （二）*ROS1* 融合 NSCLC 患者的临床特点

ROS1 融合的 NSCLC 患者有一些共同特征：年轻（中位年龄 45 ~ 50 岁）、女性居多、无吸烟史或轻度吸烟、亚裔、组织学类型为腺癌以及易发生静脉血栓。有趣的是，*ROS1* 融合很少与 *EGFR*、*ALK*、*RET*、*NTRK*、*KRAS* 等基因变异共存，尽管有个案报道 *ROS1* 融合伴其他驱动基因突变可增强肿瘤的侵袭性，但不可否认其为独立的致瘤因素（Drilon et al，2020）。值得注意的是，一项欧洲临床研究表明，无论是否接受克唑替尼治疗，*ROS1* 融合患者的中位总生存期(overall survival, OS)为 36.7 个月，均优于 *EGFR* 突变（mOS 25.3 个月）和 *ALK* 融合（mOS 23.9 个月）的患者（Scheffler et al，2015）。但中国台湾地区一项 IV 期 *ROS1* 融合 NSCLC 患者的临床研究显示，其 OS 并不优于 *ALK*、*KRAS* 基因变异者及 *ROS1/ALK/EGFR/KRAS* 野生型（Chen et al，

2014）。由于 *ROS1* 融合在 NSCLC 的低发生率和东西方人群中的预后差异，其 OS 估计也是具有挑战性的。

（三）*ROS1* 融合的检测方法

目前，融合基因的检测方法主要有免疫组化（immunohisto-chemistry，IHC）、荧光原位杂交（fluorescence in situ hybridization，FISH）、逆转录聚合酶链式反应（reverse transcription polymerase chain reaction，RT-PCR）及二代测序（next generation sequencing，NGS）。

1. FISH 是基于荧光标记的成对"Break Apart"探针，结合 *ROS1* 的 5′ 端和 3′ 端来检测基因融合的。在 ≥ 15% 的肿瘤细胞中，5′/3′ 断裂模式或孤立的 3′ 端荧光信号会导致阳性结果。尽管早期研究将 FISH 作为诊断的金标准，但其敏感性和特异性很难确定。值得注意的是，FISH 存在假阳性结果（如非功能性融合或孤立的 3′ 端）和假阴性结果（复杂染色的模式或染色体内微缺失（如 *GOPC-ROS1* 形成的融合），需实验替代方法进行确认。本检测作为被广泛认可和应用最多的方法，多用于对 *ROS1* 融合患者的筛查，但检测成本贵、实验设备要求高以及检测结果不易判读。FISH 虽能够检测出除 *GOPC-ROS1* 外的大多数 *ROS1* 融合亚型，但无法识别确切的伴侣基因和断裂位点。

2. IHC 因检测成本低、效率高、敏感性和特异性高，临床上容易开展，可作为 *ROS1* 融合的筛选工具。中强度的弥漫性 ROS1 蛋白染色即可指示 *ROS1* 融合的存在。然而，ROS1 染色模式因融合亚型和抗体类型而不同（例如，D4D6 抗体和 SP384 抗体）。在一项研究中，以 H-评分 ≥ 150 或超过 70% 肿瘤细胞 ≥ 2+ 的染色为 ROS 融合 IHC 检测的最优阈值（以 FISH 为金标准），发现 SP384 抗体和 D4D6 抗体敏感性（93% vs 91%）和特异性（100% vs 100%）相似。然而，D4D6 在另一项研究中获得了更好的结果，该研究使用了 2 个临界值（包括任何比例的肿瘤细胞中 ≥ 1+ 染色）。不幸的是，这些研究中临界值没有标准化，例如，在另一个研究中临界值为 30% 的肿瘤细胞 SP384 ≥ 2+ 染色。此外，非肿瘤性组织包括反应性肺上皮增生、巨噬细胞、Ⅱ型肺泡细胞和破骨巨细胞，ROS1 蛋白染色也呈阳性。因此，尽管在条件不允许时免疫组化可用于筛选 ROS1 融合，但 IHC 检测阳性时，应考虑采用基于核酸的检测方法进行正交确认。而且，IHC 无法区分 ROS1 野生型和融合亚型。所以条件允许时，基于 DNA 和（或）基于 RNA 的 NGS 应作为 ROS1 融合检测的主要检测方式（Drilon et al，2020）。

3. RT-PCR 只能检测某些特定的基因融合亚型，这限制了它的应用。在一项关于克唑替尼用于 ROS1 融合 NSCLC 患者的Ⅱ期临床研究中，AmoyDx RT-PCR 为诊断平台，可选择性检测 CD74、SLC34A2、SDC4、EZR、TPM3、LRIG3 及 GOPC 等 ROS1 融合伴侣，并因此被中国、日本和韩国以及欧盟等国家批准作为伴随诊断平台的应用。在一项研究中，该方法的敏感性和特异性分别为 100% 和 85%。本方法更多地应用于实验室，敏感性和特异性好，可检测多个 ROS1 融合亚型，组织损耗少，但只能用新鲜标本，对 RNA 质量要求高。因 RT-PCR 需提前设计引物，无法获得未知的融合基因，所以临床应用较少。

4. NGS 可以检测到数百个基因的基因组改变，并可以识别 FISH 无法识别的 ROS1 融合，如 GOPC-ROS1。基于多重 PCR 扩增（如 OncomineDx）或杂交捕获方法（如 FoundationOneCDx 或 MSK-IMPACT）可以高效靶向富集肿瘤 DNA。杂交捕获更适合检测 ROS1 融合，可以更广泛地检测基因组，更好地识别融合伴侣基因。NGS 包括基于 DNA 和 RNA 两种检测方法，样本类型可以是肿瘤组织或血浆循环 DNA（circulating free DNA，cfDNA）。疾病程度、肿瘤位置和 DNA 脱落率决定了血浆 cfDNA 浓度的差异，使得这种标本的检测更具有挑战性。因此，在可行的情况下，若未能检测到血浆 cfDNA 中 ROS1 融合，则还是应该通过肿瘤组织来源的 DNA 来确认。另外，基于 DNA 的 NGS 无法完全覆盖含有大量重复序列的内含子断裂位点，因而无法检

测一些 *ROS1* 融合亚型。靶向或全转录组 RNA 测序可以克服这一局限性。针对 DNA-NGS 未能检测到驱动变异的 NSCLC，基于 RNA 的锚定多重 PCR 使用 ArcherDX 分析可在 14% 的肿瘤中识别出有意义的驱动变异，包括 4% 的 *ROS1* 融合。另外，基于 mRNA 的 OncomineDx 也可用于检测基因融合，且 RNA 损耗极少，也是唯一获得 FDA 上市前批准管理的伴随诊断检测方法（Drilon et al，2020）。总之，对于 *ROS1* 基因融合的检测，每项检测方法都有局限性，最好使用两种或以上的检测方法相互验证。

## 二、药物治疗

### （一）*ROS1* 融合 NSCLC 患者的药物治疗

#### 1．化疗

多项研究奠定了化疗在 *ROS1* 融合 NSCLC 治疗中的地位，研究中应用的方案主要为培美曲塞单药、培美曲塞和铂类以及培美曲塞和铂类的基础上联合贝伐珠单抗，客观缓解率（objective response rate，ORR）为 45% ~ 60%，中位无进展生存时间（progression free survival，PFS）为 5 ~ 23 个月。研究表明，ROS1 融合 NSCLC 患者一线应用培美曲塞为基础的方案，mPFS 优于其他化疗方案。需要注意的是，以培美曲塞为基础的化疗方案使 *ROS1* 基因融合患者的临床获益优于 *ROS1/EGFR/ALK/KRAS* 野生型、*EGFR* 突变及 *EML4-ALK* 融合患者（ORR 58% vs 30%，mPFS 77.5 个月 vs 小于 6 个月）。其潜在的分子机制可能归因于 *ROS1* 融合患者体内胸苷合成酶 mRNA 水平较低。而且进一步分析发现胸苷合成酶 mRNA 低水平组中患者 PFS 也是优于高水平组的（184 天 vs 110 天）。但另一项 18 例的小样本研究发现，胸苷合成酶蛋白的免疫组化评分与 *ROS1* 融合 NSCLC 患者的 PFS 不相关（Drilon et al，2020）。因此，*ROS1* 融合 NSCLC 患者对培美曲塞为基础的化疗敏感是否与其体内胸苷合成酶水平相关，仍需进一步的研究来验证。

2．免疫检查点抑制剂

目前肺癌中已确定的可预测免疫检查点抑制剂疗效的相关生物标志物包括肿瘤突变负荷（tumor mutation burden，TMB）和程序性死亡受体配体 1（programmed death ligand 1，PD-L1）等。而 *ROS1* 融合 NSCLC 肿瘤组织中的免疫表型是怎样的呢？尽管截至目前，尚没有 *ROS1* 融合和肿瘤突变负荷相关的大规模研究，一项研究显示 *ROS1* 融合 NSCLC 中，TMB 一般较低，0 ~ 5 突变 / 百万碱基。另外三项研究描述了 *ROS1* 融合 NSCLC 中的 PD-L1 表达，荟萃分析后发现其中 3 例肿瘤细胞阳性比例分数（tumor proportion score，TPS）为 0，4 例 TPS 为 1% ~ 49%，3 例 TPS > 50%。其中，7 位患者接受了免疫抑制剂单药治疗，5 例进展，1 例客观缓解，另 1 例数据丢失。可见 *ROS1* 融合患者并未从免疫检查点抑制剂的治疗中获益。因此，这类患者应优先考虑培美曲塞为基础的化疗和靶向药物（Drilon et al，2020）。而免疫治疗联合化疗，如铂类、培美曲塞联合帕博丽珠单抗的方案，疗效尚不清楚。

3．酪氨酸激酶抑制剂（tyrosine kinase inhibitor，TKI）

目前靶向治疗为 *ROS1* 融合局部晚期或转移性 NSCLC 患者的标准治疗方法，参见 2020 年 NCCN 指南（Ettinger et al，2019）。由于 ROS1 和 ALK 在激酶区和 ATP 结合区具有 49% 和 77% 的高度同源性，研究人员尝试将 *ALK* 融合抑制剂也用于 *ROS1* 融合患者，结果显示绝大多数 *ALK* 融合抑制剂对 *ROS1* 融合 NSCLC 患者有效，相关临床研究列在表 3-2-1。克唑替尼首当其冲，被多个前瞻性和回顾性研究证实能够有效控制 *ROS1* 融合 NSCLC 患者的病情，ORR 在 65% ~ 80%，并在美国、中国及澳大利亚等多个国家获批应用。

（1）克唑替尼（crizotinib，xalkori）：最早被研发用作 MET 抑制剂，2011 年被批准用于 *ALK* 融合 NSCLC 的一线治疗。一项回顾性研究对比了克唑替尼和培美曲塞和铂类化疗在局部晚期

表 3-2-1 ROS1 相关 TKI 在 *ROS1* 融合 NSCLC 患者的研究

| TKI | 临床试验 | 总例数 | 总体 ORR | 总体 DCR | mPFS (月) | mOS (月) | 研究阶段 | 颅内 ORR (例数) |
|---|---|---|---|---|---|---|---|---|
| 克唑替尼 | PROFILE 1001 | 50 | 72.0% | 90.0% | 19.3 | 51.4 | I / II | |
| | OO-1201 | 127 | 71.7% | 88.2% | 15.9 | 32.5 | II | |
| | EUROS1 | 31 | 80.0% | 86.6% | 9.1 | — | — | |
| | METROS | 26 | 65.0% | — | 22.8 | — | II | 33% (2/6) |
| | EUCROSS | 30 | 70.0% | — | 20.0 | — | II | |
| | 中国上海 | 49 | 83.0% | 97.2% | 12.6 | 32.7 | — | |
| 恩曲替尼 | ALKA-372-001 &STARTRK1& STARTRK2 | 53 | 77.0% | — | 19.0 | — | I / II | 55% (11/23) |
| 色瑞替尼 | | 30 | 67% | 87.0% | 19.3 | 24 | II | 25% (2/8) |
| 布加替尼 | | 8* | TKI 初治 100% TKI 经治 29% | — | — | — | — | |
| 劳拉替尼 | | 12* | 50% | 67.0% | 7.0 | — | I | 60% (3/5) |
| | | 59* | TKI 初治 76.9% TKI 经治 33.8% | — | — | — | I / II | |

续表

| TKI | 临床试验 | 总例数 | 总体 ORR | 总体 DCR | mPFS (月) | mOS (月) | 研究阶段 | 颅内 ORR (例数) |
|---|---|---|---|---|---|---|---|---|
| 洛普替尼 | | 13 | 61.5% | – | 21 | – | – | 66.7% (–) |
| | | 17* | 颅外 62% | 颅外 92% | | 90.3 | – | 67% (6/9) |
| 洛普替尼 | TRIDENT-1 | 29* | TKI 初治 82%<br>TKI 经治 39% | 66.7% | – | – | I | – |
| taletrectinib | 美国 | 6* | 33.3% | 66.7% | – | – | I | – |
| | 日本 | 12* | 58.3% | – | – | – | I | – |
| 卡博替尼 | | 11* | TKI 经治 20% | – | – | – | – | – |

注：TKI，酪氨酸激酶抑制剂；ORR，客观缓解率；DCR，疾病控制率；PFS，无进展生存时间；OS，总生存时间；–，数据得不到或未达到。

* 数据包括未经 TKI 治疗（TKI 初治）和经克唑替尼或其他 ROS-TKI 治疗过（TKI 经治）的 NSCLC 患者。

或转移性 NSCLC 患者中的疗效，中位随访 28.1 个月。其中克唑替尼组（30 例）疗效显著高于化疗组（47 例），ORR 为 86.7% vs 44.7%，疾病控制率（disease control rate，DCR）为 96.7% vs 85.1%，mPFS 为 18.4 个月 vs 8.6 个月，然而 OS 无明显差异（Shen et al，2020）。2009 年克唑替尼剂量爬坡研究，确立了其口服剂量为每天 2 次，每次 250 mg（Kwak et al，2009）。2014 年 ROS1 融合局部晚期 NSCLC 的 I 期临床研究，50 位既往治疗后病情进展的患者，口服克唑替尼后总体 ORR 为 72%，DCR 为 90%，mPFS 为 19.2 个月，1 年 OS 为 85%（Shaw et al，2015）。基于此，2016 年美国 FDA 批准克唑替尼用于 ROS1 融合转移性 NSCLC 患者的治疗。而 PROFILE 1001 最新数据显示，ROS1 融合患者经克唑替尼治疗后，mPFS 19.3 个月，mOS 51.4 个月（Shaw et al，2019）。紧随其后，多个研究验证了克唑替尼对 ROS1 融合 NSCLC 患者的效果。欧洲 EUROS1 研究回顾性分析了 31 例既往治疗过的 ROS1 融合 NSCLC 患者，应用克唑替尼获得了类似于 PROFILE 1001 的疗效（ORR 80.0% 和 DCR 86.6%），然而 mPFS 仅为 9.1 个月（Mazieres et al，2015）。OO-1201 II 期临床研究纳入 127 例既往接受过治疗的东亚 ROS1 融合 NSCLC 患者，口服克唑替尼后 ORR 为 71.7%，DCR 为 88.2%，mPFS 为 15.9 个月，1 年 OS 为 83.1%（Wu et al，2018）。其中，基线时伴脑转移组和不伴脑转移组患者的 mPFS 分别为 10.2 个月和 18.8 个月。这些数据提示 PROFILE 1001 研究中 PFS 较高的原因可能是最初未纳入脑转移患者，经修正后才纳入，即总体纳入脑转移患者较少才获得较好的数据。

2018 年中国上海一项回顾性研究分析了 49 例 ROS1 融合 NSCLC 患者，接受克唑替尼治疗后 ORR 和 DCR 分别达到 83.3% 和 97.2%，mPFS 为 12.6 个月，mOS 为 32.7 个月。进一步亚组分析显示，ROS1 融合伴侣不同也会有不同的生存结局。比如，最常见的 CD74-ROS1 融合（52.8%）和非 CD74-ROS1 融合组患者的 mPFS 分别为 12.6 个月和 17.6 个月，OS 分别为 24.3 个月和

44.5 个月，尽管多因素分析无显著统计学意义。该研究中，鉴于 *CD74* 融合亚型的患者克唑替尼治疗前即有脑转移，而非 *CD74* 融合患者则未发现脑转移，推测脑转移可能是导致 *CD74* 融合组预后差的混杂因素，所以，克唑替尼治疗前脑转移是一个独立的预后因素。尽管这些数据提示了脑转移可能更常见于 *ROS1-CD74* 融合的 NSCLC 患者，但在后续治疗中两组脑转移进展的几率是一样的。该研究规模虽然较小，但确实提出一个问题，即 *CD74-ROS1* 融合 NSCLC 患者是否确实比其他融合亚型的患者更易发生脑转移且预后差。而 OO-1201 研究亚组分析显示 *CD74*、*SDC*、非 *CD74* 及非 *SDC* 等融合亚型对预后的影响并无显著差异。

（2）恩曲替尼（entrectinib，RXDX-101）：恩曲替尼，是一种针对 *ALK/ROS1/NTRK* 融合的多靶点 TKI，在 *ROS1* 融合 NSCLC 治疗中显示出良好前景，疗效较克唑替尼强 30 倍。两项Ⅰ期研究（ALKA-372-001 和 STARTRK-1），纳入了 119 例 *ALK*、*ROS1*、*NTRK1/2/3* 融合的局部晚期或转移性实体瘤患者，既往至少接受过三线治疗（27% 经 ROS1/ALK TKIs 治疗），口服恩曲替尼（800 mg/d）使基因融合变异患者获得缓解，而基因扩增、拷贝数变异、插入、缺失等基因变异患者无明显获益。而且，在既往接受过 TKIs 治疗的 *ALK/ROS1* 融合患者中也未观察到较好的效果（Drilon et al，2017）。另外，由于恩曲替尼 800 mg/d 时出现剂量限制性毒性，因此，600 mg /d 被确定为Ⅱ期临床试验推荐剂量。

Ⅱ期临床研究（STARTRK-2）纳入了 *ALK/ROS1/NTRK* 融合且既往未经 TKIs 治疗的局部晚期或转移性实体瘤患者，其中 13 例为 *ROS1* 融合 NSCLC，恩曲替尼治疗使这部分患者 ORR 达到 86%（2 例完全缓解），mPFS 为 19 个月（1 例患者在 32 个月数据分析截止时仍持续缓解）。其中，8 例 *ALK*、*ROS1*、*NTRK1/2/3* 融合患者基线伴有脑转移，恩曲替尼应用后颅内 ORR 为 63%。上述三项研究的荟萃分析显示，共有 53 例未经 TKIs 治疗的 *ROS1* 融合 NSCLC 患者，应用恩曲替尼后，ORR 达到 77%，3 例完全缓解，基线伴或不伴脑转移的 PFS 分别为 14 个月和 26 个月，颅内 ORR 为 55%（Drilon et al，2020）。

　　基于以上大规模多中心临床研究的数据，FDA 批准了恩曲替尼一线用于局部晚期 *ROS1* 融合 NSCLC 患者的治疗。需要注意的是，恩曲替尼的三项临床研究纳入了至少 40% 的基线脑转移患者，克唑替尼相关研究纳入 18% 的基线脑转移患者，而恩曲替尼仍获得相似的疗效。可见，恩曲替尼对 CNS 转移的效果优于克唑替尼，并且可能延迟 CNS 转移的进程。但是，恩曲替尼对最常见的溶剂前沿突变 L2026M，G2032R 和 D2033N 突变，没有活性。

　　（3）色瑞替尼（ceritinib，LDK378）：色瑞替尼作为二代 ALK 抑制剂，在体外实验中，对 *ROS1* 融合也有抑制效果。基于克唑替尼在 *ROS1* 融合 NSCLC 中取得的阳性结果，JIO 开展了色瑞替尼的 II 期临床研究，数据显示，32 例 *ROS1* 融合 NSCLC 患者既往标准治疗失败后，每天口服色瑞替尼 750 mg，ORR 为 62%（1 例完全缓解，19 例部分缓解），DCR 为 81%，mPFS 为 9.3 个月。排除 2 例在接受克唑替尼治疗后疾病进展或死亡的患者，剩余 30 例未接受克唑替尼治疗的患者经色瑞替尼治疗后，ORR 为 67%，DCR 为 87%，mPFS 则为 19.3 个月，mOS 为 24 个月，1 年 OS 为 56%。基线伴脑转移的患者颅内 ORR 为 25%，DCR 为 63%。该研究提示色瑞替尼对既往未接受克唑替尼治疗的 *ROS1* 融合患者有良好效果，同时也提示克唑替尼治疗后的 NSCLC 患者对色瑞替尼的缓解率低（Lim et al，2017）。常见不良反应为 1 ～ 2 级，分别为腹泻（78%）、恶心（59%）和食欲下降（56%）。本研究提示，色瑞尼替对于 *ROS1* 融合 NSCLC 患者具有很好的临床活性，而且优于既往的多线化疗。基于此项研究，色瑞替尼也被 NCCN 指南推荐作为局部晚期 *ROS1* 融合 NSCLC 患者的一线治疗（2A 类证据）。

　　（4）布加替尼（brigatinib，AP26113）：布加替尼是一种有效的 ROS1 抑制剂，而对 *ROS1* 融合 NSCLC 的临床活性的数据仅限于个案报道。一项荟萃研究分析了 8 名经布加替尼治疗后可评估疗效的患者（未经克唑替尼治疗 1 例，克唑替尼耐药 7 例），3

例部分缓解（ORR37%）。1例未经克唑替尼治疗的患者在21.6个月时仍对布加替尼持续缓解。7例克唑替尼耐药患者接受布加替尼治疗后ORR为29%，2例部分缓解，1例病情稳定。4例克唑替尼耐药患者经布加替尼治疗后的PFS为7.6个月、2.9个月、2.0个月及0.4个月，7例克唑替尼耐药患者的治疗持续时间（Duration of Therapy，DOT）为0.4～9.7个月。1例缓解患者的基因组测序显示没有ROS1继发突变，可能是因为布加替尼的脱靶效应。2例病情进展患者的基因组测序显示，1例为c-MET外显子14突变合并KRAS$^{\text{G12A}}$突变，另1例ROS1-CD74融合合并TP53$^{\text{K139N}}$、FGFR2$^{\text{E250G}}$、ATM$^{\text{G2695D}}$和NF1$^{\text{R2258Q}}$突变。未观察到3～5级毒性反应。以上数据表明，布加替尼对克唑替尼耐药的ROS1融合NSCLC有一定临床活性（Dudnik et al，2020）。

（5）劳拉替尼（Lorlatinib，PF-6463922）：相比于克唑替尼、色瑞替尼、阿来替尼以及体外实验阶段的foretinib，劳拉替尼是高选择性的三代ALK抑制剂，展示了高出10倍的抗ROS1融合作用。而且，体外数据表明劳拉替尼具有抗G2032R和L2026M等ROS1获得性耐药突变的作用（Zou et al，2015）。一项劳拉替尼用于ALK/ROS1融合局部晚期或转移性NSCLC患者的Ⅰ期临床研究中ROS1融合亚组分析显示，12例中7例既往接受过TKI治疗，口服劳拉替尼（100 mg/d）后，ORR为50%，DCR为67%，mPFS为7个月，颅内ORR为60%（3/5）（Shaw et al，2017）。正在进行的另一项劳拉替尼针对ROS1融合NSCLC患者的Ⅰ/Ⅱ期临床扩展研究中，59例患者入组，38例曾接受TKIs治疗，G2032为最常见的耐药突变，ORR为29.4%。既往接受TKIs治疗后，无G2032R和有G2032R突变组ORR分别为23.8%和33.3%，所有G2032R耐药突变患者病情稳定。另外13例未接受过TKI治疗的患者ORR为76.9%（Solomon et al，2018）。2018年世界肺癌大会公布了劳拉替尼对ROS1融合NSCLC的Ⅱ期临床数据，针对13例既往未接受克唑替尼治疗的患者，劳拉替尼应用后ORR达到61.5%，其中1例完全缓解，7例部分缓解，

mPFS 为 21 个月。而且，劳拉替尼对 CNS 转移的控制也很强大，颅内 ORR 为 66.7%（Ou et al，2018）。2020 年 *LUNG CANCER* 杂志发布的一项劳拉替尼对 123 例 *ROS1/ALK* 融合 NSCLC 患者的回顾性研究，其中 17 例 *ROS1* 融合亚组分析显示，65%（11 例）基线时伴脑转移。劳拉替尼治疗后，颅外 ORR 为 62%（8/13），颅内 ORR 为 67%（6/9）；颅外 DCR 为 92%（12/13），颅内 DCR 为 78%（7/9），mDOR 为 18.1 个月；mOS 为 90.3 个月（Peled et al，2020）。

简言之，无论一线或后线治疗，劳拉替尼对于 *ROS1* 融合 NSCLC 都有很好的疗效，并且对 CNS 转移也有较强的控制。因此，NCCN 指南推荐劳拉替尼为一线治疗后进展的晚期或转移性 *ROS1* 融合 NSCLC 患者的序贯治疗。

（6）卡博替尼（cabozantinib，XL184）：卡博替尼是一种多靶点 TKI，对 *ROS1*、*MET*、*VEGFR2*、*KIT*、*RET*、*AXL* 等基因变异均有抑制作用。除肺癌，卡博替尼在甲状腺髓样癌、肾癌及肝细胞癌等肿瘤均有较好的效果。研究显示，在 *CD74-ROS1* 融合野生型和 G2032R 耐药突变型的 MGH047 细胞系，卡博替尼均能有效抑制细胞生长（Drilon et al，2020）。而且，在 1 例克唑替尼治疗耐药突变 L2026M 和 G2032R 患者中，卡博替尼也发挥较强的抑制作用（Chong et al，2017）。目前正在进行中的卡博替尼 Ⅱ 期临床研究（NCT01639508）纳入了 11 位既往 TKIs 等多线治疗后进展的 *ROS1* 融合晚期 NSCLC 患者，实验中和退出患者的 ORR 分别为 17% 和 20%。卡博替尼对 G2032R 和 D2033N 点突变的患者效果较好：一例 D2033N 突变者几乎完全缓解（肿瘤缩小 92%），DOR 9.1 个月；另一例 G2032R 突变者部分缓解（肿瘤缩小 50%）。

4. ROS1 抑制剂相关不良反应

目前为止，尚未研发出 *ROS1* 融合高选择性的抑制剂。所有前瞻性研究中 ROS1-TKI 都潜在抑制其他激酶，因此无法简单评估 ROS1-TKI 特异性的不良反应。而且，在下一代 ROS1-TKI 比如劳拉替尼、洛普替尼、taletrectinib 中尚未观察到任何不良反应发生率的明显增加。因此，在 *ROS1* 融合肿瘤患者中多靶点 TKIs 治疗的安全性很大程度上取决于下面三类不良事件：

（1）跨级别不良反应：发生率 ≥ 10%，包括疲劳、胃肠毒性。在克唑替尼续贯或联合应用免疫检查点抑制剂治疗的 NSCLC 患者中发生了高级甚至致死性的肝毒性不良事件（Spigel et al，2018；Lin et al，2019）。还有少见的不良反应如肺炎或间质性肺疾病等肺毒性，以及 QTc 延长（Pellegrino et al，2018）。

（2）其他激酶抑制引起的毒性：如因在神经系统稳态上的作用，原肌球蛋白受体激酶（tropomyosin receptor kinase，TRK）被抑制后会导致眩晕、小脑共济失调、感觉异常、神经病变、体重增加及认知障碍等，TRK 抑制剂停用后还会引起烧灼痛，另外，细胞间质上皮转换因子（mesenchymal epithelial transition factor，MET）被抑制后可导致周围水肿（Drilon et al，2020）。

（3）TKIs 特异性的不良反应：这类特定 TKI 引起的特异性不良反应，相关机制尚不明确，如劳拉替尼引起的高胆固醇或高甘油三酯血症（Bauer et al，2019）；布加替尼引起的高血压；克唑替尼导致的成人男性中枢性性腺功能减退、下丘脑 - 垂体轴功能失调；克唑替尼、布加替尼、恩曲替尼以及劳拉替尼引起的闪光幻觉、暗适应损伤、飞蚊症等眼部症状；还有小鼠中 *ROS1* 缺失引起的附睾功能障碍等（Drilon et al，2020）。

（二）*ROS1* 融合耐药机制

靶向药物的问世和应用大大造福了肿瘤患者，但不可避免发生耐药，导致疾病进展。然而，目前尚无药物被批准用于 ROS1 融合克唑替尼耐药后的治疗。耐药分为原发性耐药和获得性耐药，而探索每一种靶向药物的相关耐药机制有助于新一代靶向药的研发和患者的治疗。在此，我们主要从以下三个方面讨论获得性耐药机制：

1．ROS 依赖性耐药机制

通常 *ROS1* 融合经克唑替尼治疗约 12 个月后产生耐药，最常见的机制是 ROS1 激酶区发生二次基因突变（高达 60%）。研究表明 ROS1 激酶区二次点突变是导致 *ROS1* 融合患者 TKIs 耐药的主要原因，而这些突变主要发生在 ROS1 溶剂前沿位点和门控位点，而 xDFG 结构序列区和 αC- 螺旋区的突变报道较少（Drilon et al，2020）。

（1）研究人员按照与激酶对接时的不同构象，将 TKI 分为三型：Ⅰ型 TKI，代表药物克唑替尼，在 ROS1 蛋白 DFG-in 活性构象时竞争性的占据 ATP 结合位点，阻止 ATP 结合，抑制 ROS1 磷酸化和激活，从而发挥抗肿瘤作用；Ⅱ型 TKIs 代表药物卡博替尼，不仅占据 ATP 结合位点，还能进入 DFG-out 非活性构象中的疏水口袋，与靶点更好地结合，进一步抑制 ROS1 的作用；Ⅲ型 TKI 是指在占据结合 ATP 位点的同时，与 αC- 螺旋移位后形成的疏水口袋结合，来共同抑制激酶的活性（Drilon et al，2020）。*ROS1* 融合经 Ⅰ型 TKI 治疗后继发的耐药突变包括：克唑替尼相关的 E1935G、L1947R、L1951R、G1971E、L1982F、S1986F/Y、L2026M、G2032R、D2033N、C2060G、V2098I 和 L2155S；色瑞替尼相关的 E1990G 和 F1994L；恩曲替尼相关的 F2004C/I 和 G2032R，劳拉替尼相关的 S1986F、G2032K/R 及 L2086F。*ROS1* 融合 Ⅱ型 TKI 治疗后获得性耐药突变包括：E1974K、F2004V/C、E2020K、V2089M，D2113N/G、M2134I 以及 F2075V/C 等，而这些都不属于溶剂前沿突变或门控位点突变。需注意的是，两个或以上的 *ROS1* 突变可以共存，包括 S1986F 和 S1986Y、L2026M 及 L1951R。尽管有重叠突变，Ⅱ型 TKI 耐药与 Ⅰ型 TKI 耐药突变还是不同的。ROS1 激酶区多克隆突变预示着耐药后克隆异质性，也是二线 TKI 单药治疗面临的挑战（Drilon et al，2020；Giustini et al，2020）。

（2）*ROS1*^G2032R 是目前发生率最高的耐药突变，允许 ATP 结合，但造成与克唑替尼哌啶环结合的空间位阻，影响 TKI 药物的有效结合。细胞水平的研究显示，卡博替尼对 G2032R、L1951R 及 L2026M 等部分耐药突变有较好的疗效（Katayama et al，2015）。除此以外，体外实验中 Foretinib 对 ROS1 突变 G2032R、G2101A 及 L2026M 有效，而对 L2155S 仍然耐药（Davare et al，2013）。TAE684 对 G2032R 和 L2155S 效果也不佳。另外，G2032R 还可以上调 Twist1 的表达，诱导上皮间质转化，促进肿瘤细胞的侵袭性。L1951R 与 ALK-L1196M 耐药突变类似，导致克唑替尼与靶点结合的空间位阻，从而影响 TKI 结合并发挥作用（Zou et al，2015）。而 S1986Y/F 则是通过诱导 αC- 螺旋位置变化阻碍克唑替尼与靶点的结合。$ROS1^{L2086F}$ 溶剂前沿突变导致对 I 型 TKI 劳拉替尼、克唑替尼及恩曲替尼产生耐药，但对 II 型 TKI 卡博替尼保留部分敏感性（在一名患者中观察到持续 10.8 个月的病情稳定）（Drilon et al，2020），见表 3-2-2。

2. ROS1 非依赖性耐药机制

ROS1 非依赖性机制也是 ROS1-TKI 耐药的原因，即旁路或下游信号分子的激活，包括：KRAS、NRAS、EGFR、HER2、MET、KIT、BRAF 以及 MEK。研究显示，克唑替尼治疗后可能会出现 $KRAS^{G12D}$ 和 BRAF V600E 突变；恩曲替尼治疗后出现 $NRAS^{Q61K}$ 突变。这些热点突变（如 $CTNNB1^{S45F}$）进一步调控 β- 连环蛋白的表达，另外在 ROS1-TKI 耐药的患者中也检测到 PIK3CA 突变。而且，ROS1-TKI 对其他激酶的抑制似乎也是其获得性耐药的原因之一。比如直到 2020 年才发现 ROS1 融合劳拉替尼耐药后检测出 MET 扩增，而之前从未发现这种耐药突变可能是因为之前克唑替尼治疗的缘故。因为克唑替尼也可有效抑制 MET 扩增，所以也抑制了其介导的耐药（Drilon et al，2020；Giustini et al，2020）。

针对 ROS1 非依赖性耐药，在临床前研究中联合治疗具有一定效果，然而尚未进入临床研究验证。尽管，EGFR 突变几乎不与原发性 ROS1 融合共存，但是，ROS1 融合确实是 EGFR 突变 NSCLC 患者 TKI 耐药机制之一，提示 EGFR 和 ROS1 之间潜在

表3-2-2　ROS1 TKI在 *ROS1* 融合 NSCLC 患者继发耐药突变中的应用

| 耐药突变 | 突变类型 | 融合亚型 | 耐药 TKI | 敏感 TKI |
|---|---|---|---|---|
| D2033N | 溶剂前沿突变 | CD74-ROS1 | 克唑替尼 | 劳拉替尼、洛普替尼、卡博替尼 |
| G2101A | | | | Foretinib |
| G2032R | 溶剂前沿突变 | CD74-ROS1 | 克唑替尼、劳拉替尼、恩曲替尼 | 洛普替尼、卡博替尼、Taletrectinib、Foretinib |
| G2032K | 溶剂前沿突变 | CD74-ROS1 | 劳拉替尼 | |
| L2026M | 门控突变 | CD74-ROS1 | 克唑替尼 | 色瑞替尼、劳拉替尼、卡博替尼、Foretinib、布加替尼 |
| L2086F | 溶剂前沿突变 | | 克唑替尼、劳拉替尼、恩曲替尼 | 卡博替尼 |
| L1951R | 溶剂前沿突变 | | 克唑替尼 | 恩曲替尼、劳拉替尼、卡博替尼、Taletrectinib |
| L2155S | | SLC34A2-ROS1 | 克唑替尼 | 劳拉替尼、洛普替尼 |
| K1991E | | | | 劳拉替尼 |
| S1986Y/F | αC- 螺旋突变 | EZR-ROS1 | 克唑替尼、劳拉替尼 | 劳拉替尼 |

注：TKI，酪氨酸激酶抑制剂。

的信号互作或反馈关系。SLC34A2-ROS1 融合表达的 HCC78 细胞系经 TKI 耐药后，检测到 EGFR 代偿性激活，联合吉非替尼可使克唑替尼复敏（Davies et al，2013）。在 CD74-EGFR 融合蛋白表达的 NSCLC 患者肿瘤细胞系中可检测到 HER2 蛋白磷酸化水平增加，联合阿法替尼可恢复克唑替尼的敏感性（Song et al，2015）。75 例 *ROS1* 融合 NSCLC 患者接受 ROS1-TKI 治疗后，8 例中检测到 *MAPK* 基因变异，包括 2 例 *MEK1*$^{delE41\_L54}$ 或 *MEKK*$^{del\,H907\_C916}$ 突变，2 例 *NF1* 功能性缺失突变（Sato et al，2020）。随后体外实验中发现 *MEK1* 或 *MEKK1* 缺失或 *NF1* 敲降可导致 ROS1-TKI 耐药，联合 ROS1 和 MEK 抑制剂可抑制细胞生长（Sato et al，2020）。此外，*KRAS* 和 *NRAS* 突变所致的克唑替尼耐药，免疫抑制剂治疗可能发挥一定作用。可见，*ROS1* 融合患者克唑替尼治疗后耐药机制复杂，仍需进一步基因检测和研究以明确，相应的治疗策略也须有一定的临床研究数据支持。

3. 肿瘤异质性

肿瘤内异质性在靶向治疗耐药中的作用尚不清楚。文献报道，一位患者经克唑替尼治疗后进展，检测血浆 cfDNA 发现 *ROS1*$^{G2032R}$ 突变，但在肝转移灶活检组织中未检测到该突变。该患者随后接受了化疗联合克唑替尼的治疗并获得缓解，之后再次进展，采集胸腔积液 DNA 仍可检测到 G2032R 突变。另外一例患者口服克唑替尼进展后，肿瘤组织中检测出 G2032R，而血浆 cfDNA 中检测出 L2026M 突变。有意思的是，劳拉替尼耐药后出现 G2032R 突变和高水平的 MET 扩增共存（Drilon et al，2020；Giustini et al，2020）。由此可见，驱动基因耐药会导致肿瘤的时空异质性和基因异质性，最终，基因异质性指导治疗决策。问题是，同时存在 ROS1 依赖性和 ROS1 非依赖性耐药突变时，下一代 TKIs 可能不足以解决所有问题。而基于个体耐药机制，需要联合 *ROS1* 融合抑制剂和其他标准治疗（如化疗）来达到治疗目的。

## 三、新药开发及研究前景

由于 *ROS1* 融合患者的生存期较长，容易发生 CNS 转移，因此研发更好的穿透血脑屏障的新药以控制 CNS 转移成为一大挑战。目前耐药相关的临床研究主要集中于劳拉替尼、洛普替尼及 Taletrectinib。

### （一）临床前研究

部分 I 型或 II 型 TKI 对 *ROS1* 融合耐药突变是有效的。*ROS1*[G2032R] 溶剂前沿突变对 I 代 / II 代 ALK 抑制剂如克唑替尼、色瑞替尼、恩曲替尼以及布加替尼是不敏感的。然而，洛普替尼和 Taletrectinib 保持对 G2032R 的抑制活性。尤其在具有 *CD74-ROS1* 融合 G2032R 突变的 Ba/F3 细胞，洛普替尼对野生型的 IC 为 500.1 nM，突变型为 3.3 nM，而 Taletrectinib 在野生型 IC50 为 0.8 nM，突变型为 13.5 nM。因此，临床中，*CD74-ROS1*[G2032R] 可能对这些药物敏感。相反，劳拉替尼对 G2032R 的潜能降低了 595 倍，细胞 IC50 从针对野生型 *ROS1* 融合的平均水平 0.4 nM 升高至针对 G2032R 的 238 nM（Drilon et al，2020；Giustini et al，2020）。

劳拉替尼对 *ROS1*[S1986F/Y] 耐药突变有活性，IC50 分别为 1 nM 和 1.6 nM，可以促进 αC- 螺旋移位，该结构可通过与活化环内位点的残基相互作用，稳定催化活性构象。*ROS1*[L1951R] 可致克唑替尼、色瑞替尼、布加替尼耐药，然而恩曲替尼、Taletrectinib 及劳拉替尼都可以控制该突变（IC50 < 5 nM）。洛普替尼对 L1951R 的效果还未被检测，基于其对 G2032R 的活性，推测其可能也对 L1951R 有活性。早代 TKI 对顽固性 ROS1 激酶区突变缺乏活性，解释了既往 ROS-TKI 治疗在疾病进展后患者中的有限获益。

TKI 类型的转换是一个引人注目的概念，可以降低空间位阻，进而与靶点有效的结合。例如，*ROS1*[D2033N] 突变破坏了克唑替尼带正电荷的哌啶环和带负电荷的 D2033 残基的相互作用，即产生静电排斥作用，降低了克唑替尼与 ROS1 的结合能力；相比之下，卡博替尼结合 ROS1 并不与该残基作用，在分子动力学模拟研究中获得最佳 Ⅱ 型构象对接分数。Ⅰ 型 TKI 洛普替尼对 *ROS1*[D2033N] 保持活性，这种改变降低了大多数其他 Ⅰ 型抑制剂（克唑替尼、布加替尼、色瑞替尼、恩曲替尼、恩沙替尼以及 Taletrectinib）的活性。有趣的是，D2033N 对 Ⅱ 型 TKI 卡博替尼和 Foretinib 敏感，在概念验证性临床试验中，*ROS1*[D2033N] 突变介导克唑替尼耐药后，接受卡博替尼治疗获得了客观缓解。类似地，ROS1 溶剂前沿残基突变 L2086F 使 Ⅰ 型 TKI 克唑替尼、劳拉替尼及恩曲替尼耐药，但仍保留对 Ⅱ 型 TKI 卡博替尼的部分敏感性（Zou et al，2015；Zou et al，2015；Drilon et al，2020；Giustini et al，2020；Zou et al，2015；Zou et al，2015）。相反，*ROS1* 融合 Ⅱ 型 TKI 耐药突变却仍然对 Ⅰ 型 TKI（如克唑替尼、色瑞替尼及布加替尼）敏感，再一次强调了 Ⅱ 型 TKI 和 Ⅰ 型 TKI 转换的重要作用。而且，联合 Ⅰ 型和 Ⅱ 型 TKI 或许可预防亚克隆耐药群的出现，进而延长疾病控制持续时间（Drilon et al，2020）。

## （二）临床研究

针对 *ROS1* 融合的下一代 TKI 目前仅在 NSCLC 中研发，在目前 TKI 耐药进展后应用，ORR 在 33% ~ 39%，但这只是初步数据，尚不成熟。同时也提示 ROS1 非依赖性耐药可能发生于多数目前已经应用的 TKI 治疗者。

### 1. 劳拉替尼（Lorlatinib，PF-6463922）

不同于 *EGFR* 突变或 *ALK* 融合 NSCLC 患者，*ROS1* 融合目前常用 TKI 耐药后下一代 TKI 疗效并不优于前代 TKI。然而，下一代 TKI 在部分 TKI 经治患者的亚组中是有活性的，患者可获得持续缓解，继续强调续贯 TKI 治疗的观念。比如，劳拉替尼在克唑替尼耐药后的患者群，仍有 35% 的 ORR 和 8.5 个月的 mPFS，颅内 ORR 为 50%。其中，K1991E 或 S1986F 突变者获得缓解，

G2032R 或 L2026M 者未获得临床获益。一例患者肿瘤组织来源的 DNA 和 cfDNA 同时检测到 $ROS1^{L2026M}$ 突变，接受劳拉替尼治疗后，疾病得到了控制，虽然只持续了 2.7 个月。鉴于劳拉替尼在临床前研究中具有抗 L2026M 的活性，这个发现提示我们未知因素如 ROS1 非依赖性耐药的存在，也强调了肿瘤异质性对临床获益程度的影响。NCCN 指南将劳拉替尼列为克唑替尼、恩曲替尼或色瑞替尼治疗进展后的治疗选择。

2．洛普替尼（Repotrectinib，TPX-0005）

洛普替尼是一种针对 *ALK/ROS1/NTRK* 融合的新型高效的抑制剂。尽管经 ROS1-TKI 治疗过的患者从洛普替尼获益有限，但临床前研究仍表明，洛普替尼除具有 CNS 穿透性，还拥有抗 ROS1 溶剂前沿获得性耐药突变（G2032R 和 D2033N）的活性。TRIDENT-1 临床研究（Ⅰ期），纳入了 *ALK*、*ROS1*、*NTRK1/2/3* 融合局部晚期或转移性实体瘤的患者，其中 29 例 *ROS1* 融合 NSCLC 患者接受不同剂量洛普替尼，在 TKI 初治患者中 ORR 高达 82%，在 TKI 耐药患者中 ORR 为 39%（Drilon et al，2018）。其中 1 例患者 *CD74-ROS1* 融合伴 CNS 转移和 G2032R 耐药突变，洛普替尼应用后颅内颅外均获得部分缓解。洛普替尼在 *ROS1* 融合 NSCLC 患者数据来自小样本研究患者且无固定剂量，目前还不成熟。在一项 Ⅰ／Ⅱ 期研究中，*ROS1* 融合 NSCLC 患者既往一种 TKI 治疗后接受洛普替尼治疗，剂量范围内 ORR 为 39%，洛普替尼加量到 ≥ 160 mg/d，ORR 能升高至 55%，总体颅内 ORR 为 75%。可见，洛普替尼治疗 *ROS1* 融合 NSCLC 疗效显著，既往 TKI 耐药和基线伴脑转移等难治性患者也有较好的临床获益，不良反应事件较少，为 *ROS1* 融合 NSCLC 患者带来新的希望。

3．Taletrectinib（DS-6051b，AB-196）

Taletrectinib 与 ROS1 和 NTRK1/2/3 具有高亲和力。体内外实验证明 Taletrectinib 对 *ROS1* 融合野生型和耐药突变型（如 G2032R）均有较好的抑制作用，优于劳拉替尼（对 G2032R 耐药

（Drilon et al，2020）。美国 *ROS1/NTRK* 融合的晚期实体瘤 I 期临床研究（NCT02279433）报道了 9 例 *ROS1* 融合患者有 7 例既往接受了克唑替尼治疗。在 6 例可评估疗效的患者中，Taletrectinib 治疗后 ORR 达到 33.3% 和 DCR 达到 66.7%，最大耐受剂量为口服 800 mg/d（Papadopoulos et al，2018）。日本的 I 期临床研究（NCT02675491）纳入了 15 例 *ROS1* 融合 NSCLC 患者，12 例有可测量靶病灶，Taletrectinib 治疗后 ORR 为 58.3%，9 例 Taletrectinib 一线治疗的患者的 ORR 为 66.7%，DCR 为 100%（Fujiwara et al，2018）。常见的不良反应：肝功异常（80.0%）、腹泻（53.3%）和恶心（46.7%）。Taletrectinib 口服 800 mg/d 时出现剂量限制毒性（2 例患者出现 3 级谷丙转氨酶升高），因此，将 600 mg/d 作为 II 期临床研究推荐剂量。重要的是，不同于劳拉替尼，Taletrectinib 对 G2032R 突变和既往接受过超过 2 种 TKI 治疗的患者群仍然有效，ORR 为 43%（Drilon et al，2019）。一项 I 期临床研究显示，克唑替尼耐药后 Taletrectinib 治疗后可获得 33% 的 ORR。由于未检测 *ROS1* 基因突变状态，因此其对 ROS1 依赖性耐药的临床活性尚不清楚（Fujiwara et al，2018）。

4．卡博替尼

一项 II 期临床研究显示，1 例 *ROS1* 融合 NSCLC 患者口服克唑替尼 26 个月后疾病进展，换用卡博替尼后获得客观缓解（Drilon et al，2016）。而克唑替尼缓解后续贯卡博替尼治疗的回顾性研究数据显示，4 例 *ROS1* 融合 NSCLC 患者，卡博替尼治疗后 1 例部分缓解，3 例病情稳定，DFS 为 4.9 ～ 13.8 个月（Sun et al，2019）。

5．恩沙替尼（Ensartinib，X-396）

Ensartinib 是一种新型强效、高选择性的二代 ALK 抑制剂，体外实验表明对 *MET*、*ABL*、*ROS1*、*Axl*、*EPHA2*、*LTK*、*SLK.E* 均具有活性，目前一项恩沙替尼对局部晚期或转移性 *ROS1* 融合 NSCLC 患者的 II 期多中心单臂临床研究（NCT03608007）正在进行，计划募集 59 例未治疗过和 10 例既往克唑替尼治疗过的患者，口服剂量为 225 mg/d。

　　6. Alkotinib（ZG0418）

　　是一种细胞内非受体酪氨酸激酶 JAK 抑制剂，现有一项针对 *ALK/ROS1* 融合 NSCLC 患者的 I 期临床研究正在募集中（NCT03607188），目的是探讨 Alkotinib 对既往化疗或克唑替尼治疗的晚期 *ALK/ROS1* 融合 NSCLC 患者的剂量限制毒性，并确定最大耐受剂量或 II 期临床试验推荐剂量。

　　那么，在众多 ROS1-TKI 中，*ROS1* 融合 NSCLC 患者对药物的使用顺序如何选择呢？研究人员观察到 *ROS1* 融合 NSCLC 患者，优先选择恩曲替尼，耐药后选择劳拉替尼，然后选择洛普替尼，这样总生存获益是最大的，PFS 预计可超过 40 个月；其次可按照克唑替尼 - 劳拉替尼 - 洛普替尼顺序或塞瑞替尼 - 劳拉替尼 - 洛普替尼顺序，患者的临床获益较好。

　　总之，检测并筛选 *ROS1* 融合 NSCLC 患者对于正确使用克唑替尼或恩曲替尼等 TKI 靶向治疗很重要，目前还有多种 TKI 在研发阶段。疾病进展后肿瘤组织的再次活检是必要的，能够帮助确定潜在的耐药机制并指导二线或后线治疗（如三代 TKI 劳拉替尼、II 型 TKI 卡博替尼），或者过渡为化疗和或免疫治疗的方案。

（李醒亚）

**参考文献**

Bauer TM，Felip E，Solomon BJ，et al，2019. Clinical management of adverse events associated with lorlatinib. Oncologist，24（8）：1103-1110.

Chen YF，Hsieh MS，Wu SG，et al，2014. Clinical and the prognostic characteristics of lung adenocarcinoma patients with ROS1 fusion in comparison with other driver mutations in East Asian populations. J ThoracOncol，9（8）：1171-1179.

Chong CR，Bahcall M，Capelletti M，et al，2017. Identification of existing drugs that effectively target NTRK1 and ROS1 rearrangements in lung cancer.

Clin Cancer Res, 23 (1): 204-213.

Davare MA, Saborowski A, Eide CA, et al, 2013. Foretinib is a potent inhibitor of oncogenic ROS1 fusion proteins. ProcNatlAcadSci USA, 110 (48): 19519-19524.

Davies KD, Mahale S, Astling DP, et al, 2013. Resistance to ROS1 inhibition mediated by EGFR pathway activation in non-small cell lung cancer. PLoS One, 8 (12): e82236.

Drilon A, Cho BC, Kim DW, et al, 2019. Safety and preliminary clinical activity of repotrectinib in patients with advanced ROS1/TRK fusion-positive solid tumors (TRIDENT-1 study). Annals of Oncology, 30: 162.

Drilon A, Jenkins C, Iyer S, et al, 2020. ROS1-dependent cancers - biology, diagnostics and therapeutics. Nat Rev Clin Oncol, 18 (1): 35-55.

Drilon A, Siena S, Ou SI, et al, 2017. Safety and Antitumor Activity of the Multitargeted Pan-TRK, ROS1, and ALK Inhibitor Entrectinib: Combined Results from Two Phase I Trials (ALKA-372-001 and STARTRK-1). Cancer Discov, 7 (4): 400-409.

Drilon A, Somwar R, Wagner JP, et al, 2016. A Novel Crizotinib-Resistant Solvent-Front Mutation Responsive to Cabozantinib Therapy in a Patient with ROS1-Rearranged Lung Cancer. Clin Cancer Res, 22 (10): 2351-2358.

Drilon AE, Ou SHI, Cho BC, et al, 2018. A phase 1 study of the next-generation ALK/ROS1/TRK inhibitor ropotrectinib (TPX-0005) in patients with advanced ALK/ROS1/NTRK+ cancers (TRIDENT-1). Journal of Clinical Oncology, 36 (15_suppl): 2513.

Dudnik E, Agbarya A, Grinberg R, et al, 2020. Clinical activity of brigatinib in ROS1-rearranged non-small cell lung cancer. ClinTranslOncol.

Ettinger DS, Wood DE, Aggarwal C, et al, 2019. NCCN Guidelines Insights: Non-Small Cell Lung Cancer. J NatlComprCancNetw, 17 (12): 1464-1472.

Fujiwara Y, Takeda M, Yamamoto N, et al, 2018. Safety and pharmacokinetics of DS-6051b in Japanese patients with non-small cell lung cancer harboring ROS1 fusions: a phase I study. Oncotarget, 9 (34): 23729-23737.

Giustini NP, Bazhenova L, 2020. ROS1-rearranged Non-small Cell Lung Cancer. Thoracic Surgery Clinics, 30 (2): 147-156.

Katayama R, Kobayashi Y, Friboulet L, et al, 2015. Cabozantinib overcomes crizotinib resistance in ROS1 fusion-positive cancer. Clin Cancer Res, 21 (1):

166-174.

Kwak EL, Camidge DR, Clark J, et al, 2009. Clinical activity observed in a phase I dose escalation trial of an oral c-met and ALK inhibitor, European Journal of Cancer Supplements, 7 (3) : 8. Journal of Clinical Oncology, 27 (15_suppl) : 3509.

Lim SM, Kim HR, Lee JS, et al, 2017. Open-Label, Multicenter, Phase II Study of Ceritinib in Patients With Non-Small-Cell Lung Cancer Harboring ROS1 Rearrangement. J Clin Oncol, 35 (23) : 2613-2618.

Lin JJ, Chin E, Yeap BY, et al, 2019. Increased Hepatotoxicity Associated with Sequential Immune Checkpoint Inhibitor and Crizotinib Therapy in Patients with Non-Small Cell Lung Cancer. J ThoracOncol, 14 (1) : 135-140.

Liu Y, Liu T, Li N, et al, 2019. Identification of a novel WNK1-ROS1 fusion in a lung adenocarcinoma sensitive to crizotinib. Lung Cancer, 129 : 92-94.

Mazieres J, Zalcman G, Crino L, et al, 2015. Crizotinib therapy for advanced lung adenocarcinoma and a ROS1 rearrangement : results from the EUROS1 cohort. J Clin Oncol, 33 (9) : 992-999.

Ou S, Shaw A, Riely G, et al, 2018. OA02.03 Clinical Activity of Lorlatinib in Patients with ROS1+ Advanced Non-Small Cell Lung Cancer : Phase 2 Study Cohort EXP-6. Journal of Thoracic Oncology, 13 (10) : S322-S323.

Papadopoulos KP, Gandhi L, Janne PA, et al, 2018. First-in-human study of DS-6051b in patients (pts) with advanced solid tumors (AST) conducted in the US. Journal of Clinical Oncology, 36 (15_suppl) : 2514.

Peled N, Gillis R, Kilickap S, et al, 2020. GLASS : Global Lorlatinib for ALK (+) and ROS1 (+) retrospective Study : real world data of 123 NSCLC patients. Lung Cancer, 148 : 48-54.

Pellegrino B, Facchinetti F, Bordi P, et al, 2018. Lung Toxicity in Non-Small-Cell Lung Cancer Patients Exposed to ALK Inhibitors : Report of a Peculiar Case and Systematic Review of the Literature. Clin Lung Cancer, 19 (2) : e151-e161.

Sato H, Schoenfeld AJ, Siau E, et al, 2020. MAPK Pathway Alterations Correlate with Poor Survival and Drive Resistance to Therapy in Patients with Lung Cancers Driven by ROS1 Fusions. Clin Cancer Res, 26 (12) : 2932-2945.

Scheffler M, Schultheis A, Teixido C, et al, 2015. ROS1 rearrangements in lung adenocarcinoma : prognostic impact, therapeutic options and genetic variability. Oncotarget, 6 (12) : 10577-10585.

Shaw AT, Felip E, Bauer TM, et al, 2017. Lorlatinib in non-small-cell lung cancer with ALK or ROS1 rearrangement : an international, multicentre, open-label, single-arm first-in-man phase 1 trial. Lancet Oncol, 18 (12) : 1590-1599.

Shaw AT, Riely GJ, Bang YJ, et al, 2019. Crizotinib in ROS1-rearranged advanced non-small-cell lung cancer (NSCLC) : updated results, including overall survival, from PROFILE 1001. Ann Oncol, 30 (7) : 1121-1126.

Shaw AT, Solomon BJ, 2015. Crizotinib in ROS1-rearranged non-small-cell lung cancer. N Engl J Med, 372 (7) : 683-684.

Shen L, Qiang T, Li Z, et al, 2020. First-line crizotinib versus platinum-pemetrexed chemotherapy in patients with advanced ROS1-rearranged non-small-cell lung cancer. Cancer Med, 9 (10) : 3310-3318.

Solomon BJ, Martini JF, Ou SHI, et al, 2018. Efficacy of lorlatinib in patients (pts) with ROS1-positive advanced non-small cell lung cancer (NSCLC) and ROS1 kinase domain mutations. Annals of Oncology, 29 (suppl_8).

Song A, Kim TM, Kim DW, et al, 2015. Molecular Changes Associated with Acquired Resistance to Crizotinib in ROS1-Rearranged Non-Small Cell Lung Cancer. Clin Cancer Res, 21 (10) : 2379-2387.

Spigel DR, Reynolds C, Waterhouse D, et al, 2018. Phase 1/2 Study of the Safety and Tolerability of Nivolumab Plus Crizotinib for the First-Line Treatment of Anaplastic Lymphoma Kinase Translocation - Positive Advanced Non-Small Cell Lung Cancer (CheckMate 370). J ThoracOncol, 13 (5) : 682-688.

Sun TY, Niu X, Chakraborty A, et al, 2019. Lengthy Progression-Free Survival and Intracranial Activity of Cabozantinib in Patients with Crizotinib and Ceritinib-Resistant ROS1-Positive Non-Small Cell Lung Cancer. J ThoracOncol, 14 (2) : e21-e24.

Wu YL, Yang JC, Kim DW, et al, 2018. Phase II Study of Crizotinib in East Asian Patients With ROS1-Positive Advanced Non-Small-Cell Lung Cancer. J Clin Oncol, 36 (14) : 1405-1411.

Zou HY, Friboulet L, Kodack DP, et al, 2015. PF-06463922, an ALK/ROS1 Inhibitor, Overcomes Resistance to First and Second Generation ALK Inhibitors in Preclinical Models. Cancer Cell, 28 (1) : 70-81.

Zou HY，Li Q，Engstrom LD，et al，2015. PF-06463922 is a potent and selective next-generation ROS1/ALK inhibitor capable of blocking crizotinib-resistant ROS1 mutations. ProcNatlAcadSci USA，112（11）：3493-3498.

# 第三节　*BRAF* 基因突变

## 一、临床特点

### （一）*BRAF* 基因突变的研究背景及临床特点

*BRAF* 基因又被称为 V-Raf 小鼠肉瘤病毒癌基因同源基因，是一个定位在人类第 7 号染色体上的原癌基因，该基因负责编码 RAF 家族蛋白（丝氨酸 / 苏氨酸 - 蛋白激酶家族）。基础研究提示包括 BRAF 在内的 RAF 激酶家族在调节 MAP 激酶 / ERK 信号传导途径中起到了重要作用。*BRAF* 基因突变导致的 RAF 激活将依次活化 MEK1/2-ERK1/2，最终导致转录因子的激活，从而影响细胞发生增殖、分化及凋亡等生物学反应。

*BRAF* 基因改变有三种形式：*BRAF* 突变、BRAF 激酶区复制和 *BRAF* 融合，目前的研究主要围绕 *BRAF* 突变。*BRAF* 基因突变在多种实体瘤中均有发现，如黑色素瘤、结直肠癌、甲状腺癌以及非小细胞肺癌等。研究提示 *BRAF* 突变患者约占非小细胞肺癌的 1% ~ 3%，常见突变主要集中在第 11 和第 15 号外显子，传统的分类方式可将 *BRAF* 突变分为 V600E 突变及非 V600E 突变。*BRAF* V600E 突变约占全部突变类型的 50%，该突变位于 *BRAF* 基因第 15 号外显子，最常见的类型为 V600E 突变，即蛋白质激酶结构域密码子 600 处的缬氨酸（V）被谷氨酸（E）取代。*BRAF* 其他突变亚型还包括 L956V、G468A 等。2014 年，美国研究者回顾性报告了一项 1000 余名例肺腺癌患者进行肺癌驱动基因检测的结果，共发现 16 例 *BRAF* 突变患者（2%）（Kris et al，2014）。2016 年，法国研究者回顾性报告了一项法国多中心研究

结果，13 906 例患者中共检出 *BRAF* 突变 262 例（2%）（Barlesi et al，2016）。2015 年，中国研究者报告了中国人群 1356 例肺腺癌患者基因检测结果，共检出 *BRAF* 突变患者 18 例（1.3%），其中 5 例 V600E 突变和 13 例非 V600E 突变，同时该研究团队在 310 例肺鳞癌中仅检出 1 例 *BRAF* 突变患者（0.3%）（Wang et al，2015）。

　　*BRAF* 突变作为一种罕见突变，患者临床特征研究多以小样本研究为主，不同研究之间存在差异。目前通常认为在肺癌中，*BRAF* 基因的激活突变多见于肺腺癌，多见于吸烟者，且与其他驱动基因突变如 *EGFR* 突变、*ALK* 重排存在相互排斥。总的来看 *BRAF* V600E 突变患者比非 V600E 患者有更好的预后。2011 年一项发表在 JCO 上的回顾性研究提示（Marchetti et al，2011），在 1046 名患者中共发现了 37 例 *BRAF* 突变患者 [36 例在腺癌中发现（4.9%），1 例在鳞癌中发现（0.3%）]，其中 21 例突变（56.8%）是 V600E，16 例（43.2%）是非 V600E。V600E 突变在女性（187 例患者中有 16 例，8.6%）的发生频率明显高于男性（552 例患者中有 5 例，0.9%）。V600E 突变肿瘤显示出以微乳头状为特征的侵袭性组织类型，同时所有非 V600E 突变均在吸烟者中发现。2014 年 *JTO* 杂志上发表的一项针对 63 名 *BRAF* 突变患者的 NSCLC 临床特征的研究，共纳入 V600E 突变患者 36 例，非 V600E 突变 27。研究发现大多数 *BRAF* 突变患者是吸烟者（92%），其中 V600E 突变的患者多为轻度 / 从不吸烟者（V600 突变 vs 非 V600 突变；42% vs 11%；*P*=0.007）。在 32 例早期疾病患者中，有 6 例（19%）发生了携带 *KRAS* 突变的第二原发性肺癌。在预后方面，与非 V600E 突变患者相比，晚期 V600 突变型肺腺癌患者的诊断存活率更好（3 年 OS 为 24% vs 0%）（Litvak et al，2014）。

　　除按照传统的分类方式将 *BRAF* 突变分为 V600E 突变及非 V600E 突变外，目前研究者又提出根据 *BRAF* 突变体类型进一步细化的分类方式，这些突变类型也决定了它们对药物的敏感性（Yao et al，2017）。1 类 *BRAF* 突变（V600）与在功能上不依赖上游 RAS 信号，不需要二聚体来激活下游的 ERK 通路，由激活的 ERK 对 RAS 蛋白产生负反馈，最常见的突变类型就是 V600E。2 类 *BRAF* 突变（K601E、K601N、K601T、L597Q、L597V、G469A、G469V、G469R、G464V、G464E 和融合体等）同样不依赖于 RAS 信号，但需要二聚体来激活下游的 ERK 通路。3 类 *BRAF* 突变（D287H、V459L、G466V、G466E、G466A、S467L、G469E、N581S、N581I、D594N、D594G、D594A、D594H、F595L、G596D 和 G596R）则是 RAS 依赖性的，通过野生型 CRAF 的二聚作用传递下游激活信号。2019 年 CCR 发表的回顾性研究共纳入 236 例 *BRAF* 突变型 NSCLC 患者，按照 *BRAF* 突变体Ⅰ～Ⅲ型分类。在该研究中共纳入Ⅰ类突变 107 例，Ⅱ类突变 75 例，Ⅲ类突变 54 例。研究发现Ⅱ类及Ⅲ类患者具有更具侵袭性的临床特征，预后更差。Ⅱ类及Ⅲ类突变患者更易发生脑转移及 RAS 共突变。生存分析提示Ⅰ类突变相比Ⅱ类和Ⅲ类突变患者的 OS 更长（Ⅰ类：40.1 个月，Ⅱ类：13.9 个月，Ⅲ类：15.6 个月）。研究者考虑这一差异可能与Ⅰ类突变患者的胸外转移较少以及靶向药物选择较多有关，当排除接受靶向治疗的患者和仅胸部转移的患者时，这三类突变患者的 OS 没有差异（Dagogo-Jack et al，2019）。

除原发性 *BRAF* 突变外，目前也观察到部分患者在 EGFR 靶向治疗后出现继发 *BRAF* 突变，这一 *BRAF* 突变被认为是 EGFR 靶向治疗的耐药机制之一。对于一代和二代 EGFR 抑制剂，其分子耐药机制大多发生于 EGFR 激酶域突变（主要是 T790M），部分患者会发生 *MET* 扩增，*HER2* 扩增或小细胞转化，而 *BRAF* 突变患者较少（0～1%），而对于三代 EGFR 抑制剂，耐药的主要机制除 *EGFR* T790M 驱动突变的丢失或获得 *EGFR* C797S 突变外，研究者发现 3%～10% 人群在奥希替尼治疗后会出现了下游 *BRAF* 突变（Ho et al，2017；Del Re et al，2019）。

除了传统的化疗、靶向治疗外，免疫治疗在各种实体肿瘤中也逐渐发挥了越来越重要的作用，目前研究者们针对 *BRAF* 突变

NSCLC 开展了一些免疫标志物的探索。最常用的免疫相关标志物包括 MSI、TMB 及 PD-L1 表达，总的来看 *BRAF* 突变型 NSCLC 患者的免疫相关标志物与野生型无明显差异。① MSI：2018 年一项回顾性研究分析了免疫检查点抑制剂治疗少见驱动基因组改变肺癌患者的 MSI 情况。研究纳入了 *BRAF*、*MET* 等多种少见驱动基因改变患者，10 例 *BRAF* 突变患者全部为 MS-S 型（Dudnik et al，2018）。另一项 *JTO* 上的回顾性研究同样对 8 例 *BRAF* 突变 NSCLC 进行 MSI 检测，结果也均为 MS-S 型（Dudnik et al，2018）；② TMB：2019 年 *JAMA oncology* 报道了一项 4000 余名 NSCLC 患者的测序结果，共有 202 例 *BRAF* 突变型 NSCLC，中位年龄 66.5 岁，57.4% 为女性，79.2% 的患者有吸烟史，研究提示 *BRAF* 突变型与野生型患者 TMB 没有统计学差异（Singal et al，2019）；③ PD-L1：*BRAF* 突变患者 PD-L1 表达水平仍存在争议，尚没有大规模 BRAF 人群的 PD-L1 表达水平的报告，目前已有报道的均为小样本研究。2018 年的 Mazieres 等汇报的回顾性多中心研究，共对 10 例 *BRAF* 突变患者进行了 PD-L1 检测，其中 7 例为阳性表达（PD-L1 > 1%，70%）（Mazieres et al，2019），而在 2019 年的法国多中心研究中发现，42% 的 *BRAF* V600E 突变及 28% 的非 V600E 突变存在 PD-L1 高表达（≥ 50%）（Guisier et al，2020）。但由于这些研究纳入的患者多为接受免疫治疗的患者，人群选择存在偏倚，并不能代表 *BRAF* 突变 PD-L1 表达在人群中的水平。

（二）BRAF 基因突变的检测方法

目前，*BRAF* 基因突变的检测方法主要有 Sanger 测序法、免疫组化法（IHC）、PCR 法及二代测序法（NGS）等。

（1）Sanger 测序可得到序列的直接信息，从而检测和识别到多种非经典的突变类型，特异性可达 99.99%，是目前公认的检测基因突变热点的金标准。但只有当基因突变频率达到 15% ~ 20% 及以上才能通过 Sanger 测序法识别，这极大的增加了将低频的突变型患者识别为野生型从而使其失去靶向治疗机会的风险。同时 Sanger 测序法通量低，一次测序可获得信息较少，Sanger 测序并不是临床常用的检测方法。

（2）免疫组化法（IHC）是在蛋白表达层面检测 *BRAF* V600E 突变的经典方法。研究显示 IHC 法在肺腺癌中对于 *BRAF* V600E 突变的检测敏感性可达 96.6%，特异性可达 98.6%（Gow et al，2019）。IHC 法检测成本低、效率高，在各个医院均可推广，因此在临床中具有广泛的应用。但 IHC 法仍具有一定局限性，一是 IHC 法无法对非 V600E 突变进行检测；二是对于晚期患者，其组织标本获得困难，标本通常较小，这将影响免疫组化方法结果的判读准确性。以上缺点一定程度上限制了免疫组化法在晚期患者中的应用。

（3）ARMS-PCR 或 qRT-PCR 法对于 *BRAF* 基因突变具有较高的检测敏感度，在临床上也有一定应用。但该方法均需根据已知的突变类型进行引物探针设计，因此该方法仅可识别特定的已知 *BRAF* 基因突变类型，这同样会导致将罕见突变型患者识别为野生型从而使其失去靶向治疗的机会。此外该方法也同样受限于组织检测标本获得的困难性，临床应用在一定程度受限。

（4）NGS 是目前临床中最常用的检测方法，该方法通量高，成本可控，对各 *BRAF* 突变类型均可检出，特异性、敏感性均较好。同时由于该技术可以实现多基因大规模平行测序，能够识别 *BRAF* 基因突变与其他基因突变的共突变状态，这可以为 *BRAF* 突变靶向药物疗效及耐药机制的监测提供更多参考信息。同时随着液体活检技术的发展，通过外周血 ct/cf DNA NGS 获得突变信息也逐渐被应用于临床实践，可作为组织不可及时的有效补充，该技术具有广阔的临床应用前景。

## 二、药物治疗

由于目前国内暂无相关获国家药品监督管理部门批准用于

*BRAF* 突变的 NSCLC 靶向药物治疗方案，因此对于 *BRAF* 突变的 Ⅳ 期 NSCLC 在 CSCO 指南中的一线治疗推荐仍主要参考 Ⅳ 期无驱动基因、非鳞非小细胞肺癌的治疗方案。但是我们也需要注意化疗对于 *BRAF* 突变 NSCLC 患者疗效有限，仍然有很大未满足的治疗需求。2016 年 Lancet 发表了一项法国真实世界研究，该研究中共发现 262 例 *BRAF* 突变 NSCLC 患者（262/13 906，2%），其中 35%（51/146）的患者一线治疗选择以培美曲塞为基础的化疗，其他一线选择的方案有长春瑞滨、紫杉醇、最佳支持治疗等，*BRAF* 突变患者一线治疗的整体 ORR 仅为 23%，mPFS 为 7.5 个月，而在二线治疗中约 57%（60/106）的患者仅接受了最佳支持治疗，二线治疗整体的 ORR 为 9%，mPFS 为 3.1 个月，mOS 仅为 13.8 个月（Barlesi et al，2016）。

## （一）靶向 *BRAF* V600E 的药物治疗

目前针对 *BRAF* V600E 突变的小分子靶向药物已经展现出良好的治疗前景。前期达拉非尼及维莫非尼等单药已经显示出一定的有效性，但随着联合用药的发展，小分子靶向药达拉非尼（BRAF 抑制剂）联合曲美替尼（MEK1/2 抑制剂）由于具有更好的疗效和可控的安全性已获 FDA 批准用于 *BRAF* V600E 突变转移性 NSCLC 的一线治疗并获得 NCCN 指南推荐，在指南中提出若联合治疗不耐受则可选择单用维莫非尼或达拉非尼，但以上靶向药物及用法暂未在国内获批。

达拉非尼是部分 BRAF 激酶的抑制剂，体外试验证明达拉非尼对 BRAF V600E、BRAF V600K 和 BRAF V600D 及部分野生型 BRAF 和 CRAF 均有一定的抑制作用。曲美替尼则是 MEK1 和 MEK2 激酶活性的可逆抑制剂，曲美替尼同样被证明可以在体内外抑制多种 *BRAF* V600E 突变阳性肿瘤细胞生长。*BRAF* V600E 突变会导致包括 MEK1 和 MEK2 在内的 BRAF 通路的组成性激活。基础研究提示达拉非尼和曲美替尼通过靶向 RAS、RAF、MEK、ERK 通路中的两种不同激酶，与单独使用任何一种药物相比，两

药联合可使 *BRAF* V600E 突变阳性肿瘤细胞系的生长受到更大的抑制，并进一步延长了 *BRAF* V600E 突变阳性肿瘤移植瘤生长的抑制时间。达拉非尼及曲美替尼的获批主要是基于一项三队列、单臂、开放标签的Ⅱ期试验。虽然由于该试验是一项单臂队列研究，我们无法在队列间直接进行对比，但从这一Ⅱ期临床试验结果中我们能初步看到经达拉非尼 + 曲美替尼联合治疗的 ORR 大约是达拉非尼单药治疗 ORR 的两倍，与单药治疗相比，联合治疗的 PFS 和 OS 中位数在数值上更高，具体研究结果如下。

2016—2017 年，研究者在 NEJM 上陆续公布了上述达拉非尼 / 曲美替尼治疗 *BRAF* V600E 突变 NSCLC 的 3 个队列的结果。该研究中队列 A 及队列 B 患者均在入组前接受至少一线的的铂类化疗，队列 A 中的患者接受达拉非尼 150 mg bid 治疗，队列 B 中的患者接受达拉非尼 150 mg bid 加曲美替尼 2 mg qd 作为二线治疗，队列 C 中的患者接受达拉非尼 150 mg bid 联合曲美替尼 2 mg qd 作为一线治疗。在队列 A 中，接受达拉非尼单药治疗患者的 ORR 和 mPFS 分别为 33% 和 5.5 个月，其安全性与达拉非尼单药治疗的其他研究一致。在队列 B 中，57 例先前接受过治疗且具有 *BRAF* V600E 突变的晚期 NSCLC 患者接受达拉非尼 + 曲美替尼的联合治疗，在 52 例可评估患者中 ORR 为 63%，DCR 为 79%，mPFS 为 9.7 个月。在队列 C 中，36 名先前未接受治疗的晚期 NSCLC *BRAF* V600E 突变的患者接受达拉非尼 + 曲美替尼的联合治疗，ORR 为 64%，其中包括 2 例完全缓解和 21 例部分缓解，研究者评估的 mPFS 为 10.9 个月（Planchard et al，2016；Planchard et al，2017）。2020 年的 ASCO 上，研究者进一步报告了队列 B 及队列 C 的疗效及安全性更新数据（2020 ASCO Abstract 9593），联合治疗组 mPFS 分别为 10.2 个月（经治组队列 B）和 10.8 个月（初治组队列 C），mOS 分别为 18.2 个月（经治组队列 B）和 17.3 个月（初治组队列 C）。在转化研究方面，研究者对队列 B 及队列 C 中患者进行了测序分析，生存分析发现合并 MAPK 及 PI3K 通路共同突变患者较单一 *BRAF* 突变患者 OS

显著降低（5.4 个月 vs 22.7 个月）。在安全性方面，达拉非尼联合曲美替尼治疗 NSCLC 与其治疗黑色素瘤的临床试验的安全性结果基本一致。在队列 B 和 C 的联合分析中提示联合用药组中位治疗时间为 10.55 个月，最常见的的不良反应（在＞30% 的人群中发生）为发热（56%）、恶心（49%）、呕吐（41%）、皮肤干燥（39%）、周围水肿（38%）、腹泻（37%）、食欲下降（33%）和咳嗽（31%），药物整体安全性和耐受性较好。

除上述临床试验外，在 2019 年的 WCLC 上，法国研究者报告了一组来自法国 14 家中心的 40 名 V600E 突变的 NSCLC 病人的真实世界研究，同样证明了双靶联合在 *BRAF* V600E 突变患者中的有效性和安全性（WCLC 2019 POSTER P2.14-65）。在该研究中其中 9 名病人一线使用达拉非尼＋曲美替尼。31 名病人后线使用达拉非尼＋曲美替尼，其中 32.5% 的病人从未吸过烟，女性占 52.5%，男性占 47.5%。研究结果提示一线使用达拉非尼＋曲美替尼 mPFS 为 18.3 个月，mOS 未达到。后线使用达拉非尼＋曲美替尼 mPFS 为 16.3 个月，mOS 为 25.5 个月，在安全性方面和Ⅱ期临床试验报告基本类似。

除达拉非尼 / 曲美替尼外，基于部分Ⅱ期篮子试验的结果，维莫非尼单药也被 NCCN 指南作为不能耐受双靶治疗的患者的推荐方案。维莫非尼是小分子口服 BRAF 激酶抑制剂，可以通过抑制特定突变形式的 BRAF（包括 V600E 突变的 BRAF）激酶活性来抑制肿瘤的生长，从而阻止具有特定突变的肿瘤细胞的增殖。体外试验提示该药物对野生型 *BRAF* 细胞没有活性。维莫非尼已获批用于转移性或不可切除的黑色素瘤（*BRAF* V600E 突变），目前部分临床证据也提示该药物对 *BRAF* V600E 突变的 NSCLC 有一定疗效。虽然维莫非尼单药治疗 *BRAF* V600E 突变的 NSCLC 的有效率及 PFS 要低于达拉非尼联合曲美替尼的双靶治疗，但相对于既往标准的二线化学治疗，其治疗的 ORR 及 PFS 仍有显著改善，因此维莫非尼被 NCCN 指南推荐用于不能耐受达拉非尼联合曲美替尼治疗的具有 *BRAF* V600E 突变的 NSCLC。

2015 年研究者报道了一项维莫非尼用于 *BRAF* V600E 突变非黑色素瘤患者的多中心 Ⅱ 期篮子试验的结果（NCT01524978）。在该研究中共有 19 名 *BRAF* V600E 突变的 NSCLC 患者被纳入，入组患者均接受过一线及以上的化疗。入组患者接受维莫非尼 960 mg 每 12 小时一次的治疗。研究者初步观察到维莫非尼在 NSCLC 中的疗效。在肺癌亚组维莫非尼治疗的 ORR 和 mPFS 分别为 42% 和 7.3 个月，12 个月的 PFS 率为 23%（Hyman et al，2015）。2020 年，法国研究人员报告了另一个更大的多中心 Ⅱ 期维莫非尼治疗 *BRAF* 突变型肿瘤篮子试验的结果，在该研究中同时纳入了 V600E 及非 V600E 突变的肿瘤。在 V600E 亚组中，共纳入 101 例 NSCLC 患者，其中 79.3% 的患者至少接受了一线化疗。研究结果表明，ORR、mPFS 和 mOS 分别为 44.9%、5.2 个月和 10 个月（Mazieres et al，2020）。在安全性方面，*BRAF* V600E 突变患者治疗后最常见的不良事件是疲劳（56%）、食欲减退（46%）、痤疮样皮炎（37%）以及恶心和腹泻（35%）。导致治疗停止的常见原因包括皮肤毒性（8 例）、感染（5 例）和肝炎（4 例）。此外维莫非尼是细胞色素 P4503A4（CYP3A4）的底物，使用维莫非尼可延长 QT 间期。

## （二）靶向 *BRAF* 非 V600E 的药物治疗

需注意的是，以上药物的证据均针对 *BRAF* V600E 突变患者。基于目前的临床证据，无论是达拉非尼、曲美替尼还是维莫非尼，虽然有个案报告非 V600E 突变 NSCLC（Ⅱ 类突变体）对曲美替尼联合或者不联合 BRAF 抑制剂有效，但暂无大规模明确临床证据支持将 BRAF 或 MEK 抑制剂用于非 V600E *BRAF* 突变型 NSCLC。2020 年，法国多中心 Ⅱ 期维莫非尼治疗 *BRAF* 突变型肿瘤篮子试验的结果显示，17 例 *BRAF* 非 V600E 突变患者均未观察到对维莫非尼治疗的响应（Mazieres et al，2020）。2020 年 *JTO* 报告了 3 例非 V600E 突变患者接受 MEK 抑制剂加用或不加 BRAF 抑制剂治疗的疗效，携带 G469V（Ⅱ 类突变）和 D594G

（Ⅲ类突变）突变的患者没有反应，而 1 例 L597R 突变（Ⅱ类突变）的患者接受达拉非尼联合曲美替尼治疗后有超过 12 个月的治疗响应。同时体外试验提示曲美替尼联合或不联合达拉非尼、LXH254 以及 lifirafenib，与其他 MEK、BRAF 和 ERK 抑制剂相比，对 BRAF 非 V600E 突变型 NSCLC 细胞系的抑制作用更强（Negrao et al，2020）。

### （三）免疫治疗在 BRAF 突变患者中的探索

近年来随着对肿瘤免疫逃逸机制的认识，免疫治疗已经在 NSCLC 治疗中发挥了越来越重要的作用。免疫检查点抑制剂为主的 PD-L1 单克隆抗体治疗已成为驱动基因阴性的 NSCLC 的标准治疗方法之一。对于驱动基因阳性患者，免疫治疗相关的临床证据仍比较有限，尤其是对于少见的驱动基因突变患者，免疫检查点抑制剂（immunecheckpoint inhibitors，ICIs）疗效仍有待前瞻性研究证实。目前 BRAF 基因与免疫治疗的关系一直是研究者关注的重点，与 EGFR、ALK 等驱动基因不同，单药 ICIs 治疗在 BRAF 突变的 NSCLC 中显示出一定的疗效。总的来看，PD-L1 单抗和 CTLA-4 单抗单药或联合治疗 BRAF 基因改变的 NSCLC 患者 ORR 为 20% ~ 30%，与非突变人群接受二线免疫单药治疗的有效率类似，BRAF V600E 与非 V600E 患者接受免疫治疗疗效无明显差异，吸烟患者更有可能从免疫治疗中获益，免疫治疗可以作为 BRAF 突变的患者的选择之一。

2018 年 JTO 上一项回顾性研究报告了 39 例 BRAF 突变型 NSCLC 患者免疫相关特征及免疫治疗情况，该研究中 21 例为 V600E 突变（A 组），18 例为非 V600E 突变（B 组）。在该研究中共有 22 例患者（A 组：$n=12$；B 组：$n=10$）接受 ICIs 治疗。A 组和 B 组的 ORR 分别为 25% 和 33%，mPFS 中位数为 3.7 个月和 4.1 个月。该研究发现 BRAF 突变类型和 PD-L1 表达与 ORR 及 PFS 均无关（Dudnik et al，2018）。2019 年初 Annals of Oncology 公布了一项大规模的全球多中心的研究（IMMUNOTARGET 研究）

在各个突变亚组中的结果，在本研究中研究者共收集到 43 例 *BRAF* 突变患者，其中 V600E 突变 17 例，非 V600E 突变 18 例。免疫单药治疗的客观有效率（ORR）为 24.3%，疾病控制率（DCR）为 54%，生存分析显示无进展生存时间（PFS）为 3.1 个月，总生存时间（OS）为 13.6 个月，其中 40.5% 患者在 2 个月内发生进展。亚组分析表明，吸烟的 *BRAF* 突变患者有进一步的 PFS 获益（mPFS，无吸烟史 vs 吸烟史，1.9 个月 vs 4.1 个月，*P*=0.03）。2019 年另一项来自法国的多中心真实世界的研究（GFPC 研究）在 JTO 发表，在 GFPC 研究中 26 例 V600E 突变患者 ICIs 治疗 ORR 为 26.1%，DCR 为 60.9%，18 例非 V600E 突变患者 ORR 为 35.3%，DCR 为 52.9%。生存分析提示 V600E 突变患者 mPFS 为 5.3 个月，mOS 为 22.5 个月。非 V600E 突变患者 mPFS 为 4.9 个月，mOS 为 12.0 个月（Guisier et al，2020）。此外，2019 年 Rihawi 等回顾二线 Nivoluma 治疗 *BRAF* 突变患者的数据，11 例患者有 1 例 *BRAF* V600E 吸烟患者达到部分缓解，虽然 ORR 率较上述研究均较低，但该例患者有超过 29 个月的持续缓解（Rihawi et al，2019）。

## 三、新药开发及研究前景

### （一）基于 MAPK 信号通路的组合疗法和新药开发

MAPK 信号通路（RAS-RAF-MEK-ERK）是 EGFR 信号传导通路上最重要的一条通路，跨膜受体 EGFR 的信号传导进入细胞膜后，主要通过 MAPK 通路进行传导，RAS 位于上游，而 BRAF、MEK 依次位于下游，是通路调控中的关键蛋白激酶，这些激酶均可以通过不同的分子信号激活，再依次通过磷酸化将上游信号传递至下游应答分子，最终将细胞外的刺激信号传导至细胞及核内，从而引起细胞发生增殖、分化、转化及凋亡等生物学反应。从突变体的角度来考量，以 *BRAF* V600E 突变为代表的

Ⅰ类 *BRAF* 突变在功能上独立于上游 RAS 信号，不需要二聚化来激活下游 ERK 通路，肿瘤的 RAS 活性水平低，同时对目前的 RAF 单体抑制剂（如维罗非尼，达拉非尼）敏感。但阻断 BRAF 后，由于存在负反馈调节，信号会通过旁路继续向下游传导，从而使 BRAF 阻断失去部分效应，因此同时应用 BRAF 抑制剂联合 MEK 抑制剂会出现疗效的进一步改善。对于Ⅱ类 *BRAF* 突变，同样肿瘤的 RAS 活性水平低，RAF 亦需要二聚体来激活下游的 ERK 通路，对目前已有的 BRAF 抑制剂存在抵抗，这类患者则可能对 MEK 抑制剂敏感或有待于新型 RAF 二聚体抑制剂的研发。Ⅲ类 *BRAF* 突变是 RAS 依赖性的，他们依赖于 RAS 的活化及 CRAF 旁路通路激活下游 MEK、ERK 通路，这类患者则可能需要 RAS、RAK、MEK 等全通路的联合抑制才能发挥抗肿瘤作用。

此外，与其他靶向药物一样，*BRAF* 突变靶向药物也会发生耐药。目前针对 *BRAF* 突变型 NSCLC 耐药机制的研究较少，相关机制目前主要参考黑色素瘤研究，包括 CDK 通路的异常、PI3K 通路的激活等，目前 BRAF 和 mTOR 的组合疗法也已在临床上进行了探索（Subbiah et al，2018）。

基于上述机制，目前研究者们在进行相关新药研发和组合疗法设计，主要在研的药物及潜在方案列举如下：

（1）Lifirafenib（BGB-283）是一种新型的 RAF 抑制剂，对 *RAF* 野生型、*ARAF*、*BRAF*、*CRAF* 及 *BRAF* V600E 以及 *EGFR*、*KRAS* 均具有可逆的抑制作用。在一项Ⅰ期试验中，1 例 *BRAF* 突变的 NSCLC 患者达到部分缓解（未确定）。同时 lifirafenib 联合 MEK 抑制剂治疗 *BRAF* 和 *RAS* 突变型肿瘤的Ⅰ/Ⅱ期试验（NCT03905148）也正在开展（Desai et al，2020）。

（2）Ulixertinib（BVD-523）是一种 ERK1/2 激酶抑制剂，在一项多中心Ⅰ期试验（NCT01781429）中，13 例 NSCLC 患者中 8 例患者对 Ulixertinib 的治疗有响应，4 例达到部分缓解（2 例 V600E 突变，2 例非 V600E 突变）（Sullivan et al，2018）。

（3）LY3214996 同样是一种新型 ERK1/2 激酶抑制剂，体外

试验提示在 *BRAF* 和 *KRAS* 突变模型中，单一 LY3214996 即可达到 8 ～ 16 个小时的超过 50% 的抑制作用。目前 LY3214996 已进入正在进行的 I 期临床试验（NCT02857270）（Bhagwat et al，2020）。

（4）LXH254 是一种新型 pan-RAF 小分子抑制剂，对 *BRAF* 及 *CRAF* 均有抑制作用；LTT462 是 ERK1/2 的小分子抑制剂。在一项 LXH254 联合 LTT462 治疗晚期转移性 *KRAS* 或 *BRAF* 突变 NSCLC 的 1 b 期剂量爬坡试验中，接受 LXH254+LTT462 治疗的 8 例 *BRAF* 突变患者中，6 例（75.0%）疾病稳定，1 例既往接受过 D+T 治疗的 *BRAF* V600E 突变患者和 1 例既往接受过免疫治疗的 *BRAF* K601N 患者采用治疗后达到部分缓解（未确定）。1 例 V600E 及 1 例 G466A 突变患者肿瘤缩小 ≥ 25%（ESMO 2020 POSTER 4094）。

除上述新型药物的研发外，RAS、RAK、MEK 等全通路的联合抑制也展现出一定的疗效。一项结肠癌 II 期试验（NCT02164916，SWOG1406）提示在西妥昔单抗和伊立替康基础上联合维莫非尼可将 mPFS 由 2.0 个月提高至 4.4 个月，ORR 由 4% 提高至 16%。另一项结肠癌 III 期临床试验（NCT02928224）提示 Encorafenib（*BRAF* 抑制剂）+ Binimetinib（MEK 抑制剂）联合西妥昔单与标准治疗相比，显著提高了患者 OS（9.0 个月 vs 5.4 个月）和有效率（RR 26% vs 2%）（Kopetz et al，2019）。上述联合应用表明了抗 EGFR 和联合 BRAF 抑制剂对 *BRAF* V600E 突变的是一种有效的选择，可以一定程度为 *BRAF* 突变 NSCLC（尤其是 RAS 激活的 III 类突变体）提供借鉴和参考。

（二）免疫组合疗法在 *BRAF* V600E 突变的 NSCLC 中的探索

在转移性黑色素瘤中，BRAF/MEK 靶向治疗和免疫检查点抑制剂的应用显著改善了患者的预后，目前研究者认为 BRAF/MEK 靶向治疗与 ICIs 的联合是未来治疗的方向。体外研究提示 BRAF/MEK 治疗可以通过调节免疫微环境促进抗 PD-1 药物的疗效。阻断 BRAF 信号后可减少免疫抑制性细胞因子（如 IL-6、IL-10）的释放,促进肿瘤浸润性淋巴细胞(CD8+ 和 CD4+T 细胞)的浸润,以及 PD-L1 表达增加。研究同时观察到用 BRAF 抑制剂治疗后颗粒酶 B 和穿孔素表达的增加,这表明 BRAF 抑制剂之后出现类细胞毒性 T 细胞活性增加。随后的临床试验也证实的 BRAF/MEK 抑制剂联合 ICIs 的治疗模式在黑色素瘤的临床疗效。

KEYNOTE-022 是一项 Ⅱ 期临床试验,首次报告了 PD-L1 抗体帕博利珠单抗联合达拉非尼和曲美替尼与安慰剂加达拉非尼和曲美替尼治疗晚期黑色素瘤的疗效比较,但遗憾的是本试验未达到改善 PFS 的主要终点,免疫联合组与安慰剂联合组的 mPFS 分别为 16.0 个月和 10.3 个月,同时在免疫联合组患者出现 ≥ 3 级治疗相关不良事件（58.3% vs 26.7%）（Ascierto et al,2019）。IMspire150 是一项随机、双盲、安慰剂对照的 Ⅲ 期临床试验,该研究比较了抗 PD-L1 抗体阿替利珠单抗联合 BRAF 抑制剂维莫非尼和 MEK 抑制剂（Cobimetinib）对比维莫非尼联合 Cobimetinib 在既往未经治疗的 *BRAF* V600E 突变晚期黑色素瘤患者中的疗效和安全性,中位随访 18.9 个月,研究人员评估结果显示,三药联合组比对照组 mPFS 显著延长（15.1 个月 vs 10.6 个月）,该研究达到主要研究终点（Gutzmer et al,2020）。

需要注意的是,以上靶向联合免疫的治疗相关的临床研究仅在转移性黑色素瘤这一癌种进行了一定探索,尚缺乏针对 BRAF/MEK 抑制剂联合 ICIs 治疗 *BRAF* 突变型 NSCLC 的证据。此外,考虑到目前 EGFR、ALK 靶向药物联合 ICIs 在 NSCLC 治疗中均因不良反应较多而终止,如果未来进行相关领域的尝试,应密切关注药物的安全性。

（李　腾　李峻岭）

## 参考文献

Ascierto PA, Ferrucci PF, Fisher R, et al, 2019. Dabrafenib, trametinib and pembrolizumab or placebo in BRAF-mutant melanoma. Nat Med, 25 (6): 941-946.

Barlesi F, Mazieres J, Merlio JP, et al, 2016. Routine molecular profiling of patients with advanced non-small-cell lung cancer: results of a 1-year nationwide programme of the French Cooperative Thoracic Intergroup (IFCT). Lancet, 387 (10026): 1415-1426.

Bhagwat SV, McMillen WT, Cai S, et al, 2020. ERK inhibitor LY3214996 targets ERK pathway-driven cancers: a therapeutic approach toward precision medicine. Mol Cancer Ther, 19 (2): 325-336.

Dagogo-Jack I, Martinez P, Yeap BY, et al, 2019. Impact of BRAF mutation class on disease characteristics and clinical outcomes in BRAF-mutant lung cancer. Clin Cancer Res, 25 (1): 158-165.

Del Re M, Crucitta S, Gianfilippo G, et al, 2019. Understanding the mechanisms of resistance in EGFR-positive NSCLC: from tissue to liquid biopsy to guide treatment strategy. Int J Mol Sci, 20 (16): 3951.

Desai J, Gan H, Barrow C, et al, 2020. Phase I, Open-Label, Dose-escalation/dose-expansion study of lifirafenib (BGB-283), an RAF family kinase inhibitor, in patients with solid tumors. J Clin Oncol, 38 (19): 2140-2150.

Dudnik E, Bshara E, Grubstein A, et al, 2018. Rare targetable drivers (RTDs) in non-small cell lung cancer (NSCLC): Outcomes with immune check-point inhibitors (ICPi). Lung Cancer, 124: 17-124.

Dudnik E, Peled N, Nechushtan H, et al, 2018. BRAF mutant lung cancer: programmed death ligand 1 expression, tumor mutational burden, microsatellite instability status, and response to immune check-point inhibitors. J Thorac Oncol, 13 (8): 1128-1137.

Gow CH, Hsieh MS, Lin YT, et al, 2019. Validation of immunohistochemistry for the detection of BRAF V600E-mutated lung adenocarcinomas. Cancers (Basel), 11 (6), 866.

Guisier F, Dubos-Arvis C, Vinas F, et al, 2020. Efficacy and safety of anti-PD-1 immunotherapy in patients with advanced non small cell lung cancer with BRAF, HER2 or MET mutation or RET-translocation. GFPC 01-2018. J Thorac Oncol, 15 (4): 628-636.

Gutzmer R, Stroyakovskiy D, Gogas H, et al, 2020. Atezolizumab, vemurafenib, and cobimetinib as first-line treatment for unresectable advanced BRAF (V600) mutation-positive melanoma (IMspire150): primary analysis of the randomised, double-blind, placebo-controlled, phase 3 trial. Lancet, 395 (10240): 1835-1844.

Ho CC, Liao WY, Lin CA, et al, 2017. Acquired BRAF V600E mutation as resistant mechanism after treatment with osimertinib. J Thorac Oncol, 12 (3): 567-572.

Hyman DM, Puzanov I, Subbiah V, et al, 2015. Vemurafenib in multiple nonmelanoma cancers with BRAF V600 mutations. N Engl J Med, 373 (8): 726-736.

Kopetz S, Grothey A, Yaeger R, et al, 2019. Encorafenib, binimetinib, and cetuximab in BRAF V600E-mutated colorectal cancer. N Engl J Med, 381 (17): 1632-1643.

Kris MG, ohnson BE, Berry LD, et al, 2014. Using multiplexed assays of oncogenic drivers in lung cancers to select targeted drugs. JAMA, 311 (19): 1998-2006.

Litvak AM, Paik PK, Woo KM, et al, 2014. Clinical characteristics and course of 63 patients with BRAF mutant lung cancers. J Thorac Oncol, 9 (11): 1669-1674.

Marchetti A, Felicioni L, Malatesta S, et al, 2011. Clinical features and outcome of patients with non-small-cell lung cancer harboring BRAF mutations. J Clin Oncol, 29 (26): 3574-3579.

Mazieres J, Cropet C, Montane L, et al, 2020. Vemurafenib in non-small-cell lung cancer patients with BRAF (V600) and BRAF (nonV600) mutations. Ann Oncol, 31 (2): 289-294.

Mazieres J, Drilon A, Lusque A, et al, 2019. Immune checkpoint inhibitors for patients with advanced lung cancer and oncogenic driver alterations: results from the IMMUNOTARGET registry. Ann Oncol, 30 (8): 1321-1328.

Negrao MV, Raymond VM, Lanman RB, et al, 2020. Molecular landscape of BRAF-mutant NSCLC reveals an association between clonality and driver mutations and identifies targetable Non-V600 driver mutations. J Thorac

Oncol, 15 (10): 1611-1623.

Planchard D, Besse B, Groen HJM, et al, 2016. Dabrafenib plus trametinib in patients with previously treated BRAF (V600E) -mutant metastatic non-small cell lung cancer: an open-label, multicentre phase 2 trial. Lancet Oncol, 17 (7): 984-993.

Planchard D, Kim TM, Mazieres J, et al, 2016. Dabrafenib in patients with BRAF (V600E) -positive advanced non-small-cell lung cancer: a single-arm, multicentre, open-label, phase 2 trial. Lancet Oncol, 17 (5): 642-650.

Planchard D, Smit EF, Groen HJM, et al, 2017. Dabrafenib plus trametinib in patients with previously untreated BRAF (V600E) -mutant metastatic non-small-cell lung cancer: an open-label, phase 2 trial. Lancet Oncol, 18 (10): 1307-1316.

Rihawi K, Giannarelli D, Galetta D, et al, 2019. BRAF mutant NSCLC and immune checkpoint inhibitors: results from a real-world experience. J Thorac Oncol, 14 (3): e57-e59.

Singal G, Miller PG, Agarwala V, et al, 2019. Association of patient characteristics and tumor genomics with clinical outcomes among patients with non-small cell lung cancer using a clinicogenomic database. JAMA, 321 (14): 1391-1399.

Subbiah V, Sen S, Hess KR, et al, 2018. Phase I study of the braf inhibitor vemurafenib in combination with the mammalian target of rapamycin inhibitor everolimus in patients with braf-mutated malignancies. JCO Precis Oncol, 22: po.18.00189.

Sullivan RJ, Infante JR, Janku F, et al, 2018. First-in-class ERK1/2 inhibitor ulixertinib (BVD-523) in patients with MAPK mutant advanced solid tumors: results of a phase I dose-escalation and expansion study. Cancer Discov, 8 (2): 184-195.

Wang R, Zhang Y, Pan Y, et al, 2015. Comprehensive investigation of oncogenic driver mutations in Chinese non-small cell lung cancer patients. Oncotarget, 6 (33): 34300-34308.

Yao Z, Yaeger R, Rodrik-Outmezguine VS, et al, 2017. Tumours with class 3 BRAF mutants are sensitive to the inhibition of activated RAS. Nature, 548 (7666): 234-238.

## 第四节　*NTRK* 基因融合突变

## 一、临床特点

### （一）*NTRK* 基因融合概述

神经营养因子受体酪氨酸激酶（neuro trophin receptor kinase，NTRK）基因家族包括 *NTRK1*、*NTRK2* 和 *NTRK3* 基因，分别编码原肌球蛋白受体激酶（tropomyosin receptor kinase，TRK）家族蛋白 TRKA、TRKB 和 TRKC（Valent et al，1997）。1982 年，在一例结肠癌样本中，*NTRK1* 被首次发现可通过原肌球蛋白 3（tropomyosin 3，*TPM3*）-*NTRK1* 重排发挥癌基因的作用（Pulciani et al，1982）。*NTRK1* 的基因产物 TRKA 随后被证实为主要表达于神经系统中的一种跨膜蛋白，神经生长因子（nerve growth factor，NGF）作为 TRKA 的高亲和力配体可促进其自身磷酸化，从而激活下游信号途径实现各种生理功能（Martin-Zanca et al，1989；Kaplan et al，1991）。后续鉴定出的 TRK 家族另两个成员 TRKB（Klein et al，1989）和 TRKC（Lamballe et al，1991）与 TRKA 蛋白具有高度相似的结构，均由胞外配体结合区、跨膜区和胞内酪氨酸激酶区组成。不同 TRK 蛋白可对特定配体显示高度亲和性，其中 TRKA 选择性结合 NGF，TRKB 选择性结合脑源性神经营养因子（brain-derived neurotrophic factor，BDNF）和神经营养因子 4（neurotrophin 4，NT-4），TRKC 则选择性结合神经营养因子 3（neurotrophin 4，NT-3）。NT-3 与三种 TRK 蛋白均可结合，但与 TRKC 的亲和性最高（Lamballe et al，1991）。配体与 TRK 受体结合可诱发受体同源二聚化和自身磷酸化，从而激活下游多种信号通路，如丝裂原活化蛋白激酶（mitogen-activated protein kinase，MAPK）通路、磷脂酰肌醇 3- 激酶（phosphatidylinositol 3-kinase，PI3K）通路、蛋白激酶 C（protein kinase C，PKC）通路等，进而参与各种细胞生物学过程（图 3-4-1）（Deinhardt et al，2014）。

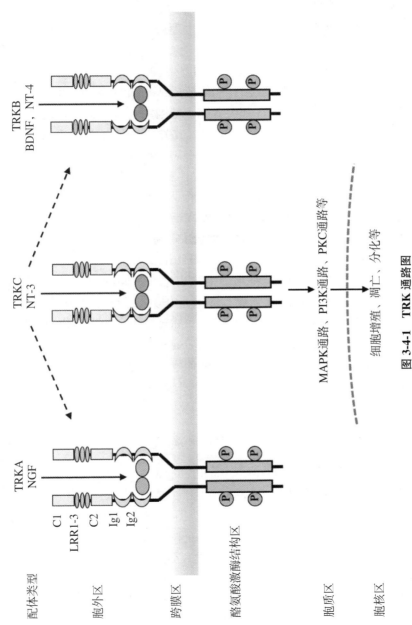

**图 3-4-1 TRK 通路图**

注：TRK，原肌球蛋白受体激酶；NGF，神经生长因子；BDNF，脑源性神经营养因子；NT-4，神经营养因子 4；NT-3，神经营养因子 3；C1，C2，半胱氨酸簇；LRR1-3，富亮氨酸区；Ig1，Ig2，类免疫球蛋白基序。

正常情况下，TRK 受体在神经组织中高表达，在神经元的分化发育、突触可塑性以及记忆与认知等生理过程中发挥重要的作用（Amatu et al，2019）。

　　TRK 异常活化与多种肿瘤的发生发展关系密切，涉及的具体机制包括 *NTRK* 突变、剪接异构体形成、基因过表达、基因融合等（Cocco et al，2018），其中 *NTRK* 基因融合最为常见，是最为明确的致癌因素（Vaishnavi et al，2015）。当 *NTRK1*、*NTRK2*、*NTRK3* 基因与其他基因发生染色体间或染色体内重排时，异常的 TRK 嵌合蛋白可不依赖于配体组成性激活下游多条信号途径，从而促进肿瘤细胞的增殖和转移。迄今为止已发现几十种 *NTRK* 融合类型，其中 *ETV6-NTRK3*、*TPM3-NTRK1* 重排等较为常见（Gatalica et al，2019），其余融合形式还包括 *BCAN-NTRK1*、*LMNA-NTRK1*、*NFASC-NTRK1* 等（Frattini et al，2013）。*NTRK* 融合基因存在于多种成人和儿童实体瘤中，不同肿瘤类型发生率不尽相同。在分泌性乳腺癌、先天性中胚层肾瘤、婴儿型纤维肉瘤等几种罕见的肿瘤类型中，*NTRK* 基因融合的发生率可高达 90%（Tognon et al，2002；Davis et al，2018；Laetsch et al，2018）；而在其他一些更为常见的肿瘤类型（如乳腺癌、肺癌、结肠癌、黑色素瘤）中，*NTRK* 融合的发生率则较低，通常不超过 25%（Amatu et al，2016）。

## （二）*NTRK* 基因融合与非小细胞肺癌

　　在非小细胞肺癌（non-small cell lung cancer，NSCLC）中，*NTRK* 融合的发生率低于 5%，通常不超过 1%（Vaishnavi et al，2013；Amatu et al，2016）。在一项统计 443 例 NSCLC 患者的回顾性研究中，研究者运用荧光原位杂交技术（fluorescence in situ hybridization，FISH），检测到 *NTRK* 融合的发生率为 2.4%（11/443），其中 7 例为腺癌，3 例为鳞癌，1 例为神经内分泌肿瘤，且大部分都有吸烟史（Varella-Garcia et al，2015）。根据另一项大型回顾性分析，在 1378 例早晚期 NSCLC 患者中，仅有 2 例患者（0.1%）

被检测到了 *NTRK1* 基因重排（Farago et al，2015）。而 Tatematsu 等（2014）运用实时荧光定量 PCR（quantitative polymerase chain reaction，qPCR）方法分析了 268 例 NSCLC 手术切除样本，却并未发现 *NTRK* 基因重排阳性病例。目前尚无明确证据表明 *NTRK* 融合与特定性别、年龄及吸烟史等临床特征显著相关，因其发病率较低，其临床病理特征仍需更大规模的临床研究加以证实。NSCLC 中 *NTRK* 融合的形式并不固定，即 *NTRK* 基因 5′ 端所融合的基因具有高度变异性。例如，Vaishnavi 等（2013）曾报道 NSCLC 中存在 *MPRIP-NTRK1*、*CD74-NTRK1* 和 *TMP53-NTRK2* 重排形式。Xia 等（2020）则报道了肺腺癌中包括 *CD74-NTRK1*、*IRF2BP2-NTRK1*、*LMNA-NTRK1*、*PHF20-NTRK1*、*SQSTM1-NTRK1*、*TPM3-NTRK1* 和 *TRP-NTRK1* 在内的 7 种融合形式。*NTRK1*、*NTRK2*、*NTRK3* 融合一般均不与其他基因突变类型同时存在，因此，在常见驱动基因阴性（如 *EGFR*、*ALK*、*ROS1* 等）的 NSCLC 患者中，针对 *NTRK* 融合的诊断和靶向治疗可能会带来新的可能性。

有证据显示，TRKB 高表达是 NSCLC 的独立预后因子（Okamura et al，2012）。研究者们通过免疫组织化学（Immunohistochemistry，IHC）方法检测了 102 例 NSCLC 肿瘤组织中 TRKB 的表达水平，结果表明 TRKB 阳性患者相比于阴性患者，其无病生存率（$P = 0.0094$）和总生存率（$P = 0.0019$）均显著降低，多因素分析进一步显示 TRKB 高表达与 NSCLC 的不良预后显著相关（$P = 0.004$），是独立于其他临床病理特征的独立预后因子。体外实验表明，*NTRK2* 过表达可以促进人肺腺癌细胞的侵袭和迁移性，敲低 TRKB 可显著降低肿瘤的侵袭转移能力，其涉及的具体机制仍需更深入的研究（Sinkevicius et al，2014）。

NSCLC 中，*NTRK* 融合可能参与介导了不依赖于 *EGFR* 变异的 EGFR-TKIs 耐药机制（Santoni-Rugiu et al，2019）。Piotrowska 等（2018）检测了 26 例三代 EGFR-TKIs 耐药患者的循环肿瘤 DNA（circulating tumor DNA，ctDNA），发现 1 例患者同时存

在 *TPM3-NTRK1* 和 *CCDC6-RET* 融合。Xia 等（2020）则分析了 21 155 例中国肺腺癌患者的临床信息，发现 *NTRK* 融合概率较低，为 0.073%（12/21 155）。在这 12 例 *NTRK1* 融合基因阳性的 NSCLC 患者中，有 6 例同时存在 *EGFR* 突变或曾经接受过 EGFR-TKIs 治疗，2 例同时存在 *EGFR* T790M 突变，1 例同时存在 *EGFR* C797S 突变，部分患者出现了 EGFR-TKIs 耐药。该研究表明，*NTRK1* 融合（如 *TPM3-NTRK1*、*LMNA-NTRK1*、*PHF20-NTRK1*、*IRF2BP2-NTRK1* 和 *BCL9-NTRK1*）可能是 EGFR-TKIs 获得性耐药的机制之一，其具体机理仍需进一步研究探索。考虑到 *EGFR* 突变在亚裔 NSCLC 患者中的高发生率，针对 EGFR-TKIs 耐药患者的 *NTRK*（尤其是 *NTRK1* 重排）融合筛查可能具有重要的提示意义。

### （三）*NTRK* 融合检测

方法包括 pan-TRKs IHC、FISH、qPCR、ctDNA 检测和二代基因测序（next-generation sequencing，NGS）等，每种检测方法均有其各自的适用性和局限性，目前对 *NTRK* 融合的诊断尚未形成权威标准。FISH 和 qPCR 检测方法具有快速且成本较低的特性，但受限于已知的特定融合类型，更适用于 *NTRK* 融合发生率较高的特定瘤种，而对 NSCLC 局限性较明显，因其 *NTRK* 重排类型并不固定（Laetsch et al，2018）。靶向 DNA 的 NGS 检测可有效地检测出多种 *NTRK* 重排类型，应用较为广泛，但仍受限于不同检测平台的技术精度，且对于包含大量内含子区域的 *NTRK2* 和 *NTRK3* 基因检测效果不佳。靶向 RNA 的 NGS（如锚定多重 PCR）可作为一种补充手段，有助于检测既往未知的上游基因伙伴（Ryma et al，2018）。*NTRK* 融合常导致 TRK 蛋白过表达，运用 pan-TRK 抗体的 IHC 检测可反映 TRK 蛋白的表达情况，因而可作为一种辅助检测手段。在难以获取核酸样本的情况下，IHC 也作为 *NTRK* 融合的筛查手段之一（Rudzinski et al，2018）。欧洲肿瘤内科学会（European Society for Medical Oncology，ESMO）

曾提出 *NTRK* 融合"两步法"检测方案：对于 *NTRK* 融合发生率较高的瘤种，可使用 FISH、PCR 或靶向 RNA 的基因测序作为确诊手段，而对于罕见出现 *NTRK* 融合的瘤种（如 NSCLC），优先推荐基于 RNA 的测序方法或首先进行 IHC 检测，再对 TRK 表达阳性的病例进行基因测序明确诊断（Marchio et al，2019）。对于 NSCLC 患者，若已行常见靶点（如 *EGFR*、*ALK*、*RET*、*ROS1*）检测且表现为阴性，可行 NGS 或 pan-TRK IHC 结合 NGS 的检测方案，若怀疑存在特定融合类型，可行 FISH 或 qPCR 加以验证。具体检测方法应视临床实际情况、成本、标本类型等而定。

## 二、药物治疗

近年来已涌现一系列针对 TRK 的抑制剂，且已被证实对于多种实体瘤的发生发展具有明显的抑制作用。根据作用靶点范围，TRK 抑制剂主要分为广谱性和特异性 TRK 抑制剂两大类，前者可作用于包括 TRK 在内的多个靶点（如 ALK、ROS1），而后者则对 TRK 具有高度选择性。针对 TRK 抑制剂的临床试验多为"篮子试验"（basket trial），即以 *NTRK* 融合变异为研究对象，不以具体肿瘤类型为筛选标准，把 *NTRK* 融合变异阳性的不同瘤种放在一起进行的临床试验。目前，一代 TRK 抑制剂拉罗替尼（Larotrectinib/LOXO-101）和恩曲替尼（Entrectinib/RXDX-101）由于疗效显著（两种药物对比见表 3-4-1），已分别于 2018 年11 月和 2019 年 8 月获得美国食品及药物管理局（food and drug administration，FDA）批准，用于具有 *NTRK* 融合基因的实体瘤患者的治疗。2019 年 NSCLC 美国国立综合癌症网络（national comprehensive cancer network，NCCN）指南已将拉罗替尼、恩曲替尼推荐用于 *NTRK* 融合基因阳性 NSCLC 患者的一线治疗。中国临床肿瘤学会（Chinese Society of Clinical Oncology，CSCO）也在 2020 年更新的 NSCLC CSCO 指南中，将拉罗替尼和恩曲替尼作为 *NTRK* 融合型 NSCLC 的一线治疗Ⅲ级推荐。其余 TRK 抑制剂目前仍处于研究阶段。

表 3-4-1　两种一代 TRK 抑制剂靶点及临床疗效对比

| 药物 | 拉罗替尼 | 恩曲替尼 |
| --- | --- | --- |
| 靶点 | TRKA/B/C | TRKA/B/C、ROS1、ALK |
| 主要临床研究项目 | LOXO-TRK-14001、SCOUT、NAVIGATE | ALKA-372-001、STARTRK-1、STARTRK-2 |
| 累计 NTRK 融合基因阳性病例数 | 159 | 54 |
| 客观缓解率（ORR） | 79%（121/153） | 57%（31/54） |
| 完全缓解率（CR） | 16%（24/153） | 7%（4/54） |
| 部分缓解率（PR） | 63%（97/153） | 50%（27/54） |
| 脑转移患者 ORR | 75%（9/12） | 55%（6/11） |
| 中位持续缓解时间 | 未达到 | 10.4 个月 |
| 中位无进展生存期 | 未达到 | 11.2 个月 |
| 中位总生存期 | 未达到 | 20.9 个月 |

### 1. 拉罗替尼

拉罗替尼（Larotrectinib/LOXO-101）是一种强效的高度选择性的口服小分子 TRK 抑制剂，可特异性靶向 TRKA、TRKB 和 TRKC 激酶，竞争性结合 ATP 与 TRK 受体的结合位点，阻断下游信号传导，从而抑制肿瘤的发生发展（Vaishnavi et al，2013）。药物活性测定结果显示，拉罗替尼抑制 TRK 的半数抑制浓度（half maximal inhibitory concentration，IC50）为 5 ～ 11 nM，且对 TRK 激酶家族的结合力远高于其他受体酪氨酸激酶，具有高度选择性（Hong et al，2019；Doebele et al，2015）（图 3-4-2）。

体外研究已证实了拉罗替尼对于 NTRK 融合基因阳性 NSCLC 的抑制作用。在具有 MPRIP-NTRK1 融合的肺腺癌细胞系中，拉罗替尼表现出了强有力的抗肿瘤活性，可介导肿瘤细胞凋亡和 G1 期滞留，对癌细胞生长的抑制作用呈现显著的剂量依赖

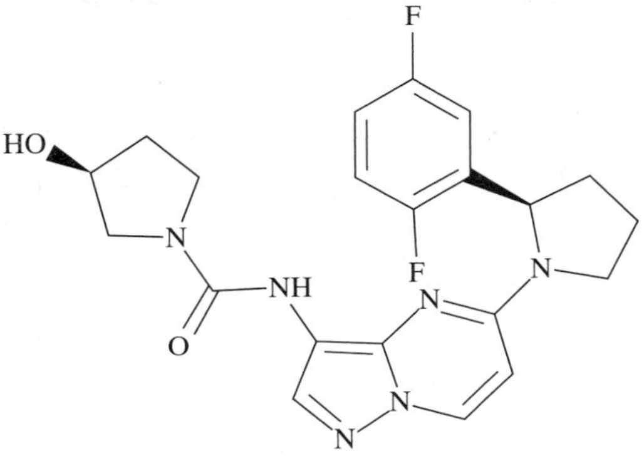

化学式：$C_{21}H_{22}F_2N_6O_2$

相对分子量：428.444 g/mol

**图 3-4-2　拉罗替尼结构式**

图片来源：Drugbank 数据库（www.drugbank.ca）

特性。该研究也表明拉罗替尼可以抑制 *MPRIP-TRKA* 融合癌蛋白和 ERK1/2 的磷酸化作用，从而阻断信号通路的传导。裸鼠体内试验进一步证实了拉罗替尼的抗肿瘤效应（Doebele et al，2015）。此外，在不存在 *NTRK* 融合变异的细胞系中，拉罗替尼并未表现出抗肿瘤作用，进一步证实了该药的高度选择性（Vaishnavi et al，2013）。

　　基于拉罗替尼治疗 *NTRK* 融合型实体瘤的临床试验已取得一定成果。LOXO-TRK-14001（临床试验代码：NCT02122913）是一项研究口服 TRK 抑制剂拉罗替尼治疗成年 *NTRK* 融合基因阳性实体瘤患者的安全性和有效性的 I 期剂量递增临床研究（Hong et al，2019）。该试验共纳入了 70 例局部晚期或远处转移的成年实体瘤患者（不考虑 *NTRK* 融合状态），其中 8 例为 *NTRK* 融合基因阳性患者，6 例携带 *ETV6-NTRK3* 融合变异，1 例携带 *LMNA-NTRK1* 融合变异，1 例携带 *TPR-NTRK1* 融合变异。在可评估的病例中，*NTRK* 融合基因阳性患者应用拉罗替尼的客观缓解率（objective response rate，ORR）达到了 100%（8/8），而对

于 *NTRK* 突变或扩增的患者其抗肿瘤活性则较为有限。拉罗替尼半衰期较短，血药浓度主要与给药剂量有关。该研究亦探讨了拉罗替尼的安全剂量，结果表明拉罗替尼使用剂量低于 100 mg bid 时患者耐受性较好，无剂量限制性毒性，故推荐 100 mg bid 作为 II 期临床试验的剂量标准。与治疗相关的不良反应主要为疲劳、头晕、贫血、肝酶升高等，且大多数为 1 级或 2 级，只有 19%（13/70）的患者出现了 3 级不良事件。该临床试验表明，拉罗替尼治疗 *NTRK* 融合基因阳性的成年实体瘤患者具有良好的疗效和耐受性。另一项探讨拉罗替尼治疗儿童 *NTRK* 融合肿瘤的安全性和有效性的 I / II 期临床试验为 SCOUT（临床试验代码：NCT02637687）（Laetsch et al，2018）。该试验纳入了 24 例 1 月至 21 岁的患有局部晚期或转移性实体瘤或中枢神经系统的婴儿、儿童和青少年患者，其中 17 位携带有 *NTRK* 融合变异。*NTRK* 融合基因阳性的儿童患者应用拉罗替尼的 ORR 可达 93%（14/15），未实现客观缓解的 1 例病例也未出现肿瘤进展，而 *NTRK* 融合阴性的患者均未达到客观缓解，ORR 为 0%（0/7）。拉罗替尼治疗小儿患者的推荐剂量不超过 100 mg/m$^2$ bid（每次 100 mg 为上限），不良反应主要集中于转氨酶升高、白细胞减少、呕吐、贫血等，耐受性良好。II 期临床试验 NAVIGATE（临床试验代码：NCT02576431）既包括了青少年患者也包括了成年患者，并且规定了拉罗替尼的使用剂量，即成人和体表面积大于 1 m$^2$ 的青少年患者使用 100 mg bid，体表面积不足 1 m$^2$ 的儿童根据 100 mg/m$^2$ bid 剂量给药，进一步验证了拉罗替尼治疗成人及青少年 *NTRK* 融合型实体瘤患者的有效性和安全性（Drilon et al，2018a）。

上述关于拉罗替尼的 3 项 I / II 期试验结果汇总发表于新英格兰医学杂志和柳叶刀杂志（Drilon et al，2018a；Hong et al，2020）。截至 2019 年 2 月，3 项篮子试验共分析了 159 例 *NTRK* 融合基因阳性的局部晚期或转移性实体瘤患者（包括软组织肉瘤、甲状腺癌、肺癌、肠癌、黑色素瘤、乳腺癌、胰腺癌等），这些患者年龄介于 1 月至 84 周岁之间，其中有 12 例为肺癌患者。据统计，*NTRK1*、*NTRK2*、*NTRK3* 融合基因的占比分别为 40%、3% 和 55%。汇总结果表明，拉罗替尼治疗 *NTRK* 融合基因阳性的实体瘤患者，其 ORR 为 79%（121/153），其中完全缓解率为 16%（24/153），部分缓解率为 63%（97/153），12% 和 6% 的病例则分别为稳定和进展，总体疗效良好，且不同肿瘤类型、性别、年龄之间并无显著差异。12 例肺癌患者中，9 例对拉罗替尼反应良好。上述试验各种不良反应（如肝酶升高、贫血、粒细胞减少）的发生率均较低（小于 5%），且未出现治疗相关的死亡事件，显示出了良好的安全性。

　　*NTRK* 融合基因阳性的实体瘤有发生脑转移的倾向（Cocco et al，2018）。拉罗替尼已被证实可以通过血脑屏障（Ziegler et al，2018），进一步研究表明 TRK 融合基因阳性的原发脑肿瘤患者和脑转移患者使用拉罗替尼均可实现颅内疾病控制（Rosen et al，2019；Drilon et al，2019）。上述三项临床试验中的 159 例患者里还包括了 13 例脑转移患者，拉罗替尼治疗脑转移患者的 ORR 显示为 75%（9/12），3 例脑转移灶可测量的患者中，1 例应用拉罗替尼后出现了完全缓解，1 例部分缓解，1 例病情稳定，显示了拉罗替尼对存在脑转移的 *NTRK* 融合基因阳性实体瘤患者的有效作用（Drilon et al，2018a）。

　　目前推荐的拉罗替尼口服生物制剂的安全剂量为 100 mg bid，对于体表面积不足 1 $m^2$ 的少儿患者则需根据体表面积给药（100 mg/$m^2$）。药代动力学研究显示，拉罗替尼口服后约 1 h 血浆浓度可达峰值，主要由细胞色素酶 CYP3A4 代谢，经粪便和尿液排出体外，其半衰期为 2.9 h（Berger et al，2018）。临床试验结果显示，拉罗替尼的药物相关不良反应包括乏力、ALT 和 AST 升高、咳嗽、便秘、贫血、头晕、恶心、呕吐、腹泻、白细胞减少、呼吸困难、肌痛、头痛、低钾血症等，用药期间应密切监测不良反应，复查各项临床指标，根据情况酌情减量或停药。目前尚无针对孕妇和哺乳期妇女应用拉罗替尼的安全性及有效性数据。动物研究发现，拉罗替尼可通过动物胎盘屏障，可能对胎儿造成不利影响，因此不建议孕妇服用拉罗替尼。哺乳期妇女至少在停用拉罗替尼一周后方可考虑母乳喂养，以避免对新生儿造成可能的不利影响。考虑到可能的生殖毒性，服用拉罗替尼后应行至少一周的有效避孕。拉罗替尼长期不良反应谱仍需上市后进一步监测。

2．恩曲替尼

恩曲替尼（Entrectinib/RXDX-101）是继拉罗替尼后第二个通过 FDA 认证的靶向 *NTRK* 融合基因的跨瘤种抗癌药物(图 3-4-3)。不同于拉罗替尼，恩曲替尼是一种更为广谱的多重酪氨酸激酶抑制剂，除 TRKA、TRKB 和 TRKC 外（IC50 为 0.1 ~ 2 nM），亦可靶向 ROS1（IC50 为 0.2 nM）和 ALK（IC50 为 1.6 nM）融合基因，可用于靶向治疗携带 *NTRK* 或 *ROS1* 融合基因的局部晚期或转移性实体瘤患者（Ardini et al，2016）。体外实验结果显示，恩曲替尼在多种含有 *NTRK*、*ROS1* 或 *ALK* 融合基因的癌细胞系（包括 NSCLC 细胞）中均表现出了抗肿瘤活性（Menichincheri et al，2016）。此外，恩曲替尼可以通过血脑屏障，在颅内植入含有 *ALK*、*ROS1* 或 *NTRK* 融合基因细胞系的小鼠模型中可表现出明显的抗脑肿瘤活性（Ardini et al，2016）。

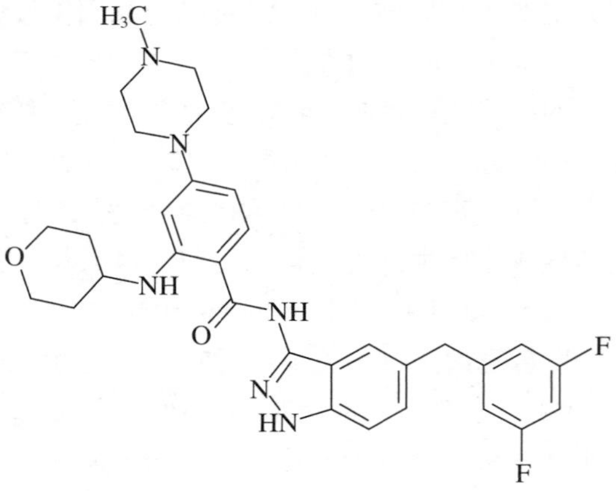

化学式：$C_{31}H_{34}F_2N_6O_2$

相对分子量：560.650 g/mol

**图 3-4-3　恩曲替尼结构式**

图片来源：Drugbank 数据库（www.drugbank.ca）

研究恩曲替尼治疗成年或儿童 NTRK 融合基因阳性实体瘤患者的安全性和有效性的临床试验主要包括：成人 I 期临床试验 ALKA-372-001 和 STARTRK-1（临床试验代码：NCT02097810），II 期临床试验 STARTRK-2（临床试验代码：NCT02568267），I/Ib 期青少年临床试验 STARTRK-NG（临床试验代码：NCT02650401）（Drilon et al，2017a；Robinson et al，2019）。两项成人 I 期临床试验共纳入了 119 例成人实体瘤患者，其中 60 例携带 NTRK1、NTRK2、NTRK3、ROS1 或 ALK 融合基因，结果显示，不携带融合基因或既往接受过 ALK/ROS1 靶向治疗后出现复发性基因重排的患者对恩曲替尼反应不佳。研究者着重关注了 25 例可评估的未经靶向治疗的融合基因阳性的病例，结果显示，其中 3 例 NTRK 融合基因阳性的实体瘤患者（包括 1 例 SQSTM1-NTRK1 融合基因阳性 NSCLC 患者）对恩曲替尼的 ORR 达到了 100%（3/3），ROS1 和 ALK 融合基因阳性患者的 ORR 则分别达到了 86%（12/14）和 57%（4/7）。此外，恩曲替尼在中枢神经系统中显现出了良好的抗肿瘤活性，颅内病灶应答率可达 63%（5/8）。值得注意的是，一位携带了 SQSTM1-NTRK1 融合基因的 NSCLC 患者，治疗前存在 15～20 个脑转移病灶，在接受了 15 个月的恩曲替尼治疗之后实现了颅内病灶的完全缓解（Farago et al，2015）。该试验亦探索了恩曲替尼的安全剂量和不良反应谱。结果显示，恩曲替尼半衰期为 20～22 小时，推荐应用 600 mg qd 的方案连续给药治疗。药物相关的不良反应大多数为 1 级或 2 级，通过调整剂量可以逆转 3 级不良反应，常见的不良事件包括乏力、消化不良、感觉异常、恶心和肌痛等，大多可耐受。II 期临床试验 STARTRK-2 仍在招募中。2019 年 12 月《柳叶刀》杂志发表了 ALKA-372-001、STARTRK-1 和 STARTRK-2 三项临床试验的汇总分析（Doebele et al，2020）。三项试验共计纳入了 54 例 NTRK 融合基因阳性的局部晚期或转移性的成人实体瘤患者，统计显示大多数融合变异发生于 NTRK1 和 NTRK3 基因，其中最常见的融合类型包括 ETV6-NTRK3（46%）、TPM3-NTRK1（7%）和 TPR-

*NTRK1*（7%）。只有 1 例患者携带 *NTRK2* 融合基因，而该患者对恩曲替尼反应欠佳。疗效评估显示恩曲替尼治疗 *NTRK* 融合基因阳性实体瘤的 ORR 达 57%（31/54），7%（4/54）为完全缓解，50%（27/54）达到部分缓解，17%（9/54）的患者疾病总体保持稳定，中位持续缓解时间和中位无进展生存期分别达到了 10.4 个月和 11.2 个月。值得注意的是，恩曲替尼对多种肿瘤类型均有疗效，10 例 *NTRK* 融合基因阳性的 NSCLC 患者中有 7 例对药物反应良好。此外，这 54 个病例里包含了 11 例基线为原发性或转移性脑肿瘤的患者，对于这些患者，恩曲替尼的总体 ORR 达到了 55%（6/11），另外 4 例（33%）显示疾病稳定，中位颅内无进展生存期达 14 个月。STARTRK-NG 临床试验结果显示恩曲替尼治疗幼儿和青少年 *NTRK* 融合基因阳性实体瘤亦具有显著的疗效和良好的耐受性（Robinson et al，2019）。结果显示，恩曲替尼治疗 11 例 *NTRK*、*ROS1* 或 *ALK* 融合基因阳性的颅内肿瘤或实体瘤少儿患者均表现出了快速且持久的疗效（11/11），进一步证实了恩曲替尼针对 *NTRK*、*ROS1*、*ALK* 融合基因靶向治疗的优越性，尤其对原发性或转移性中枢神经系统肿瘤的患者疗效显著。

目前推荐的恩曲替尼口服剂量为成人 600 mg qd，对于青少年患者则需根据体表面积计算，推荐剂量为 550 mg/m$^2$ qd，直至出现疾病进展或不可耐受的毒性反应（Drilon et al，2017a；Robinson et al，2019）。单次给药后 4～5 小时血药浓度达到峰值，药物血浆蛋白结合率达 99%，主要经由细胞色素酶 CYP3A4 代谢，产生活性代谢产物 M5（与恩曲替尼具有类似的药理学活性），经粪便和尿液排出（Attwa et al，2018；Al-Salama et al，2019）。恩曲替尼常见的不良反应包括味觉障碍、便秘、乏力、腹泻、头晕、恶心、呕吐等，大多可耐受，严重时可出现充血性心力衰竭、长 QT 间期、肺水肿、认知障碍、肝毒性等（Drilon et al，2017a；Robinson et al，2019）。出现不良反应者可酌情减少药物剂量（逐步减少至 400 mg qd 或 200 mg qd）或暂时停药至可以耐受。对于出现严重不良反应且调整用药后仍无法耐受或复发的情况，则应永久终止服药。对于存在心脑血管危险因素的病人应谨慎用药，密切监测不良反应。恩曲替尼对于孕妇及哺乳期妇女的安全性尚无证据支持，故目前不作常规推荐。

3. TRK 抑制剂耐药

经一代 TRK 抑制剂治疗一段时间后，多数患者可能出现耐药问题，其耐药机制主要包括靶点耐药（on-target）和非靶点耐药（off-target）。靶点耐药机制主要表现为 *NTRK* 激酶结构域的变异，与 ALK、ROS1 酪氨酸激酶抑制剂治疗 *ALK*、*ROS1* 融合基因阳性肺癌的耐药机制类似（Cocco et al，2018）。根据发生位置的不同，*NTRK* 激酶结构域的变异可分为溶剂前沿突变、守门员突变和 xDFG 基序区域突变。溶剂前沿突变发生于激酶表面 TRK 抑制剂的附着区域，主要包括 $TRKA^{G595R}$、$TRKB^{G639R}$ 和 $TRKC^{G623R}$ 突变，与 $ALK^{G1202R}$ 和 $ROS1^{G2032R}$ 突变同源，在 NSCLC 中发生率较高；守门员突变包括 $TRKA^{F589L}$、$TRKB^{F633L}$ 和 $TRKC^{F617L}$ 突变，与 $ALK^{L1196M}$ 和 $ROS1^{L2026M}$ 突变同源；xDFG 基序变异包括 $TRKA^{G667C}$、$TRKB^{G709C}$ 和 $TRKC^{G696A}$，与 $ALK^{G1269}$ 突变同源（Schram et al，2017）。NTRK 激酶结构域发生突变可在空间上干扰 TRK 抑制剂的结合（Drilon et al，2017b）。目前已在拉罗替尼或恩曲替尼治疗 *NTRK* 融合基因阳性实体瘤进展的病例中鉴定出上述几种变异（Russo et al，2016），提示靶点耐药机制可能在 TRK 抑制剂耐药的过程中发挥重要作用。非靶点耐药机制主要涉及其他受体酪氨酸激酶和下游信号通路节点分子。例如，*MET* 基因扩增、*BRAF* V600E 突变以及 *KRAS* 热点突变已被证实可出现在 TRK 抑制剂耐药的 *NTRK* 融合基因阳性癌症患者的肿瘤组织或血浆样本中（Cocco et al，2019）。胰岛素样生长因子 1 受体（insulin growth factor receptor type 1，IGF1R）介导的旁路激活途径可能也是耐药原因之一（Fuse et al，2017）。联合用药是应对非靶点耐药的策略之一。例如，针对 *MET* 基因扩增导致的 *NTRK* 融合基因阳性肿瘤一代 TRK 抑制剂耐药，可联合应用 TRK 抑制剂和 MET 抑制剂，已被证实可取得确切疗效，值得进一步探索（Cocco et al，2019）。目前，为克服一代 TRK 抑制剂耐药性问题，二代 TRK 抑制剂（如 Selitrectinib 和 Repotrectinib）等已处于临床研究中。

## 三、新药开发及研究前景

1. 第二代小分子 TRK 抑制剂

Selitrectinib（LOXO-195）和 Repotrectinib（TPX-0005）是目前研究最为广泛的二代小分子 TRK 抑制剂，主要用于应对靶点耐药突变，同时对野生型 TRK 可产生更强有力的抑制作用（Drilon et al，2017b；Drilon et al，2018b）。酶促反应显示，对于 TRK 溶剂前沿突变，LOXO-195 和 TPX-0005 的 IC50 分别为 2.0 ~ 2.3 nM 和 2.7 ~ 4.5 nM；对于守门员突变，LOXO-195 和 TPX-0005 的 IC50 分别为 2.0 ~ 2.3 nM 和 0.2 nM 以下；对于 xDFG 基序变异，两种药物的 IC50 则分别为 2.0 ~ 2.3 nM 和 9.2 nM。二代 TRK 抑制剂针对靶点耐药突变的活性已于体内外模型中得到验证（Drilon et al，2017b；Drilon et al，2018b）。与 LOXO-195 不同的是，TPX-0005 不仅可以靶向 TRKA、TRKB、TRKC，也可对 ALK 和 ROS1 激酶发挥抑制作用。

目前，针对 LOXO-195（NCT03215511）和 TPX-0005（NCT03093116）治疗 *NTRK* 融合基因阳性实体瘤患者的安全性和有效性的 I 期临床研究正在开展。美国肿瘤研究协会（American Association for Cancer Research，AACR）2019 年年会报道了 LOXO-195 和 TPX-0005 的疗效和安全性数据。数据显示，31 例既往接受一代 TRK 抑制剂治疗后进展的 *NTRK* 融合基因阳性实体患者，应用二代 TRK 抑制剂 LOXO-195 序贯治疗的 ORR 达 45%（9/20）。这些病例中，溶剂前沿突变为最常见的耐药机制。另外 3 例因旁路途径激活导致耐药的患者和 5 例耐药机制不明的患者，应用 LOXO-195 的疗效均不理想。与 LOXO-195 相关的不良反应主要包括头晕、恶心、呕吐、贫血、疲劳、白细胞数目减少等，大多可耐受，安全性良好。TPX-0005 显示出了比 LOXO-195 更广谱且高效的抑制活性。临床数据表明，对比 LOXO-195，TPX-0005 具有更强的针对守门员突变（如 NTRK1$^{F589L}$ 和 NTRK3$^{F617I}$）的抑制作用。TPX-0005 也是目前临床试验中唯一对复合突变（NTRK1$^{G595R}$ 合并 NTRK1$^{F589L}$）有效的 TRK 抑制剂（Drilon et al，2017b）。

因新一代 TRK 抑制剂对发生已知耐药突变的患者反应性较好，故在临床实践中，为应对一代 TRK 抑制剂耐药问题，应鼓励行肿瘤或血液标本的耐药突变分子分析，以识别可从二代 TRK 抑制剂获益的可能人群。

2．Taletrectinib（DS-6051b/AB106）

Taletrectinib（DS-6051b/AB106）是一种新型小分子口服 *ROS1*/*NTRK* 双靶点抑制剂，对发生 *NTRK* 或 *ROS1* 重排的实体瘤均具有高效的抗肿瘤活性，同时可穿过血脑屏障，对脑转移患者也有治疗价值。Ⅰ期临床试验数据表明，DS-6051b 治疗 *NTRK* 融合基因阳性的实体瘤患者疗效较好，其中 1 例携带 *NTRK1-TPM3* 融合基因的甲状腺瘤患者应用 DS-6051b 后的持续缓解时间达到了 3 年以上。针对 DS-6051b 治疗 *NTRK* 融合突变阳性的 NSCLC 患者的疗效和安全性的Ⅱ期临床试验目前也正在开展。

3．其他新型 TRK 抑制剂

其他一些新型的在研 TRK 抑制剂包括 Foretinib（靶向 NTRK1$^{G667C}$ 突变）、Meristinib（MET 及多种酪氨酸激酶广谱抑制剂）、PLX-7486（靶向 TRK/CSF1R）、Sitravatinib（广谱酪氨酸激酶抑制剂）、TL-118（国内首个针对 *NTRK* 融合基因阳性晚期实体瘤的靶向药物）、ICP-723（国内自主研发的二代 TRK 抑制剂）等。随着 *NTRK* 融合成为越来越受重视的"钻石"靶点，国内外越来越多的针对新型 TRK 抑制剂的Ⅰ/Ⅱ期临床试验也正逐渐开展，未来前景广阔。

（常建华　邹　璇）

## 参考文献

Al-Salama ZT, Keam SJ, 2019. Entrectinib: First global approval. Drugs, 79 (13): 1477-1483.

Amatu A, Sartore-Bianchi A, Siena S, 2016. NTRK gene fusions as novel targets of cancer therapy across multiple tumour types. ESMO Open, 1 (2): e000023.

Amatu A, Sartore-Bianchi A, Bencardino K, et al, 2019. Tropomyosin receptor kinase (TRK) biology and the role of NTRK gene fusions in cancer. Ann Oncol, 30 (Suppl_8): viii5-viii15.

Ardini E, Menichincheri M, Banfi P, et al, 2016. Entrectinib, a Pan-TRK, ROS1, and ALK Inhibitor with Activity in Multiple Molecularly Defined Cancer Indications. Mol Cancer Ther, 15 (4): 628-639.

Attwa MW, Kadi AA, Alrabiah H, et al, 2018. LC-MS/MS reveals the formation of iminium and quinone methide reactive intermediates in entrectinib metabolism: In vivo and in vitro metabolic investigation. J Pharm Biomed Anal, 160: 19-30.

Berger S, Martens UM, Bochum S, 2018. Larotrectinib (LOXO-101). Recent Results Cancer Res, 211: 141-151.

Cocco E, Scaltriti M, Drilon A, 2018. NTRK fusion-positive cancers and TRK inhibitor therapy. Nat Rev Clin Oncol, 15 (12): 731-747.

Cocco E, Schram AM, Kulick A, et al, 2019. Resistance to TRK inhibition mediated by convergent MAPK pathway activation. Nat Med, 25 (9): 1422-1427.

Davis JL, Lockwood CM, Albert CM, et al, 2018. Infantile NTRK-associated Mesenchymal Tumors. Pediatr Dev Pathol, 21 (1): 68-78.

Deinhardt K, Chao MV, 2014. Trk receptors. Handb Exp Pharmacol, 220: 103-119.

Doebele RC, Davis LE, Vaishnavi A, et al, 2015. An oncogenic NTRK fusion in a patient with soft-tissue sarcoma with response to the tropomyosin-related kinase inhibitor LOXO-101. Cancer Discov, 5 (10): 1049-1057.

Doebele RC, Drilon A, Paz-Ares L, et al, 2020. Entrectinib in patients with advanced or metastatic NTRK fusion-positive solid tumours: integrated analysis of three phase 1-2 trials. Lancet Oncol, 21 (2): 271-282.

Drilon A，Siena S，Ou SI，et al，2017a. Safety and antitumor activity of the multitargeted pan-TRK，ROS1，and ALK inhibitor entrectinib：combined results from two phase I trials（ALKA-372-001 and STARTRK-1）. Cancer Discov，7（4）：400-409.

Drilon A，Nagasubramanian R，Blake JF，et al，2017b. A next-generation TRK kinase inhibitor overcomes acquired resistance to prior TRK kinase inhibition in patients with TRK fusion-positive solid tumors. Cancer Discov，7（9）：963-972.

Drilon A，Laetsch TW，Kummar S，et al，2018a. Efficacy of larotrectinib in TRK fusion-positive cancers in adults and children. N Engl J Med，378（8）：731-739.

Drilon A，Ou SI，Cho BC，et al，2018b. Repotrectinib（TPX-0005）Is a next-generation ROS1/TRK/ALK inhibitor that potently inhibits ROS1/TRK/ALK solvent- front mutations. Cancer Discov，8（10）：1227-1236.

Drilon A，DuBois S，Farago A，et al，2019. Activity of larotrectinib in TRK fusion cancer patients with brain metastases or primary central nervous system tumors. J Thorac Oncol，37：15.

Farago AF，Le LP，Zheng Z，et al，2015. Durable clinical response to entrectinib in NTRK1-rearranged non-small cell lung cancer. J Thorac Oncol，10（12）：1670-1674.

Frattini V，Trifonov V，Chan JM，et al，2013. The integrated landscape of driver genomic alterations in glioblastoma. Nat Genet，45（10）：1141-1149.

Fuse MJ，Okada K，Oh-Hara T，et al，2017. Mechanisms of resistance to NTRK inhibitors and therapeutic strategies in NTRK1-rearranged cancers. Mol Cancer Ther，16（10）：2130-2143.

Gatalica Z，Xiu J，Swensen J，et al，2019. Molecular characterization of cancers with NTRK gene fusions. Mod Pathol，32（1）：147-153.

Hong DS，Bauer TM，Lee JJ，et al，2019. Larotrectinib in adult patients with solid tumours：a multi-centre，open-label，phase I dose-escalation study. Ann Oncol，30（2）：325-331.

Hong DS，DuBois SG，Kummar S，et al，2020. Larotrectinib in patients with TRK fusion-positive solid tumours：a pooled analysis of three phase 1/2 clinical trials. Lancet Oncol，21（4）：531-540.

Kaplan DR，Hempstead BL，Martin-Zanca D，et al，1991. The trk proto-oncogene product：a signal transducing receptor for nerve growth factor.

Science，252（5005）：554-558.

Klein R，Parada LF，Coulier F，et al，1989. TrkB，a novel tyrosine protein kinase receptor expressed during mouse neural development. EMBO J,8（12）：3701-3709.

Laetsch TW，DuBois SG，Mascarenhas L，et al，2018. Larotrectinib for paediatric solid tumours harbouring NTRK gene fusions：phase 1 results from a multicentre，open-label，phase 1/2 study. Lancet Oncol，19（5）：705-714.

Lamballe F，Klein R，Barbacid M，1991. TrkC，a new member of the trk family of tyrosine protein kinases,is a receptor for neurotrophin-3. Cell,66(5)：967-979.

Marchio C，Scaltriti M，Ladanyi M，et al，2019. ESMO recommendations on the standard methods to detect NTRK fusions in daily practice and clinical research. Ann Oncol，30（9）：1417-1427.

Martin-Zanca D，Oskam R，Mitra G，et al，1989. Molecular and biochemical characterization of the human trk proto-oncogene. Mol Cell Biol，9（1）：24-33.

Menichincheri M，Ardini E，Magnaghi P，et al，2016. Discovery of entrectinib：a new 3-aminoindazole as a potent anaplastic lymphoma kinase（ALK），c-ros oncogene 1 kinase（ROS1）,and pan-tropomyosin receptor kinases（pan-TRKs）inhibitor. J Med Chem，59（7）：3392-3408.

Okamura K，Harada T，Wang S，et al，2012. Expression of TrkB and BDNF is associated with poor prognosis in non-small cell lung cancer. Lung Cancer，78（1）：100-106.

Piotrowska Z，Isozaki H，Lennerz JK，et al，2018. Landscape of acquired resistance to osimertinib in EGFR-mutant NSCLC and clinical validation of combined EGFR and RET inhibition with osimertinib and BLU-667 for acquired RET fusion. Cancer Discov，8（12）：1529-1539.

Pulciani S，Santos E，Lauver AV，et al，1982. Oncogenes in solid human tumours. Nature，300（5892）：539-542.

Robinson G，Gajjar A，Karen MG，et al，2019. Phase 1/1B trial to assess the activity of entrectinib in children and adolescents with recurrent or refractory solid tumors including central nervous system（CNS）tumors. J Thorac Oncol，37：15.

Rosen EY，Schram AM，Young RJ，et al，2019. Larotrectinib demonstrates

CNS Efficacy in TRK Fusion-Positive Solid Tumors. JCO Precis Oncol，3.

Rudzinski ER，Lockwood CM，Stohr BA，et al，2018. Pan-trk immunohistochemistry identifies NTRK rearrangements in pediatric mesenchymal tumors. Am J Surg Pathol，42（7）：927-935.

Russo M，Misale S，Wei G，et al，2016. Acquired resistance to the TRK inhibitor entrectinib in colorectal cancer. Cancer Discov，6（1）：36-44.

Ryma B，Michael DO，Kerry A，et al，2018. Comprehensive detection of targetable fusions in lung adenocarcinomas by complementary targeted DNAseq and RNAseq assays. J Thorac Oncol，36：15.

Santoni-Rugiu E，Melchior LC，Urbanska EM，et al，2019. Intrinsic resistance to EGFR-tyrosine kinase inhibitors in EGFR-mutant non-small cell lung cancer：differences and similarities with acquired resistance. Cancers（Basel），11（7）.

Schram AM，Chang MT，Jonsson P，et al，2017. Fusions in solid tumours：diagnostic strategies，targeted therapy，and acquired resistance. Nat Rev Clin Oncol，14（12）：735-748.

Sinkevicius KW，Kriegel C，Bellaria KJ，et al，2014. Neurotrophin receptor TrkB promotes lung adenocarcinoma metastasis. Proc Natl Acad Sci USA，111（28）：10299-10304.

Tatematsu T，Sasaki H，Shimizu S，et al，2014. Investigation of neurotrophic tyrosine kinase receptor 1 fusions and neurotrophic tyrosine kinase receptor family expression in non-small-cell lung cancer and sensitivity to AZD7451 in vitro. Mol Clin Oncol，2（5）：725-730.

Tognon C，Knezevich SR，Huntsman D，et al，2002. Expression of the ETV6-NTRK3 gene fusion as a primary event in human secretory breast carcinoma. Cancer Cell，2（5）：367-376.

Vaishnavi A，Capelletti M，Le AT，et al，2013. Oncogenic and drug-sensitive NTRK1 rearrangements in lung cancer. Nat Med，19（11）：1469-1472.

Vaishnavi A，Le AT，Doebele RC，2015. TRKing down an old oncogene in a new era of targeted therapy. Cancer Discov，5（1）：25-34.

Valent A，Danglot G，Bernheim A，1997. Mapping of the tyrosine kinase receptors trkA（NTRK1），trkB（NTRK2）and trkC（NTRK3）to human chromosomes 1q22，9q22 and 15q25 by fluorescence in situ hybridization. Eur J Hum Genet，5（2）：102-104.

Varella-Garcia M，Kako S，Nguyen C，et al，2015. FISHing TRK activation by gene rearrangements in non-small cell lung cancer. J Thorac Oncol，(10)：9.

Xia H，Xue X，Ding H，et al，2020. Evidence of NTRK1 Fusion as resistance mechanism to EGFR TKI in EGFR+ NSCLC：results from a large-scale survey of NTRK1 fusions in Chinese patients with lung cancer. Clin Lung Cancer，21（3）：247-254.

Ziegler DS，Wong M，Mayoh C，et al，2018. Brief Report：Potent clinical and radiological response to larotrectinib in TRK fusion-driven high-grade glioma. Br J Cancer，119（6）：693-696.

# 第五节　HER2 基因突变

## 一、临床特点

### （一）HER2 概述

人表皮生长因子受体 -2（human epidermal growth factor receptor 2，HER2）是 ErbB 受体酪氨酸激酶家族的重要成员之一，其成员还包括 HER1（EGFR）、HER3 和 HER4。*HER2* 定位于人类染色体 17q21，是一种原癌基因，编码分子量为 185 000 Da 的跨膜蛋白，为受体酪氨酸激酶。*HER2* 编码的蛋白没有特定的配体，主要通过与其他 ErbB 家族受体形成同源或异源二聚体而被激活，其中，以 EGFR 与 HER2 异二聚体结合最为稳定。HER2 激活导致其下游信号通路包括 PI3K、AKT、mTOR 以及 MAPK 途径的激活，从而抑制细胞凋亡，促进肿瘤细胞增殖、分化和转移（Oxnard et al，2013）。研究发现，HER2 异二聚体较同源二聚体更能激活下游信号通路。目前已经发现，其参与乳腺癌、胃癌、肺癌、膀胱癌、卵巢癌和胰腺癌等多种恶性肿瘤的发生发展，与恶性肿瘤的治疗效果及预后密切相关（Scholl et al，2001）。

（二）HER2 与非小细胞肺癌

HER2 的致癌性激活主要有三种表现形式：基因扩增、蛋白过表达及基因突变，从而导致 HER2 通路的异常调节。在非小细胞肺癌中，基因扩增、蛋白过表达及基因突变三种形式所占比例分别为：2% ～ 22.8%、11% ～ 32% 和 1.6% ～ 4%。

1. HER2 基因扩增和（或）蛋白过表达

HER2 基因扩增和（或）蛋白过表达，可以通过 FISH 检测和免疫组化确定，HER2 过表达和（或）基因扩增已被证明在乳腺癌和胃癌的治疗中至关重要，其中 HER2 过表达对抗 HER2 治疗（包括曲妥珠单抗）具有更明显的疗效。在 NSCLC 中，HER2 过表达和扩增分别占 6% ～ 35% 和 10% ～ 20%，但是研究表明，曲妥珠单抗联合化疗未能提高 HER2 阳性患者的生存率。另外，HER2 扩增也被发现是一代 EGFR-TKIs 的耐药机制之一。

2. HER2 基因突变

逐渐有研究表明，HER2 突变与蛋白过表达及基因扩增是相互独立的，在肺腺癌的发生发展中，HER2 基因突变，比过表达或基因扩增更重要（Mazières et al，2013）。HER2 激酶结构域突变是 2004 年首次报道的。研究表明，与 EGFR 突变相似，HER2 突变主要发生在亚洲、女性、不吸烟、腺癌患者中，通常不与其他驱动基因突变（EGFR、KRAS、ALK）同时出现。在 EGFR、KRAS、ALK 野生型的患者中，HER2 突变的发生率可高达 6%。研究表明，HER2 突变患者的总生存率与 EGFR、KRAS、ALK、BRAF 突变或野生型的总生存相似。由于 HER2 突变发生率低，其对预后的影响目前尚未阐明，且目前得出的研究结论也不一致。Arcila 等（2012）研究分析 468 例晚期 NSCLC 患者的生存结局，包括 KRAS 突变、BRAF 突变、ALK 易位、HER2 突变。虽然在总生存方面，HER2 突变与其他队列并没有明显的统计学差异，但是 HER2 突变及 KRAS 突变患者的生存表现最差。

HER2 突变通常发生在第 18 ～ 21 外显子，80% ～ 90% 发生在第

20 外显子。*HER2* 20 外显子突变包括点突变，如 L755S 和 G776C，更常见的是插入，最常见的插入是 p.A775_G776insYVMA，其比例可高达 60%（Ou et al，2019）。目前，*HER2* 突变在肺癌中的产生机制仍不明确，*HER2* 突变型 IV 期 NSCLC 患者的中位总生存时间仅为 1.6 ～ 1.9 年，临床用于治疗 *HER2* 突变型 NSCLC 的药物疗效有限。

（三）HER2 检测

NSCLC 中 HER2 改变可以分为突变、扩增和蛋白过表达三种。有几种方法可以用于检测 HER2 改变，实验室检测方法包括用于检测蛋白质表达的免疫组织化学法（immunohistochemistry，IHC）、用于检测基因表达的荧光原位杂交法（fluorescence in situ hybridization，FISH）、用于检测包括基因突变在内的 Sanger 测序和二代测序技术（next generation sequencing，NGS）。目前推荐 Sanger 测序和 NGS 测序方法用以检测 *HER2* 基因突变。Sanger 测序使用寡核苷酸测序引物靶向目标 DNA 的一段特定区域，该引物与邻近目标区域的 DNA 片段结合（目标 DNA 周围必须有一段已知序列的区域），为了确定目标 DNA 的序列，Sanger 测序利用了 DNA 四种核苷酸的化学类似物，这些类似物，被称为双脱氧核糖核苷酸（dideoxyribonucleotides，ddNTPs），缺少 DNA 多核苷酸链从 5′ 延伸到 3′ 所需要的 3′ 羟基。在聚合酶驱动的反应中，混合每种碱基用不同颜色标记的 ddNTP，dNTP 和目标 DNA 未标记，ddNTP 被随机插入终止链时，可产生不同长度的链。之后，通过电泳分离延伸产物，链终止的片段通过其荧光标记检测，每种颜色标示终止的具体 ddNTP，目标 DNA 的序列据此分析得出。与 Sanger 测序不同的是，NGS 首先将目标 DNA 通过物理或其他方法随机切割成相同大小的片段，并在 5′ 和 3′ 添加接头，通过聚合酶链式反应（polymerase chain reaction，PCR），单片段序列被大量扩增成簇，每个片段基于焦磷酸测序等原理，由计算机读取相应的荧光信号。

然而，目前使用的这两种检测手段相对耗时且昂贵，因此，一些研究团队开展了相应研究以期找到 *HER2* 基因突变的替代性标志物。目前研究显示 *HER2* 扩增及蛋白过表达与基因突变尚无明确的相关性，两者无法作为 *HER2* 基因突变的替代标志物，仍需进一步深入的探索研究。

## 二、药物治疗

已有研究表明 *HER2* 基因突变可作为 NSCLC 的驱动基因促进肿瘤的发生和发展，目前已有临床研究在 NSCLC 患者中进行抗 HER2 的治疗显示出不同的研究结果。迄今为止，尚无 FDA 批准用于治疗 *HER2* 基因突变 NSCLC 的药物上市。

### （一）二代酪氨酸激酶抑制剂（Tyrosine kinase inhibitor, TKI）

二代 EGFR-TKIs 与一代不同，二代 EGFR-TKIs 具有不可逆地抑制 EGFR 及 HER2 酪氨酸激酶活性的特征。二代 EGFR-TKIs 主要包括阿法替尼、达克替尼及来那替尼。目前已经有研究探索了二代 EGFR-TKIs 治疗 *HER2* 突变非小细胞肺癌的疗效，但并没有获得令人满意的疗效。

1. 阿法替尼

阿法替尼是 EGFR 和 HER2 酪氨酸激酶的不可逆抑制剂，被批准用于 *EGFR* 突变阳性晚期 NSCLC 患者的一线治疗。

ENHER2 研究为一项队列研究，该研究回顾性分析了 *HER2* 突变的晚期 NSCLC 患者应用传统化疗及靶向治疗的疗效。这项研究显示，65 位患者接受了抗 HER2 药物治疗，其中 11 位患者接受了阿法替尼治疗，阿法替尼治疗组患者的客观反应率（objective response rate，ORR）为 18.2%，中位无进展生存期（progression free survival，PFS）为 3.9 个月（Mazieres et al, 2016）。

此外，在最新近发表的一项多中心的回顾性研究中，阿法替尼也显示出了一定的临床疗效。该研究纳入了 27 名 *HER2* 突变的晚期 NSCLC 患者，其中 23 名患者可纳入最终的统计分析，结果显示，接受阿法替尼治疗的 *HER2* 突变晚期 NSCLC 患者的 ORR 为 13%，疾病控制率（disease control rate，DCR）为 70%，mPFS 时间为 6 个月，阿法替尼中位总生存时间（overall survival，OS）为 7 个月。研究进一步显示，20 外显子插入类型会影响患者对二代抑制剂的敏感性，如 *HER2* 基因 A775_G776insYVMA，已被证实为对阿法替尼具有潜在临床敏感性的插入类型的突变（Lai et al，2019）。

另一项多中心的回顾性研究分析了 28 例接受阿法替尼治疗的 *HER2* 突变的晚期 NSCLC 患者，其 ORR 为 19%，DCR 为 69%，PFS 为 2.9 个月。在指定 *HER2* 突变类型的 12 例患者中，有 10 例在 20 外显子中检测到 p.A775_G776insYVMA，其中 4 例（40%）持续使用阿法替尼超过 1 年。该亚组中位治疗失败时间（time to treatment failure，TTF）为 9.6 个月，ORR 为 33%，DCR 为 100%（Peters et al，2018）。

以上研究均提示，20 外显子 p.A775_G776insYVMA 插入人群可能是阿法替尼的潜在获益人群。但是，尚需要前瞻性随机对照的临床研究来进一步证实 *HER2* 第 20 外显子的该类型插入是否能够用以预测阿法替尼治疗 *HER2* 突变晚期 NSCLC 的临床疗效。

2．达克替尼（Dacomitinib）

达克替尼是一种不可逆的 HER2、EGFR（HER1）和 HER4 酪氨酸激酶抑制剂，已经在 *HER2* 20 外显子插入或扩增的细胞系模型中证明了其抗肿瘤活性。一项已报道的 Ⅱ 期临床研究，纳入了 26 例 *HER2* 突变的晚期 NSCLC 患者，其中有 3 例 *HER2* 突变的 NSCLC 患者获得部分缓解，ORR 为 12%，PFS 为 3 个月。在肿瘤有应答的患者中，检测到 P780_Y781insGSP 或 M774delinsWLV 突变，而在存在 *HER2* 基因 A775_G776insYVMA 的患者中未观察到临床疗效（Kris et al，2015）。另外在体外的细胞研究中，也证实了存在 P780_Y781insGSP 或 M774delinsWLV 突变的患者对达克替尼更敏感。

3. 来那替尼（Neratinib）

来那替尼也是一种不可逆的 EGFR 抑制剂，主要是针对 HER2 和 HER1 的多靶点小分子 TKIs，能够不可逆抑制泛 ErbB 受体酪氨酸激酶的活性。

一项 II 期临床研究分析了来那替尼与 mTOR 抑制剂联合用于治疗 HER2 突变的 NSCLC 患者的疗效。该研究共纳入了 27 例患者，其中 14 例患者接受了来那替尼与 mTOR 抑制剂的联合治疗，其中有 3 例患者（21%）显示出明显的临床疗效。基于这些结果，这项研究将双重抑制组扩大到 39 名患者。在扩增队列中，双抑制获得了 14% 的 ORR，mPFS 为 4.0 个月（95% CI：2.9 ~ 5.4），mOS 为 15.1 个月（95% CI：0.8 ~ 17.7）。

（二）抗 HER2 单克隆抗体 - 曲妥珠单抗

曲妥珠单抗是一种与 HER2 受体的胞外域结合的单克隆抗体，它发挥抗体依赖性细胞毒性，阻断 HER2 二聚化，促进受体内化和（或）降解，并抑制 PI3K / AKT 信号通路。报告过一例 HER2 20 外显子突变的女性病例描述了对曲妥珠单抗和紫杉醇联合使用后出现长期缓解。在欧洲进行的一项回顾性队列研究证实，HER2 突变型 NSCLC 患者可能对曲妥珠单抗联合化疗具有一定的敏感性，缓解率高达 50%。在进行的一系列探索曲妥珠单抗联合以铂类为基础的化疗在 HER2 阳性 NSCLC 中的疗效的临床研究中，均没有得到令人满意的临床结果。同样，来自欧洲的一些回顾性研究也显示靶向 HER2 的药物在治疗携带 HER2 20 外显子突变的 NSCLC 中并未见到明显的抗肿瘤活性（Lamberti et al，2020）。同样，在 Kinoshita 等（2018）报道的 II 期临床试验中，曲妥珠单抗亦未显示对携带 HER2 改变的 NSCLC 具有临床获益。大多数临床研究显示，曲妥珠单抗联合化疗未能改善 HER2 阳性 NSCLC 患者的生存，而且，与单纯含铂双药化疗相比，加入曲妥珠单抗的联合治疗的有效性目前尚无相关的前瞻性随机对照临床研究的证据支持，因此，目前循证医学证据尚不足以推荐曲妥珠单抗联合含铂化疗的治疗方案用以治疗 HER2 阳性的晚期 NSCLC 患者，未获批准用于治疗 HER2 阳性或 *HER2* 第 20 外显子突变的 NSCLC 患者。

## 三、新药开发及研究前景

既往研究虽发现小分子 TKIs 包括阿法替尼、来那替尼、达克替尼，单克隆抗体如曲妥珠单抗等，在治疗 *HER2* 突变 NSCLC 具有一定的有效性，但是其有效率偏低，且均处在早期临床研究阶段。故而对于 *HER2* 突变患者，临床上始终缺乏有效治疗手段，对于相关新药的研发至关重要，其中确有几类新药取得较为突出的效果，引起关注。

### （一）酪氨酸激酶抑制剂

1. 吡咯替尼（Pyrotinib）

吡咯替尼是一种口服的，不可逆的泛 HER 酪氨酸激酶抑制剂，能够同时抑制 EGFR、HER2 和 HER4。在中国，吡咯替尼已被批准与卡培他滨联用，用于 HER2 阳性晚期乳腺癌患者的治疗。临床前研究表明，在源自于患者的 *HER2* 突变型肺癌异种移植瘤模型中，吡咯替尼比阿法替尼或 T-DM1 具有更好的抗肿瘤活性。一项针对 *HER2* 20 外显子突变的晚期 NSCLC 患者的单中心 II 期临床研究（Wang et al，2019）显示其有可期待的结果。15 例可评估患者中，分别有 8 例（53.3%）和 3 例（20.0%）出现部分缓解和病情稳定，mPFS 为 6.4 个月（95% CI：1.6 ~ 11.20）。

一项多中心，开放标签，单臂 II 期研究招募了 60 名既往接受过含铂类化疗的 III B 或 IV 期 *HER2* 突变型肺腺癌的患者，接受每天 400 mg 的吡咯替尼治疗，每 21 天为 1 周期。结果显示有和没有脑转移的患者之间的 ORR 相似（25.0% vs 31.3%）。中位缓解时间为 6.9 个月（95%CI：4.9 ~ 11.1），mPFS 为 6.9 个月（95%CI：5.5 ~ 8.3），mOS 为 14.4 个月（95%CI：12.3 ~ 21.3），吡咯替尼的毒性安全可控，腹泻是最常见的相关不良事件（20%）（Zhou et al，2020）。

总的来说，吡咯替尼在 *HER2* 突变的 NSCLC 化疗患者中显示出有希望的抗肿瘤活性和可接受的安全性。

2. 波奇替尼（Poziotinib）

波齐替尼是一种新型的泛 HER-TKIs，作为一种新型的口服不可逆泛 HER 抑制剂，能够与靶蛋白共价结合，对 EGFR/HER2/HER4 信号通路均有抑制作用，显示出令人期待的抗肿瘤活性。波奇替尼与阿法替尼类似，是一种灵活的喹唑啉衍生物，但其尺寸较小，卤化程度增加，具有更大的灵活性。3D 模型预测，这些结构上的优势使波奇替尼能够消除由 *EGFR* 和 *HER2* 20 外显子突变所产生的空间变化，并更紧密地结合在药物结合袋中，从而更好地发挥抗肿瘤作用（Robichaux et al，2018）。故而可能是 *HER2* 20 外显子突变的有效抑制剂。

在体外和在患者来源的 *HER2* 20 外显子突变 NSCLC 异种移植瘤模型中，波齐替尼似乎比其他泛 HER-TKIs 更有效。携带 Y772_A775dup 插入的 NSCLC 小鼠模型接受了波齐替尼和 T-DM1 的联合治疗，平均可减轻 47% 的肿瘤负荷。

ZENITH20 是一项 Ⅱ 期临床研究，该研究评估了波奇替尼单药治疗 20 外显子插入晚期 NSCLC 患者的疗效。该研究招募 *EGFR* 20 外显子插入（*n*=50）或 *HER2* 20 外显子插入（*n*=13）的 NSCLC 患者。*HER2* 组的 12 例可评估患者中，ORR 为 50%，经确认的 ORR 为 42%，mPFS 为 5.1 个月，5 例患者仍在接受治疗。在这项 Ⅱ 期临床研究中，波奇替尼治疗第 20 外显子插入 NSCLC 患者的 ORR 创历史新高。另外，在安全性上，最常见的全等级不良反应包括腹泻（69.8%）、口腔黏膜炎（69.8%）、甲沟炎（60.3%）和皮肤干燥（58.7%），安全可控。但是在 2020 年 ASCO 大会上，在扩大入组人群后，ORR 仅为 14.8%，故波齐替尼治疗 *HER2* 20 外显子突变的 NSCLC 的疗效尚无定论。对波齐替尼获得性耐药的机制也在研究中。在对含有 20 外显子突变的 Ba/F3 细胞的临床前研究中，波齐替尼在携带 *HER2* 的 C805S 突变的类型中未显示出抗肿瘤活性。

3．TAK-788

TAK-788，原称 AP32788，是新一代酪氨酸激酶抑制剂，通过对 EGFR 活性位点的 Cys797 残基的共价修饰，与 EGFR 不可逆地结合。在基础研究中已经观察到 TAK-788 可以显著抑制 *HER2* 20 外显子突变的肺癌细胞的生长。基于前期研究，一项 I / II 期、开放标签、多中心临床研究（NCT02716116）纳入了 57 例 *HER2* 20 外显子突变的 NSCLC 患者。推荐剂量确定为160 mg，毒性分布与其他 TKIs 一致。目前评估 TAK-788 在伴有 *EGFR* 和 *HER2* 20 外显子突变的 NSCLC 患者的 II 期临床研究正在进行中。最近公布了该项临床研究的初步结果：28 例患者中有12 例达到部分缓解，86% 的患者得到了疾病控制。与其他 TKIs类似，最常见的不良事件是腹泻（85%）、皮疹（36%）、恶心（43%）、呕吐（29%）、食欲下降（25%）和口腔炎（18%）。目前有临床研究正在将 TAK-788 应用于既往接受治疗的携带 *EGFR* 20 外显子插入的局部晚期或转移性 NSCLC 患者中，对其有效性，安全性和患者生活质量进行评估（Iosune et al，2020）。

4．Tarloxotinib

Tarloxotinib 是一种泛 ErbB 激酶抑制剂的低氧激活前药，可在肿瘤的病理性缺氧区域选择性地有效释放不可逆活性代谢物泛HER 抑制剂（Tarloxotinib-E），并优先将活性成分送至肿瘤细胞。临床前研究显示，Tarloxotinib 在 *EGFR* 20 外显子插入突变和 *HER2* 突变及 *ErbB* 家族相关突变（例如 *NRG1* 融合）的 NSCLC患者中显示出抗肿瘤活性。Tarloxotinib-E 显示出对野生型和突变型 *HER2* Ba/F3 细胞和 H1781 细胞的有效抗肿瘤活性。此外，对于野生型 *HER2*，Tarloxotinib（前药）的 IC50 比 Tarloxotinib-E（活性药物）高 100 倍，可以有效降低毒性。最终，Tarloxotinib-E 显示出对所有 *HER2* 20 外显子突变均具有的较强的抗肿瘤活性，并且研究显示，继发性 *HER2* C805S 突变是导致 Tarloxotinib-E 的获得性耐药的常见机制，这一耐药机制与该残基 Tarloxotinib 的共价结合模式相一致（Ahmed et al，2018）。

2020 ESMO 大会首次公布了 RAIN-701 临床研究的初步结果。研究纳入以含铂化疗为基础治疗进展后的 *EGFR* 20 外显子插入突变（队列 A）或 HER2 激活突变（队列 B）的晚期 NSCLC 患者，其他携带 *NRG1*、*EGFR*、*HER2* 或 *HER4* 融合的实体瘤（队列 C）也允许入组。主要终点是根据 RECIST v1.1 标准评估的总缓解率（ORR）。截至 2020 年 6 月 12 日，队列 A、B、C 分别有 11 例、11 例和 1 例患者接受了 Tarloxotinib 治疗。所有可评估患者的 DCR 为 60%（12/20）。队列 A 中，最佳缓解为疾病稳定（SD）55%（6/11），45%（5/11）患者发生疾病进展（PD）。队列 B 中，44%（4/9）患者表现出肿瘤缩小，22%（2/9）患者为部分缓解（PR），44%（4/9）患者为疾病稳定（SD），33%（3/9）为疾病进展（PD），队列 B 中有 3 例患者持续接受了 6 个月以上的治疗，其中 3 例仍在接受治疗中。大多数治疗相关不良事件为 1/2 级。20% 以上患者出现 QTc 延长（60.9%）、皮疹（43.5%）、恶心（21.7%）和腹泻（21.7%）。3 级治疗相关不良事件发生率为：QTc 延长（34.8%）、皮疹（4.3%）、腹泻（4.3%）和 ALT 增加（4.3%）。21.7% 患者需减少剂量，仅 4.3% 患者因药物相关不良事件（输注反应）而停用了 Tarloxotinib。

总体来说，Tarloxotinib 在 *HER2* 激活突变 NSCLC 患者中显示出一定的抗肿瘤活性，且具有良好的耐受性。

### （二）抗 HER2 单克隆抗体 - 帕妥珠单抗

另一种靶向 HER2 的单克隆抗体是帕妥珠单抗，其结构特异性地与 HER2 上的一个位点结合，该位点会干扰二聚化并因此破坏信号传导功能。但在 Hainsworth 等（2018）的 Ⅱ 期篮子研究中发现，14 例 *HER2* 突变的 NSCLC 患者接受曲妥珠单抗加帕妥珠单抗治疗的疗效有限（总缓解率为 21%）。

### （三）抗体耦联药物（antibody-drug conjugate，ADC）

ADC 是一类新型靶向药物，它由单克隆抗体、细胞毒性药物和能够将前两者连接在一起的连接头（linker）组成。ADC 的设计初衷是提高化疗的有效性，并降低其毒性。单克隆抗体能够识别肿瘤细胞表面上相应的抗原，因此使得 ADC 药物具有靶向性，能够将耦联的细胞毒性药物靶向运送到肿瘤细胞中，既能发挥抗肿瘤作用，同时又由于其具有靶向性而显著降低对正常组织的损伤。

### 1. 曲妥珠单抗 - 丹参碱（T-DM1）

T-DM1 是一种 HER2 抗体 - 药物偶联物，由人源化单克隆抗体曲妥珠单抗与细胞毒微管抑制剂 DM1 通过硫醚连接头耦联而成。DM1 通过共价键耦联到曲妥珠单抗上的赖氨酸残基上，每个曲妥珠单抗可以连接 3 ～ 4 个 DM1 分子。HER2-T-DM1 复合物在溶酶体中降解后，会在 HER2 阳性肿瘤细胞内释放细胞毒性微管剂。T-DM1 已被美国 FDA 和欧盟 EMA 批准用以单药治疗 HER2 阳性转移性乳腺癌患者。目前，仍有大量的临床研究在评估 T-DM1 治疗乳腺癌、肺癌、结直肠癌和其他实体肿瘤的临床疗效及耐受性。

在 Hotta 等（2018）的 II 期临床试验中，复发性 HER2 阳性 NSCLC 中，使用 T-DM1 单药治疗后疗效有限（总缓解率为 6.7%）。在 *HER2* 突变阳性的 NSCLC 患者亚组中，总缓解率为 14.3%。Li 等（2018）在一项 II 期篮子试验中报道了对 T-DM1 的更高应答率，该试验中 18 例 *HER2* 突变的 NSCLC 患者接受了 T-DM1 治疗，总缓解率为 44%（95%CI：22% ～ 69%），mDOR 为 4 个月（范围 2 ～ 9 个月），达到了该研究的主要研究终点，疾病控制率为 83%，mPFS 为 5 个月（95%CI：3 ～ 9），具有可接受的毒性。在 8 例 PR 患者中，有 6 例接受了先前的全身治疗，其中 4 例采用 HER2 靶向治疗。另一项 II 期临床研究纳入了 15 例 HER2 阳性的晚期 NSCLC 患者，仅有 1 例 *HER2* 突变患者达到了部分缓解，总缓解率为 6.7%，mPFS 为 2 个月，因其有效率低而被提前终止。15 例患者中有 7 例 *HER2* 突变的患者，*HER2* 突变亚组中，总缓解率为 14.3%，疾病控制率为 71.4%（Ahmed et al，2020）。有临床前研究显示波齐替尼上调 HER2 细胞表面的表达并增强 T-DM1 的活性，从而通过联合治疗使肿瘤完全消退，提示我们提高对于联合治疗的关注（Robichaux et al，2019）。

虽然药物有效率低，但 T-DM1 迄今仍是 NCCN 指南中唯一提及针对 *HER2* 突变 NSCLC 的推荐药物（2A 级）。

2. 曲妥珠单抗 - 德鲁替康（Trastuzumab deruxtecan，DS-8201，T-Dxd）

T-Dxd 是一种新型抗体 - 药物偶联物，由抗 HER2 的人源化单克隆抗体通过可裂解的基于四肽的可切连接子连接至拓扑异构酶 I 抑制剂德鲁替康。该抗体与肿瘤细胞上的 HER2 结合，并且被内化，此时接头被切断，释放出德鲁替康，导致 DNA 损伤和细胞凋亡。尽管抗体均为抗 HER2 的单克隆抗体，但 T-DXd 与已上市的 T-DM1 作用机制不同，且由于稳定性很高，以及德鲁替康具有很强的膜通透性，因此可产生强大的旁观者效应。药物与抗体的比例高，该试剂有效性高。大量证据表明，T-Dxd 在乳腺癌、胃癌、结直肠癌等恶性肿瘤中具有良好的抗肿瘤效果。T-Dxd 已被批准用于某些 HER2 阳性的乳腺癌，可能对其他实体癌亦有效（Keam，2020）。

一项 I 期临床研究评估了 60 例既往接受过治疗的 HER2 表达（IHC ≥ 1+）、非乳腺 / 非胃癌或 *HER2* 突变的实体瘤患者中应用 T-DXd 治疗的安全、耐受性及抗肿瘤活性。在 11 例 *HER2* 突变的 NSCLC 患者中，ORR 为 72.7%，mPFS 为 11.3 个月（Tsurutani et al，2020）。

2020 年 ASCO，T-Dxd 大放异彩，在肺癌、胃癌、肠癌等瘤种中均展现出 HER2 靶向治疗的巨大潜力。II 期 DESTINY-Lung 01 试验在无法手术切除、转移性、非鳞状 *HER2* 突变 NSCLC 的患者中探索了该药物的有效性及安全性（患者复发或对标准治疗产生耐药性，但未接受除泛 HER 酪氨酸激酶抑制剂以外的靶向 HER2 的药物）。总共有 42 例患者纳入研究，其中 40 例患者可以评估疗效，26 例有反应，另有 12 例病情稳定。ORR 为 61.9%（95%CI：45.6 ~ 76.4），DCR 为 90.5%（95%CI：77.4 ~ 97.3）。瀑布图显示 T-Dxd 治疗后所有患者均存在不同程度的肿瘤退缩。截至 2019 年 11 月，入组患者中位随访时间达 8 个月（95%CI：1.4 ~ 14.2），PFS 达 14.0 个月（95%CI：6.4 ~ 14.0），中位缓解持续时间（duration of response，DOR）以及总生存期尚未达到。其后续扩大样本量的 II 期临床研究，进一步验证了前期的 I 期研究结果。另外，研究中所有患者（42/42）均出现了治疗相关不良事件（TEAEs）；3 级以上者占 64.3%（52.4% 为药物相关性），包括中性粒细胞减少（26.2%）和贫血（16.7%）。5 例患者（11.9%）被独立评审委员会（independent review committee，IRC）判定为药物相关性间质性肺疾病（均为 2 级，无 3 级以上），1 例 1 级间质性肺疾病待判定。TEAEs 导致 25 例患者(59.5%)出现剂量中断，16 例患者（38.1%）进行了降低剂量，10 例患者（23.8%）治疗中止（Smit et al，2020）。在不良反应方面，主要需注意间质性肺炎的发生。

T-Dxd 虽取得了突出的疗效，但仍有许多临床问题需要我们进一步关注：一方面，ADC 药物作为大分子，不易通过血脑屏障，颅内疗效仍需进一步确定；另一方面，对于 *HER2* 不同突变型的疗效差异性需进一步细化研究；另外，关于 T-Dxd 与其他药物联合的应用策略期待进一步探讨。

### （四）免疫检查点抑制剂

免疫检查点抑制剂对具有分子改变的 NSCLC 患者的疗效尚不清楚。Guisier 等（2018）为了确定免疫检查点抑制剂在真实世界中对 BRAF、HER2、MET 及 RET 阳性的 NSCLC 的抗肿瘤效果而开展了一项相关研究。研究纳入来自 21 个中心的 107 例 NSCLC 患者（平均年龄 65.5 岁），包括 37% 从未吸烟者，54%

男性，93% 病理诊断为腺癌。其中，*BRAF* 突变、*HER2* 突变、*MET* 突变及 *RET* 易位分别为 44（V600E：26）、23、30 及 9 例。并且，其中 70 例患者的程序性细胞死亡配体 1（programmed death ligand-1，PD-L1）状态已知，且 34 例患者 PD-L1 ≥ 1%。在接受免疫检查点抑制剂治疗之前，患者中位接受过一线治疗。整个队列的 mDOR、PFS 和 OS 分别为 15.4 个月（95%CI：12.6，未达到 NR），4.7 个月（95%CI：2.3 ～ 7.4）和 16.2 个月（95%CI：12.0 ～ 24.0）。BRAF-V600E，BRAF-non-V600E，HER2，MET 和 RET 改变的 NSCLC 的应答率分别为 26%，35%，27%，36% 和 38%。对于 PD-L1 阴性和 PD-L1 阳性的患者，PFS 分别为 3.0 个月（95%CI：1.2 ～ NR）和 4.3 个月（95%CI：2.1 ～ 8.5），总生存期为 11.7 个月（95%CI：4.1 ～ NR）和 35.8 个月（95%CI：9.0 ～ 35.2）。据报道，有 28 名患者（26%）有毒性反应，其中 3 级及以上毒性反应占 10%（11 名患者）。结果显示，在真实世界中，免疫检查点抑制剂对 BRAF，HER2，MET 或 RET 阳性的 NSCLC 患者的疗效似乎与未选择的 NSCLC 患者的疗效相近。我们仍需要对这些患者亚组进行大规模的前瞻性研究。

（五）其他

有一些新药的研发尚处于 I 期研究当中，包括 XMT-1522（一种靶向表达 HER2 肿瘤的 ADC 药物）、TAS0728（选择性、不可逆、共价结合的 HER2 抑制剂）、ZW25（一种靶向 HER2 的新型双特异性抗体，靶点包括 HER2 ECD4，即曲妥珠单抗结合位点；和 HER2 ECD2，即帕妥珠单抗结合位点）、ZW49（HER2 双表位双抗 -ADC）等，我们仍需要进一步等待其研究结果（Giuseppe et al，2020）。

综上所述，与 *EGFR* 突变相似，*HER2* 突变也是 *ErbB* 家族的一员，但在肺癌中，针对 *HER2* 突变的治疗探索却非常少。当前，NCCN 指南仅把 TDM-1 作为 *HER2* 突变的晚期 NSCLC 治疗的 2A 推荐。其他药物包括小分子 TKIs（吡咯替尼、波齐替尼、阿法替尼等）、单克隆抗体（曲妥珠单抗等）、抗体药物偶联物 ADC（T-Dxd 等）尚处在各期临床研究中，其中个别药物如 T-Dxd 取得了突出的研究成果。关于各类药物的后续研究结果以及后期试验尚在期待中。与此同时，上述药物会使大部分患者产生耐药，关于耐药的机制研究及逆转耐药将成为新的临床难题。

（于　萍）

## 参考文献

Arcila ME，Chaft JE，Nafa K，et al，2012. Prevalence，Clinicopathologic associations，and molecular spectrum of ERBB2（HER2）tyrosine kinase mutations in lung adenocarcinomas. Clinical Cancer Research An Official Journal of the American Association for Cancer Research，18（18）：4910.

Baraibar I，Mezquita L，Gil-Bazo I，et al，2020. Novel drugs targeting EGFR and HER2 exon 20 mutations in metastatic NSCLC.Crit Rev Oncol Hematol，148：102906.

Fan Y，Chen JH，Zhou CZ，et al，2020. Afatinib in patients with advanced non-small cell lung cancer harboring HER2 mutations，previously treated with chemotherapy：A phase II trial.Lung Cancer，147：209-213.

Guisier F，Dubos-Arvis C，Viñas F，et al，2020. Efficacy and safety of anti-PD-1 immunotherapy in patients with advanced NSCLC with BRAF，HER2，or MET mutations or RET translocation：GFPC 01-2018.J Thorac Oncol，15（4）：628-636.

Oxnard GR，Binder A，Jänne PA，2013. New targetable oncogenes in non-small-cell lung cancer. J Clin Oncol，31（8）：1097-104.

Lamberti G，Andrini E，Sisi M，et al，2020. Beyond EGFR，ALK and ROS1：Current evidence and future perspectives on newly targetable oncogenic drivers in lung adenocarcinoma.Crit Rev Oncol Hematol，156：103119.

Hainsworth JD，Meric-Bernstam F，Swanton C，et al，2018. Targeted therapy for advanced solid tumors on the basis of molecular profiles：results from myPathway，an open-label，phase IIa multiple basket study. Journal of

Clinical Oncology，36（6）：JCO2017753780.

Lai WV，Lebas L，Barnes TA，et al，2019. Afatinib in patients with metastatic or recurrent HER2-mutant lung cancers：a retrospective international multicentre study. European Journal of Cancer，109：28-35.

Mazieres J，Barlesi F，Filleron T，et al，2016. Lung cancer patients with HER mutations treated with chemotherapy and HER targeted drugs results from the European EUHER cohort. Annals of oncology official journal of the European Society for Medical Oncology，27（2）：281-286.

Mazières J，Peters S，Lepage B，et al，2013. Lung cancer that harbors an HER2 mutation：epidemiologic characteristics and therapeutic perspectives. J Clin Oncol，31（16）：1997-2003.

Kinoshita I，Goda T，Watanabe K，et al，2018. 1491PA phase II study of trastuzumab monotherapy in pretreated patients with non-small cell lung cancers（NSCLCs）harboring HER2 alterations：HOT1303-B trial. Annals of Oncology，29（suppl_8）.

Kris MG，Camidge DR，Giaccone G，et al，2015. Targeting HER2 aberrations as actionable drivers in lung cancers：phase II trial of the pan-HER tyrosine kinase inhibitor dacomitinib in patients with HER2-mutant or amplified tumors. Annals of Oncology，26（7）：1421-1427.

Ou SHI，Madison R，Robichaux JP，et al，2019. Characterization of 648 non-small cell lung cancer（NSCLC）cases with 28 unique HER2 exon 20 insertions. J Clin Oncol，37（15_suppl）：9063.

Peters S，Curioni-Fontecedro A，Nechushtan H，et al，2018. Activity of afatinib in heavily pretreated patients with HER2 mutation-positive advanced NSCLC：findings from a global named patient use program. Journal of Thoracic Oncology，13（12）：1897-1905.

Robichaux JP，Elamin YY，Tan Z，et al，2018. Mechanisms and clinical activity of an EGFR and HER2 exon 20-selective kinase inhibitor in non–small cell lung cancer. Nat. Med. 24（5）：638-646.

Robichaux JP，Elamin YY，Vijayan RSK，et al，2019. Pan-cancer landscape and analysis of ERBB2 mutations identifies poziotinib as a clinically active inhibitor and enhancer of T-DM1 activity.Cancer Cell，36（4）：444-457.

Ahmed S，Marie-Claude A，Bart R，et al，2018. Targeting hypoxia to improve non-small cell lung cancer outcome. J Natl Cancer Inst，110（1）.

Smit EF，Nakagawa K，Nagasaka M，et al，2021. Trastuzumab deruxtecan

（T-DXd；DS-8201）in patients with HER2-mutated metastatic non-small cell lung cancer（NSCLC）：Interim results of DESTINY-Lung01.J Clin Oncol，16（3）：S173.

Scholl S，Beuzeboc P，Pouillart P，2001. Targeting HER2 in other tumor tyoes. Ann Oncol，12（Suppl.1）：S81-S87.

Susan JKeam，2020. Trastuzumab deruxtecan：First Approval.Drugs，80（5）：501-508.

Tsurutani J，Iwata H，Krop I，et al，2020. Targeting HER2 with Trastuzumab deruxtecan：a dose-expansion，phase I study in multiple advanced solid tumors. Cancer Discov，10（5）：688-701.

Wang Y，Jiang T，Qin Z，et al，2018. HER2 exon 20 insertions in non-small cell lung cancer are sensitive to the irreversible pan-HER receptor tyrosine kinase inhibitor pyrotinib. Annals of Oncology，30（3）：447-455.

Zhou CC，Li XY，Wang QM，et al，2020. Pyrotinib in HER2-mutant advanced lung adenocarcinoma after platinum-based chemotherapy：a multicenter，open-label，single-arm，phase II study. J Clin Oncol，38（24）：2753-2761.

Keam Susan J，2020. Trastuzumab deruxtecan：First Approval. Drugs，80（3）：501-508.

# 第六节　*MET* 基因突变

　　间质 - 上皮细胞转化因子（mesenchymal-epithelial transition factor，MET）被认为是继表皮生长因子受体（epidermal growth factor receptor，EGFR）、间变性淋巴瘤激酶（anaplastic lymphoma kinase，ALK）之后又一重要的非小细胞肺癌（non-small cell lung cancer，NSCLC）分子治疗靶点。MET 不仅作为驱动基因促进肿瘤发生发展，而且是 EGFR 继发性耐药的原因之一。MET 的激活包括 *MET* 基因突变、*MET* 扩增和 c-MET 蛋白过表达。以下，笔者将从 *MET* 基因异常引起 NSCLC 发生发展的机制、*MET* 基因异常的检测方法、靶向 *MET* 基因异常的药物治疗、MET 通路异常与免疫治疗以及靶向 *MET* 基因异常药物的耐药机制五个方面进行论述。

# 一、临床特点

## （一）*MET* 基因异常引起非小细胞肺癌发生发展的机制

*MET* 基因位于人类 7 号染色体 q21 ~ 31，编码 c-MET 蛋白，属于肝细胞生长因子受体家族（hepatocyte growth factor，HGF），广泛分布于内皮细胞、上皮细胞、神经细胞等。编码的 c-MET 前蛋白为单链蛋白，被水解处理生成了通过二硫键连接的胞外 α 亚基和跨膜 β 亚基形成的成熟受体。c-MET 包括胞外区、跨膜区和胞内区 3 个部分：胞外区由 Sema 域（与 Semaphorin 同源）、富含半胱氨酸的 MET 相关序列域和四个与结合 HGF 的免疫球蛋白（Ig）样分子组成；胞内区由近膜结构域、酪氨酸激酶结构域和负责信号转导的 C 末端调节尾部组成（Rodrigues et al，1991；Bardelli et al，1994）。

HGF 是 c-MET 的配体，HGF 与 c-MET 的胞外 Sema 结构域结合，使 c-MET 发生二聚化并活化，进一步磷酸化下游蛋白的酪氨酸残基，激活包括 PI3K-Akt、Ras-MAPK、STAT 和 Wnt/β-catenin 等在内的多种下游信号通路，进而驱动细胞增殖、存活、迁移、运动、侵袭、血管生成以及上皮 - 间充质转化。c-MET/HGF 通路在组织正常发育和肿瘤进展中发挥关键作用：在胚胎发育过程中，MET 和 HGF 促进胎盘滋养层和肝细胞形成；在成人体内，两者均广泛表达于各种组织中，并可根据组织损伤而上调。c-MET/HGF 通路正常表达时促进组织的分化与修复，两者调节异常则促进肿瘤细胞的增殖与转移。

MET 的激活可以由多种分子生物学机制引起，包括 MET 蛋白过表达、HGF 过度激活、*MET* 基因突变和 *MET* 基因扩增，其中，临床中最常见的是 *MET* 基因扩增和 *MET* 14 号外显子跳跃性突变。*MET* 既可作为原发性驱动基因致癌，也可作为表皮生长因子受体酪氨酸激酶抑制剂（EGFR-TKIs）耐药后的继发性共驱动因素。前者是因为 *MET* 扩增、*MET* 14 外显子跳跃性突变或者两者同时驱动成为致癌因素；后者主要由于 *MET* 基因扩增引起。

　　*MET* 扩增即 *MET* 拷贝数扩增，包括整条染色体重复和局部区域基因的重复。整条染色体重复即多倍体，表现为肿瘤细胞中出现多条 7 号染色体。多倍体的出现常伴有 *EGFR*、*KRAS* 等基因突变，表明多倍体可能并不是驱动肿瘤发生的关键因素。MET 激活状态中最常见的表型为转录上调引起的 MET 蛋白过表达。然而，目前关于 MET 蛋白过表达能否作为 MET 激活形式之一尚无定论。虽然 MET 蛋白在近 65% 肺腺癌中过表达，但 MET 蛋白过表达被认为是在其他驱动基因激活后的二次事件，因而，MET 蛋白过表达并不能作为致癌的原发性驱动因素。研究发现，初治 NSCLC 患者 *MET* 扩增的发生率仅为 2% ~ 4%，而在一、二代 EGFR-TKIs 获得性耐药的 NSCLC 患者中，*MET* 扩增的发生率上升至 5% ~ 20%。此外，*MET* 扩增和 *EGFR* C797S 突变是三代 EGFR-TKIs 耐药的主要机制。在奥希替尼耐药 NSCLC 患者中，*MET* 扩增的发生率最高，为 4% ~ 22%（Chen et al，2009），其次是 C797S 突变。在 AURA 研究的中国队列中，奥希替尼耐药患者 *MET* 扩增的发生率高达 50%，而 C797S 突变的发生率仅为 17%（Lin et al，2018）。

　　在机制方面，*MET* 扩增通过非依赖 EGFR 磷酸化途径激活 ErbB3 和 PI3K/Akt 通路下游分子，通过旁路激活，引起 EGFR-TKIs 耐药。ErbB3 的激活促使细胞在 EGFR-TKIs 存在的情况下，仍通过 EGFR 通路激活下游分子，促进肿瘤发生发展。因此，需要同时使用 EGFR 和 MET 抑制剂以克服 EGFR-TKIs 耐药。

　　*MET* 14 外显子跳跃性突变是 *MET* 突变的另一主要类型，也是导致 MET 通路持续激活的主要原因。MET 受体与 EGFR 和 HER2 等其他酪氨酸激酶受体一致，也通过 E3 泛素连接酶 c-Cbl 降解。*MET* 14 外显子编码的近胞膜结构域为 MET 的关键负性调控区，包含一段半胱天冬酶裂解序列和一个 E3 泛素连接酶 c-Cbl 酪氨酸结合位点（Y1003），参与 MET 蛋白的泛素化和降解。*MET* 14 外显子跳跃突变会导致含有 E3 泛素连接酶 c-Cbl 的近膜

结构域缺失，削弱 MET 蛋白泛素化、降低 MET 蛋白降解，提高其稳定性，促进下游信号通路的持续激活，最终导致肿瘤发生。目前发现的 *MET* 14 外显子跳跃突变包括 *MET* 14 外显子剪接区域的点突变或缺失突变，以及极少数 Y1003 点突变（Peschard et al，2001）。

回顾性研究发现，*MET* 14 外显子跳跃突变在中国肺腺癌人群发生率为 1% 左右，美国肺腺癌人群发生率为 3% ～ 4%，美国肺鳞癌人群发生率为 2%，在其他组织病理学类型的肺癌中的发生率为 1% ～ 8%，且 *MET* 14 外显子跳跃突变几乎不会同时伴随 *EGFR* 或者 *ALK* 等基因突变（Tong et al，2016）。2020 年美国肿瘤学年会（American Society of Clinical Oncology，ASCO）上的一项口头报告分析了 60 495 例 NSCLC 患者的基因，研究发现 1387 例（2.3%）NSCLC 患者携带 *MET* 14 外显子跳跃性突变。在 1387 例 *MET* 14 外显子跳跃突变 NSCLC 患者中，共检测出 1393 种 *MET* 14 外显子跳跃性突变，横跨多个功能位点，包括供体区、受体区、多嘧啶序列、受体和多嘧啶序列、D1010（23%）、Y1003（2.1%）和全外显子缺失。总体 *MET* 14 外显子跳跃性突变患者中，仅 3.2% 合并 *KRAS* 突变，仅 0.65% 合并 *EGFR* 突变。研究者未观察到 *MET* 14 外显子跳跃性突变与 *BRAF* V600E 突变和 *ALK/ROS1/NTRK* 融合共存。*MET* 14 外显子跳跃性突变不与其他驱动基因突变共存的现象提示其为一种独立的致癌驱动基因。

肺肉瘤样癌（PSC）是一类罕见、预后极差的 NSCLC，占肺癌总发病率的 0.1% ～ 0.5%。PSC 具有高度异质性，包含多形性癌、梭形细胞癌、巨细胞癌、癌肉瘤和肺母细胞瘤 5 个亚型。*MET* 14 外显子跳跃性突变的发生率在肺肉瘤样癌中比例高达 31.8%，因此肺肉瘤样癌也是临床研究的热点。

### （二）*MET* 基因异常检测方法

*MET* 基因的突变形式有基因突变、基因扩增和蛋白高表达。相应的检测方法有荧光定量 PCR（RT-PCR）、原位免疫荧光杂交

（FISH）和免疫组化（IHC）。前面两者特异性好，而 IHC 的灵敏度较高。

基因突变的检测方法中基因测序准确度较高，还可检测出潜在的其他突变位点。但直接测序法无法检测出 *MET* 拷贝数目的变化，不能筛选出所有适合 MET 治疗的人群。

RT-PCR 和 FISH 均可以用于检测基因扩增。RT-PCR 检测速度快，但是对 DNA 片段质量要求高，很多石蜡标本里 DNA 降解后可能出现假阴性结果。FISH 评估阳性的标准是 MET/CEP7 的比值，以及每一个细胞的基因拷贝数量及其阳性细胞所占的比例。

蛋白过表达可以使用 IHC 检测，依据两种条件判断是否为阳性：①H- 评分，根据样本染色强度（0～4）和阳性肿瘤细胞所占细胞总数的比例（0%～100%），只要 H- 评分大于 200 则为阳性；②将肿瘤细胞分为 MET 高表达和低表达两类，3+（≥50% 的肿瘤细胞呈强阳性），2+（≥50% 肿瘤细胞呈阳性 / 弱阳性且强阳性肿瘤细胞数 < 50%），1+（≥50% 的肿瘤细胞呈弱阳性且阳性细胞数 < 50%），0（无染色或任何强度的肿瘤细胞数均 < 50%），2+ 或 3+ 被定义为高表达。IHC 检测 c-MET 的有效性可能较 FISH 法能更敏感地筛选出适合靶向治疗的人。

最近的一项研究表明检测 c-MET 蛋白表达、基因扩增与 MET 蛋白磷酸化没有显著相关性，IHC 检测的是 c-MET 总蛋白的表达量，而 MET 蛋白只有在被异常激活后才会在肿瘤增殖发挥作用，因此通过 IHC 分析 MET 蛋白的磷酸化状态更有指导意义。

## 二、药物治疗

### （一）MET-TKIs 药物的研究进展

MET-TKIs 可以分为 3 大类。Ⅰ型 TKIs 包括克唑替尼（Crizotinib）、Tepotinib、沃利替尼、Bozitinib 和 Capmatinib，通过其具有催化活性构象，即天冬氨酸苯丙氨酸 - 甘氨酸（DFG）

的基序投射到 ATP 的结合位点，与 ATP 竞争 MET 受体的结合位点。Ⅰ型 TKIs 进一步被划分 Ⅰa 型抑制剂，即与 G1163 相互作用的克唑替尼，和 Ⅰb 型抑制剂，即不依赖与 G1163 相互作用的药物，如：Capmatinib、沃利替尼和 Tepotinib。Ⅱ型 TKIs 包括卡博替尼、Glesatinib 和 Merestinib 等具有 ATP 竞争性并与 MET 以非活化的 DFG 形式结合的多激酶抑制剂。Ⅲ型 TKIs 包括变构抑制剂 Tivantinib。

1. 多激酶抑制剂

目前靶向 *MET* 基因异常的小分子多激酶抑制剂主要包括克唑替尼（Crizotinib）、卡博替尼（Cabozantinib，XL184）、Amuvatinib（MP-40）、Foretinib（GSK1363089，XL880）、Glesatinib（MGCD265）和 S49076。

（1）克唑替尼（Crizotinib）：克唑替尼是一种口服小分子多靶点抑制剂，可作用于 *ALK*、*ROS1*、*MET* 突变等。克唑替尼作为 Ⅰa 型 MET-TKIs 能够抑制 c-MET 的自身磷酸化，从而抑制下游信号通路、抑制细胞增殖和促进凋亡。在 PROFILE1001 临床研究中招募的 21 例初治或者化疗后耐药的 *MET* 14 外显子跳跃性突变的 NSCLC 患者中，18 例在初步报告时可评估疗效，在中位随访时间相对较短的 5.3 个月内，客观缓解率（objective response rate，ORR）达到了 44%。8 例（44%）患者出现了部分缓解（partial response，PR），9 例（50%）患者病情评估稳定（stable disease，SD），无一例患者发生疾病进展。疾病控制率（disease control rate，DCR）高达 100%，且不良反应（AE）多为 1 ~ 2 级，仅有 1 例出现了 3 级的水肿，另外 1 例出现 3 级心动过缓，无 4 级 AE 出现（Drilon et al，2016）。基于该结果，2018 年 FDA 授予了克唑替尼作为晚期 *MET* 14 外显子跳跃性突变的 NSCLC 患者含铂化疗失败后二线治疗的突破性疗法地位。2021 年最新版美国国家癌症综合网（National Comprehensive Cancer Network，NCCN）指南（第 4 版，2021）推荐克唑替尼用于 *MET* 14 外显子跳跃突变的晚期 NSCLC 患者。最新发表在 *Nature Medicine* 上的报道对 PROFILE-1001 进行了扩展，在 69 例 *MET* 14 外显子跳跃突变的晚期 NSCLC 患者中评估了克唑替尼的抗肿瘤活性及安全性。在 65 例可评估疗效的患者中，总缓解率为 32%（95%CI：21% ～ 45%）（Drilon et al，2020）。此外，在其他瘤种中，克唑替尼也显示了较好的疗效。有 Ⅱ 期临床研究表明，克唑替尼在患有 *MET* 突变或扩增的 1 型晚期乳头状肾细胞癌患者中实现了长期的疾病控制（Schöffski et al，2017b）。在 4 例 *MET* 阳性突变的患者中，有 2 例获得部分缓解，1 例获得疾病稳定，ORR 为 50%（95%CI：6.8 ～ 93.2），反应持续时间（duration of response，DOR）为 21.8 和 37.3 个月，1 年无进展生存率为 75.0%（95%CI：12.8 ～ 96.1），1 年总生存率为 75.0%（95%CI：12.8 ～ 96.1）。克唑替尼的常见不良反应包括视觉异常、消化道反应、肝功能异常、QT 间期延长和心动过缓等。

（2）卡博替尼（Cabozantinib，XL184）：卡博替尼（Cabozantinib）是 Ⅱ 型口服 MET-TKIs，具有多靶点作用，包括 MET、KIT、VEGFR2、RET 和 AXL 等。目前卡博替尼获批的适应证为：进展性、转移甲状腺髓样癌，经抗血管生成治疗的晚期肾细胞癌以及接受过索拉非尼或其他标准全身治疗后进展的晚期肝细胞癌。一项纳入 483 例患者的 Ⅱ 期临床试验发现，卡博替尼在 9 种实体瘤中有疗效，在 NSCLC 的有效率达 40%，其中有 13% 的患者达到部分缓解（Schöffski et al，2017a）。同样有其他研究结果显示卡博替尼对 MET 基因异常的 NSCLC 具有一定的疗效（Hellerstedt et al，2019）。例如，Paik 等（2015）报道 1 例晚期 NSCLC 患者同时存在 *MET* 14 外显子突变和 *MET* 扩增，应用卡博替尼治疗后肿瘤完全缓解（Paik et al，2015）。在 ECOG-ACRIN 1512 Ⅱ 期临床研究中，*EGFR* 野生型 NSCLC 患者中单独的卡博替尼或与厄洛替尼联合使用比单独使用厄洛替尼具有更有意义的临床疗效，并且毒性可控（Neal et al，2016）。卡博替尼的不良反应主要包括腹泻、恶心、呕吐等消化道反应，转氨酶升高、手足综合征、心脏毒性和高血压等。

（3）Amuvatinib（MP-40）：Amuvatinib 是一种多靶点的 MET、AXL、KIT、RET 和 PDGFRα 等抑制剂，还是一种 DNA 修复抑制剂，靶向蛋白 DNA 修复 RAD51，从而破坏 DNA 损伤修复。Amuvatinib 最初是针对伊马替尼耐药胃肠道间质瘤（GIST）而研发的。Amuvatinib 能通过抑制 NSCLC 中已知的不良预后组分 - 同源重组蛋白 RAD51 来作为放射增敏剂（Qiao et al，2005；Zhao et al，2011）。有 Ib 期临床试验证明了 Amuvatinib 联合 5 种标准化疗方案在实体瘤患者中的安全性（Mita et al，2014）。12% 患者达到了部分缓解，其中 11 例为 SCLC 患者，1 例为 NSCLC 患者。提示 Amuvatinib 在 NSCLC 和 SCLC 中具有良好的耐受性，可调节 RAD51，并与紫杉醇 / 卡铂和卡铂 / 依托泊苷联合使用时具有抗肿瘤活性。进一步的Ⅱ期临床试验评估了 Amuvatinib 联合 EP 方案对铂难治性 SCLC 患者总体客观缓解率的影响，但研究结果并未达到预期的疗效阈值（NCT01357395）。

（4）Foretinib（GSK1363089，XL880）：Foretinib 同样作为口服小分子多激酶抑制剂，药物靶点包括 MET、RON、VEGFR、AXL 和 TIE-2 受体等。临床前研究显示，Foretinib 通过直接影响细胞增殖、抑制肿瘤细胞入侵和血管生成来抑制 HGF 和 VEGF 受体介导的肿瘤生长。目前有关 Foretinib 的临床试验主要集中在肝细胞癌（HCC）、肾细胞癌及乳腺癌，暂无在肺癌中的临床研究数据。根据Ⅰ/Ⅱ期临床试验结果，Foretinib 在亚洲晚期肝细胞癌一线患者中有一定的抗肿瘤活性和良好的耐受性（Yau et al，2017）。另外一项Ⅱ期临床研究对 Foretinib 治疗乳头状肾细胞癌的有效性及安全性及 MET 通路活性进行了评估（Choueiri et al，2013）。最终结果达到了 13.5% 的总缓解率，mPFS 为 9.3 月，并且发现胚胎 *MET* 突变的存在对患者响应具有高度预测性。最常见的药物相关不良反应主要包括疲劳、高血压、胃肠道毒性及非致命性肺栓塞。

（5）Glesatinib（MGCD265）：Glesatinib 是 MET 和 Axl 的小分子酪氨酸激酶抑制剂。作为一种Ⅱ型激酶抑制剂，Glesatinib

与失活的 MET 构象可抑制与引起 I 型 MET 抑制剂耐药相关的 MET 激活突变。

在一项 I 期研究中，纳入的 12 位晚期实体瘤患者分别接受 Glesatinib 600 mg、1200 mg、1050 mg bid 的剂量。1050 mg bid 被定义为 Glesatinib 的最大耐受剂量。而其后一项评价 Glesatinib 在铂类治疗进展的 *MET* 14 外显子跳跃性突变和 *MET* 扩增患者中疗效的全球、多中心、开放标签的 II 期临床试验（NCT02544633）却被停止入组，其结果也未知。此外，一项在 NSCLC 中评价 Glesatinib 联合 Nivolumab 的 II 期临床试验（NCT02954991）正在进行。

（6）S49076：S49076 是针对 MET、AXL/MER 和 FGFR 的有效抑制剂，不仅如此，S49076 还显示出针对 Aurora B 的抑制作用。临床前实验表明，S49076 抑制了 MET 驱动的肺癌细胞系的迁移（Clémenson et al，2017）。I 期临床研究中，晚期实体瘤患者在连续 21 天内接受了每天一次或每天两次的剂量逐步增加的 S49076 治疗，为随后的试验确定了 II 期临床研究的推荐剂量（Recommended Phase II Dose，RP2D）（Rodon et al，2017）。在接受治疗的 103 例患者中，该研究确定了 RP2D 为 600 mg qd，连续 21 天。在这项研究中，83 名患者（81.4%）发生了药物相关不良反应，大部分不良反应（93%）为 1～2 级；S49076 的临床受益率为 23%，其中，9 例患者达到长期稳定（≥6 个月）。目前，评估 S49076 联合吉非替尼在 EGFR-TKIs 耐药的 *EGFR* 突变患者中的 I/II 期单臂临床研究正在进行。

2. 选择性 MET 抑制剂

目前选择性 MET 抑制剂主要有 Golvatinib（E7050）、Capmatinib（INC280）、Tepotinib（EMD 1214063）、Tivantinib（ARQ197）、塞沃替尼和 Sar125844 等。

（1）Golvatinib（E7050）：Golvatinib（E7050）是 MET 受体 ATP 竞争性抑制剂，能强有力、选择性地抑制 MET 自身磷酸化和 VEGF 诱导的 VEGFR 磷酸化。在 *EGFR* 突变的肺癌细

胞系体外研究中，Golvatinib 可阻断 MET/Gab1/PI3K/Akt 通路，Golvatinib 联合吉非替尼可显著抑制肿瘤细胞的增长。Ⅰ期临床研究对 Golvatinib 的最大耐受剂量、安全性及其对晚期实体瘤患者初期活性和器官功能进行了评价（Molife et al，2014）。结果表明，其最大耐受剂量为每天 400 mg，剂量限制性毒性包括疲劳、腹泻、恶心、呕吐等。Golvatinib 联合包括索拉非尼和 E7080 在内的其他靶向药物用于晚期恶性肿瘤治疗的研究正在进行中。

（2）Capmatinib（INC280）：Capmatinib（INC280）是Ⅰb 型口服 MET-TKIs，在体外实验中显示出可诱导肿瘤细胞凋亡，对肿瘤细胞的增殖和分化起到抑制的作用。令人喜悦的是，2020 年 5 月 Capmatinib 已获美国 FAD 批准上市，用于治疗 *MET* 14 外显子跳跃突变的转移性 NSCLC。Capmatinib 的获批得益于 GEOMETRY mono-1 研究（Heist et al，2019），该临床研究评估了 Capmatinib 治疗 *MET*14 外显子跳跃突变的转移性 NSCLC 的疗效，其中包括初治患者和先前接受过治疗的患者。在初治患者中总缓解率为 67.9%，疾病控制率为 96.4%，mPFS 为 9.69 个月。在经治患者中总缓解率为 40.6%，疾病控制率为 78.3%，mPFS 为 5.42 个月。受试者中约有一半的脑转移患者对 Capmatinib 出现缓解（54%，7/13）。研究结果提示，无论患者先前是否曾接受过治疗，Capmatinib 均能带来显著的治疗效果。此外，还有Ⅰb/Ⅱ期临床研究发现 Capmatinib 与吉非替尼联合治疗 *EGFR* 突变、*MET* 扩增或过表达的 NSCLC 患者有不错的疗效（Wu et al，2018）。在 *MET* 扩增的晚期 NSCLC 中，Capmatinib 在高基因拷贝数患者中的疗效高于低基因拷贝数（Wolf et al，2020）。Capmatinib 最常见的治疗相关不良事件包括周围性水肿、恶心、肌酐升高和呕吐等。该药已在最新版 NCCN 指南（第 4 版，2021）中被推荐作为 *MET* 14 跳跃突变患者一线治疗的首选。

（3）Tepotinib（EMD 1214063）：Tepotinib（EMD 1214063）是一种Ⅰb 型口服 MET-TKIs，于 2020 年 3 月在日本获批上市，用于治疗不可切除、*MET* 14 外显子突变的晚期或复发性 NSCLC

患者。在实体瘤中的 I 期临床试验确定了 *MET* 扩增或者高表达患者使用 Tepotinib 的有效性和安全性（Falchook et al，2015）。该药获批主要得益于 II 期 VISION 临床试验结果（Paik et al，2019）。该研究共纳入 99 例 *MET*14 外显子跳跃突变的 NSCLC 患者，接受 Tepotinib 治疗后共有 89% 的患者观察到了肿瘤病灶不同程度的缩小，总体总缓解率达到 46.5%，mDOR 为 11.1 个月，疾病控制率为 65.7%，mPFS 为 8.5 个月。在试验所纳入的 11 例脑转移的患者中，ORR 达到 54.5%，mDOR 为 9.5 个月，mPFS 为 10.9 个月。这一结果显示，Tepotinib 对于有中枢神经系统转移的患者同样具有稳定的疗效。Insight 研究显示在 *EGFR* 突变 *MET* 扩增患者中，Tepotinib 联合吉非替尼与单纯化疗组的 mPFS 分别为 16.6 个月和 4.2 个月，mOS 分别为 37.3 个月和 13.1 个月。与标准化疗相比，Tepotinib 加吉非替尼的抗活性有所提高，值得进一步探索（Wu et al，2020）。Tepotinib 耐受性良好，最常见的治疗相关不良事件为周围水肿（53.8%）、恶心（23.8%）和腹泻（20.8%）。此外，Tepotinib 在多种肿瘤模型中也都有报告观察到了抗肿瘤活性（Bladt et al，2013）。

（4）Tivantinib（ARQ 197）：Tivantinib（ARQ 197）是一种选择性口服小分子 MET 受体 TKIs，可阻止 MET 受体磷酸化，且不激活 MET 受体构象，并可中断下游信号转导。Tivantinib 可诱发与长春新碱类似的肿瘤细胞 G（2）-M 细胞周期阻滞。通过靶向 MET 蛋白来杀灭肿瘤细胞。荟萃分析研究发现 Tivantinib 在延长实体瘤患者的 PFS（而非 OS）方面更好，并且耐受性良好（Zhang et al，2017）。一项 III 期临床试验对比了 Tivantinib 联合厄洛替尼与单独使用厄洛替尼在先前接受治疗的局部晚期或转移性非鳞状非小细胞肺癌患者中的治疗效果（Scagliotti et al，2015），研究结果显示虽然联合用药组 PFS 升高，但两组总生存期并没有明显改善。探索性亚组分析表明，MET 高表达患者可改善总生存期（HR=0.70；95%CI：0.49～1.01）。MARQUEE III 期临床研究对比了厄洛替尼联合 Tivantinib 在 *EGFR* 突变 NSCLC 患者中二

线及以上的疗效和安全性，1048 例患者随机分为口服厄洛替尼和
Tivantinib 或厄洛替尼加安慰剂（Scagliotti et al，2018）。研究结
果表明，厄洛替尼联合 Tivantinib 改善了患者的 PFS，两组 mPFS
分别为 13.0 个月和 7.5 个月（HR=0.49，95%CI：0.31 ～ 0.77），
两组 mOS 分别为 25.5 个月和 20.3 个月（HR= 0.68，95%CI：
0.43 ～ 1.08）。常见的不良事件包括腹泻、皮疹和乏力。因此认为
在先前治疗过的 EGFR 突变型 NSCLC 中，厄洛替尼加 Tivantinib
耐受性良好，并且比厄洛替尼单药治疗具有更好的疗效。除肺癌
领域，Tivantinib 在肝细胞癌、前列腺癌、胆管癌、乳腺癌中也
进行了相关的临床研究，尤其在前列腺癌及胆管癌中获得了不错
的治疗效果，提示 Tivantinib 在多种瘤种中存在潜在的治疗前景
（Monk et al，2018 ；Rimassa et al，2018 ；Tolaney et al，2015 ；
Wei et al，2019）。

（5）沃利替尼（Savolitinib，Volitinib）：沃利替尼（Savolitinib，
Volitinib）是 Ⅰb 型口服 MET-TKIs，尤其对于 MET 基因扩增或
蛋白过度表达等肿瘤具有明显的抑制作用。临床前研究显示沃利
替尼可抑制 c-MET 磷酸化和下游信号传导，对于多种异种移植
模型具有抗肿瘤活性，也包括 EGFR 和 KRAS 野生型的 NSCLC。
沃利替尼在晚期实体瘤患者中的 Ⅰ 期研究已提示了耐受性及有
效性（Gan et al，2019）。有 Ⅰb 期临床研究发现在 MET 扩增、
EGFR 突变阳性且在先前 EGFR-TKIs 治疗中进展的晚期 NSCLC
患者中，奥希替尼联合沃利替尼具有可接受的风险获益特征，并
具有抗肿瘤活性（Sequist et al，2020）。对于 MET 驱动的 EGFR-
TKIs 耐药性患者，这种组合可能是一种潜在的治疗选择。目前该
药物已完成沃利替尼治疗 MET 14 外显子突变的局部晚期或转移
性肺肉瘤样癌和其他 NSCLC 患者的有效性、安全性和耐受性的
多中心、开放 Ⅱ 期临床研究的入组，中期结果显示总缓解率高达
51.6%（16/31），与治疗相关的不良反应大部分为 1 ～ 2 级，包括：
恶心、呕吐、外周组织水肿和肝功能异常。目前沃利替尼正在进
行中国食品药品监督管理局的上市申请。因此，沃利替尼已经成

为在中国获批的第一款针对 *MET* 基因突变的靶向药物。

（6）SAR125844：SAR125844 是一种选择性 MET 激酶抑制剂，具有良好的临床前毒性谱，支持其在临床的应用。Ⅰ期研究显示，SAR125844 在 *MET* 扩增的亚洲晚期实体瘤患者中具有可控的安全性：在 38 名接受治疗的亚洲患者中，19 人在剂量递增队列，19 人在剂量扩大队列。在剂量递增队列中，该试验没有观察到剂量限制性毒性（Dose limited toxicity，DLT），并将每周静脉输注 570 mg/m$^2$ 作为亚洲患者的 RP2D。在 19 例接受 570 mg/m$^2$ 的扩展队列中，1 名患者出现了剂量限制性毒性（DLT），36 名患者（94.7%）中出现治疗相关不良事件，其中 22 例患者（57.9%）的不良反应考虑与治疗药物相关。8 名患者（21.1%）出现严重不良事件，但与试验药物无关。在该研究中，最常见的不良反应是恶心（36.8%）、呕吐（34.2%），食欲下降（28.9%）以及疲劳或乏力、便秘和腹痛（各 21.1%）。没有由于不良事件引起患者死亡。9 名患者至少进行了一次剂量调整，1 名患者因发生了 2 级输注反应停止药物输注。2 名患者因发生 3 级及以上转氨酶升高导致剂量调整（Shitara et al，2017）。此外，一项评估 SAR125844 单药在携带 *MET* 基因扩增的Ⅱ期临床研究（NCT02435121）已完成。

## （二）MET/HGF 抗体

针对 MET/HGF 的单克隆抗体包括 Onartunzumab（OA-5D5，OAM4558g，MetMAb）、Rilotumamab（AMG-102）、Emibetuzumab、TAK701（HuL2G7）、Ficlatuzumab（AV-299，SCH900105）等。

1. Onartunzumab（OA-5D5，OAM4558g，MetMAb）

Onartuzumab（OA-5D5，OAM4558g，MetMAb）是大肠杆菌衍生的人源化一价抗 MET 单克隆抗体。传统的二价抗 MET 抗体具有潜在的激活作用，而不是抑制作用，MET 信号通过诱导 MET 二聚化激活。相比之下，单价设计的 Onartuzumab 可抑制 HGF 结合力，而不引起 MET 二聚化激活。因此，Onartuzumab 通过阻断 HGF 与 MET 的结合及 MET 二聚化发挥抗肿瘤作用。

在Ⅰ期研究中，Onartuzumab单药或与贝伐单抗联合治疗晚期实体瘤，耐受性良好（Salgia et al，2014）。其单药最常见的不良事件为乏力、外周性水肿、食欲下降、便秘、恶心、呕吐、发热、低蛋白血症和谷草转氨酶升高。OAM4971g Ⅲ期临床试验（METLung）研究了onartuzumab联合厄洛替尼在IHC显示MET阳性的局部晚期或转移性NSCLC患者中的疗效和安全性（Spigel et al，2017）。490例患者随机给予Onartuzumab联合厄洛替尼或厄洛替尼+安慰剂的治疗，两组间总生存期及无病生存期无明显区别，临床试验结果阴性。

2．Rilotumamab（AMG-102）

Rilotumamab（AMG-102）是完全人源化的HGF抗体。在肺癌领域，有Ⅰ/Ⅱ期临床试验对患有转移性、先前已治疗的NSCLC的患者进行了Rilotumamab与厄洛替尼的联合治疗评估（Tarhini et al，2017）。入组了45名其他治疗失败的晚期肺癌患者，其中13例鳞癌，32例腺癌，接受Rilotumumab联合厄洛替尼治疗，疾病控制率为60%，mOS为6.6个月，其中EGFR野生型的患者疾病控制率为60.6%，mOS为7.0个月。研究结果提示，Rilotumamab和厄洛替尼联合治疗晚期NSCLC具有可接受的药物毒性，并且疾病控制率达到研究预设标准。此外，在食管癌、胃癌等消化系统肿瘤中也进行了相关的Ⅱ/Ⅲ期临床试验，研究结果却不甚一致（Iveson et al，2014；Catenacci et al，2017）。

3．Ficlatuzumab（AV-299，SCH900105）

Ficlatuzumab（AV-299）是IgG1类人源化抗体，与HGF配体结合具有高亲和力，并能够特异性抑制HGF/MET的生物活性。一项Ⅰb期研究评估了Ficlatuzumab联合吉非替尼在先前接受过治疗的晚期亚洲NSCLC患者中的安全性、耐受性及抗肿瘤活性等。结果显示总缓解率为33%，提示初步的抗肿瘤活性，并且具有良好的与EGFR-TKI厄洛替尼和吉非替尼联合应用的潜力（Tan et al，2018）。2012年在欧洲肿瘤医学会大会上公布的随机Ⅱ期研究，评估了Ficlatuzumab联合吉非替尼与吉非替尼单药治疗对比研究的结果。遗憾的是，这项研究并没有达到其主要整体反应率的终点。然而，Ficlatuzumab 联合吉非替尼可以改善 *MET* 低表达亚群患者的 mPFS，并延长高间质 HGF 和潜在的其他生物标志物亚群患者的总生存期（Mok et al，2016）。Ficlatuzumab 单药治疗最常见的不良反应是乏力、外周性水肿、头痛、腹泻。

4．Emibetuzumab

Emibetuzumab 是一种二价单克隆抗 MET 抗体，可阻断依赖配体和不依赖配体的 MET 信号传导。目前暂无 Emibetuzumab 在单纯肺癌患者中进行的临床研究。在晚期实体瘤患者中，有多项Ⅰ期或Ⅱ期临床试验表明 Emibetuzumab 单药或与其他靶向药物联合具有抗肿瘤活性且安全性良好，拥有潜在的治疗前景（Yoh et al，2016；Harding et al，2019）。在胃癌领域中，有Ⅱ期临床试验评估了 MET 阳性的晚期胃腺癌亚洲患者使用 Emibetuzumab 的活性及安全性，研究结果提示 Emibetuzumab 在晚期胃腺癌中耐受性好但单药效果有限（Sakai et al，2017）。

5．TAK701（HuL2G7）

TAK701（HuL2G7）是与 HGF 结合的人源化的 IgG1 抗 HGF 单克隆抗体，因此可抑制 MET 转导的信号和 MET 依赖性肿瘤细胞的增殖和迁移。临床前实验显示，对于 *EGFR* 突变的 NSCLC 患者因 HGF 诱导的 EGFR 抵抗，TAK-701 联合吉非替尼可克服酪氨酸激酶抑制剂的耐受性，并能抑制体内肿瘤的生长（Okamoto et al，2010）。Ⅰ期研究中，TAK701 剂量即使高达 20 mg/kg，每 2 周 1 次，也具有良好耐受性，且没有剂量限制性毒性。TAK701最常见的不良反应为咳嗽、腹痛、便秘、疲劳、胃肠性肠梗阻、胸腔积液、尿路感染和呼吸困难。

对 *MET* 基因突变的肿瘤患者人群来说，MET-TKIs 是有效的治疗药物。根据已上市的 Tepotinib 沃利替尼以及即将上市的Capmatinib 的临床研究结果，针对 *MET* 14 外显子的跳跃突变的单药有效率较高，总缓解率均达到 40% 以上，针对 *MET* 扩增也显示出不错的疗效，并且安全性较好，必将成为未来的治疗希望。但是 MET-TKIs 的耐药不可避免，因此下一步需要加强对于 MET-TKIs 耐药机制的研究。另外，HGF/MET 信号通路的抑制剂与其他药物联合应用也具有一定的治疗潜力，可能在抑制和逆转耐药中发挥着重要作用。总之，在肺癌的精准治疗时代，分子检测和靶向药物必将为 MET 基因突变的肿瘤患者带来更好的疗效和生存获益。

（三）MET 通路异常与免疫治疗

近年来，免疫检查点抑制剂（immune check point inhibitors, ICIs）为晚期 NSCLC 的治疗提供了新的治疗手段。但是，具有驱动基因突变（包括 EGFR、ALK 等）的患者对免疫检查点抑制剂的疗效尚不能令人满意，而有研究发现 MET/HGF 通路表达与 PD-L1（Saigi et al, 2018）和 IDO（Wang et al, 2016）表达相关，这提示我们 MET 可能参与了肿瘤免疫微环境的形成。临床前研究发现，在 EGFR-TKIs 耐药的 NSCLC 细胞中，加入 MET-TKIs 后，PD-L1 表达下调，提示 MET 可能介导了免疫逃逸。IFN-γ 通过上调 PD-L1 表达，抑制 T 淋巴细胞抗肿瘤免疫，而 c-MET 可能参与了其中。研究表明，虽然 c-MET 并不通过传统的 JAK/STAT 通路激活 IFN-γ，但是 c-MET 抑制剂的应用则通过 IFN-γ 和 HGF 通路显著降低了 PD-L1 的表达（Demuth et al, 2017）。因此，c-MET 抑制剂通过阻断 IFN-γ 抑制 PD-L1 表达，可作为有效的联合治疗，以提高 MET 表达异常的 NSCLC 患者的免疫检查点阻断效果。

与 EGFR，ALK 或 RET 突变患者相比，MET 突变患者的持续缓解率更高。在 MET 14 外显子跳跃突变、MET 扩增基因拷贝数 ＞ 10 和 ＜ 10 3 组 Ⅲb/Ⅳ 期 NSCLC 中，MET 14 外显子跳跃突变患者对 ICI 反应更好（Kron et al, 2020）。针对 MET 14 外显子跳跃突变，回顾性研究发现，在 147 名 MET14 外显子跳跃突变的晚期 NSCLC 患者中有 37% 患者 PD-L1 表达阴性，22% 患者的 PD-L1 表达 1% ～ 49%，41% 患者的 PD-L1 表达 ＞ 50%。整体人群对 ICIs 的总缓解率为 17%，疗效与 PD-L1 表达无统计学相关性（Sabari et al，2018）。由此可见，对于 *MET* 14 外显子跳跃突变患者而言，PD-L1 的表达情况可能并不能预测其对 ICIs 的反应。目前关于 MET 与免疫治疗的研究尚未成熟，MET 与免疫治疗疗效的相关性仍需进一步探索。

## 三、新药开发及研究前景

Ⅰa 型 MET-TKIs 耐药是由 D1228 和 Y1230 残基突变引起，进而导致其与 MET 激酶结构域结合能力下降。G1163 位点突变也与 Ⅰa 型 MET-TKIs 耐药相关，而并不参与 Ⅰb 型和 Ⅱ 型 MET-TKIs 耐药的发生。L1195 和 F1200 位点突变则参与 Ⅱ 型 TKIs 耐药，而并不暴露于活化的 DFG 构象中，并对 Ⅰ 型 TKIs 敏感。虽然调整 MET-TKIs 类型能够提高针对有靶点的 *MET* 突变和 *MET* 扩增的敏感性，但是，MET-TKIs 还能够产生脱靶效应，如：*KRAS* 突变、*EGFR*、*KRAS*、*HER3* 和 *BRAF* 扩增等，从而引起耐药的发生。

旁路激活是 MET-TKIs 原发性耐药产生的重要机制。体内实验表明，PTEN 表达缺失引起的 PI3K 通路过度激活是引起 MET-TKIs 原发性耐药，体外实验则提示，加入靶向 PI3K 抑制剂恢复了 MET-TKIs 的敏感性。此外，RAS 通路异常激活，KRAS 低表达（< 700 mmol/μg）和肿瘤组织 MET 蛋白表达缺失均与 MET-TKIs 原发性耐药相关。

（高　欢　傅　潇　姚　煜）

**参考文献**

Bardelli A，Ponzetto C，Comoglio PM，1994. Identification of functional domains in the hepatocyte growth factor and its receptor by molecular engineering. J Biotechnol，37（2）：109-122.

Bladt F，Faden B，Friese-Hamim M，et al，2013. EMD 1214063 and EMD 1204831 constitute a new class of potent and highly selective c-Met inhibitors. Clin Cancer Res，19（11）：2941-2951.

Catenacci DVT，Tebbutt NC，Davidenko I，et al，2017. Rilotumumab plus epirubicin，cisplatin，and capecitabine as first-line therapy in advanced MET-positive gastric or gastro-oesophageal junction cancer（RILOMET-1）：a randomised，double-blind，placebo-controlled，phase 3 trial. Lancet Oncol，18（11）：1467-1482.

Chen HJ，Mok TS，Chen ZH，et al，2009. Clinicopathologic and molecular features of epidermal growth factor receptor T790M mutation and c-MET amplification in tyrosine kinase inhibitor-resistant Chinese non-small cell lung cancer. Pathol Oncol Res，15（4）：651-658.

Choueiri TK，Vaishampayan U，Rosenberg JE，et al，2013. Phase II and biomarker study of the dual MET/VEGFR2 inhibitor foretinib in patients with papillary renal cell carcinoma. The Lancet，31（2）：181-186.

Clémenson C，Chargari C，Liu W，et al，2017. The MET/AXL/FGFR inhibitor S49076 impairs aurora B activity and improves the antitumor efficacy of radiotherapy. Mol Cancer Ther，16（10）：2107-2119.

Demuth C，Andersen MN，Jakobsen KR，et al，2017. Increased PD-L1 expression in erlotinib-resistant NSCLC cells with MET gene amplification is reversed upon MET-TKI treatment. Oncotarget，8（40）：68221-68229.

Drilon A，Clark JW，Weiss J，et al，2020. Antitumor activity of crizotinib in lung cancers harboring a MET exon 14 alteration. Nature Medicine，26（1）：47-51.

Drilon AE，Camidge DR，Ou S-HI，et al，2016. Efficacy and safety of crizotinib in patients（pts）with advanced MET exon 14-altered non-small cell lung cancer（NSCLC）. The Lancet，34（15_suppl）：108.

Falchook G，Amin H，Fu S，et al，2015. Efficacy，safety，biomarkers，and phase II dose modeling in a phase I trial of the oral selective c-Met inhibitor tepotinib（MSC2156119J）. Journal of Clinical Oncology，33（15_suppl）：2591.

Gan HK，Millward M，Hua Y，et al，2019. First-in-human phase I study of the selective MET inhibitor，savolitinib，in patients with advanced solid tumors：safety，pharmacokinetics，and antitumor activity. Clin Cancer Res，

25 (16): 4924-4932.

Harding JJ, Zhu AX, Bauer TM, et al, 2019. A phase Ib/II study of ramucirumab in combination with emibetuzumab in patients with advanced cancer. Clin Cancer Res, 25 (17): 5202-5211.

Heist R, Seto T, Han JY, et al, 2019. Capmatinib (INC280) in MET Δex14-mutated advanced non-small cell lung cancer (NSCLC): Efficacy data from the phase 2 GEOMETRY mono-1 study. Neuro-Oncology, 37 (15-suppl): 9004.

Hellerstedt BA, Vogelzang NJ, Kluger HM, et al, 2019. Results of a phase II placebo-controlled randomized discontinuation trial of cabozantinib in patients with non-small-cell lung carcinoma. Clin Lung Cancer, 20 (2): 74-81.e71.

Iveson T, Donehower RC, Davidenko I, et al, 2014. Rilotumumab in combination with epirubicin, cisplatin, and capecitabine as first-line treatment for gastric or oesophagogastric junction adenocarcinoma: an open-label, dose de-escalation phase Ib study and a double-blind, randomised phase 2 study. Lancet Oncol, 15 (9): 1007-1018.

Kron A, Scheffler M, Heydt C, et al, 2020. Genetic heterogeneity of MET-aberrant non-small cell lung cancer and its impact on the outcome of immunotherapy. J Thorac Oncol, 16 (4): 572-582.

Lin CC, Shih JY, Yu CJ, et al, 2018. Outcomes in patients with non-small-cell lung cancer and acquired Thr790Met mutation treated with osimertinib: a genomic study. Lancet Respir Med, 6 (2): 107-116.

Michaelson MD, Gupta S, Agarwal N, et al, 2019. A phase Ib study of axitinib in combination with crizotinib in patients with metastatic renal cell cancer or other advanced solid tumors. Oncologist, 24 (9): 1151-e1817.

Mita M, Gordon M, Rosen L, et al, 2014. Phase Ib study of amuvatinib in combination with five standard cancer therapies in adults with advanced solid tumors. Cancer Chemother Pharmacol, 74 (1): 195-204.

Mok TS, Geater SL, Su WC, et al, 2016. A randomized phase 2 study comparing the combination of ficlatuzumab and gefitinib with gefitinib alone in asian patients with advanced stage pulmonary adenocarcinoma. J Thorac Oncol, 11 (10): 1736-1744.

Molife LR, Dean EJ, Blanco-Codesido M, et al, 2014. A phase I, dose-escalation study of the multitargeted receptor tyrosine kinase inhibitor,

golvatinib, in patients with advanced solid tumors. Clin Cancer Res, 20 (24):
6284-6294.

Monk P, Liu G, Stadler WM, et al, 2018. Phase II randomized, double-blind, placebo-controlled study of tivantinib in men with asymptomatic or minimally symptomatic metastatic castration-resistant prostate cancer (mCRPC). Invest New Drugs, 36 (5): 919-926.

Neal JW, Dahlberg SE, Wakelee HA, et al, 2016. Erlotinib, cabozantinib, or erlotinib plus cabozantinib as second-line or third-line treatment of patients with EGFR wild-type advanced non-small-cell lung cancer (ECOG-ACRIN 1512): a randomised, controlled, open-label, multicentre, phase 2 trial. Lancet Oncol, 17 (12): 1661-1671.

Okamoto W, Okamoto I, Tanaka K, et al, 2010. TAK-701, a humanized monoclonal antibody to hepatocyte growth factor, reverses gefitinib resistance induced by tumor-derived HGF in non-small cell lung cancer with an EGFR mutation. Mol Cancer Ther, 9 (10): 2785-2792.

Paik P, Veillon R, Cortot A, et al, 2019. Phase II study of tepotinib in NSCLC patients with MET ex14 mutations. Journal of Clinical Oncology, 37, 9005.

Paik PK, Drilon A, Fan PD, et al, 2015. Response to MET inhibitors in patients with stage IV lung adenocarcinomas harboring MET mutations causing exon 14 skipping. Cancer Discov, 5 (8): 842-849.

Peschard P, Fournier TM, Lamorte L, et al, 2001. Mutation of the c-Cbl TKB domain binding site on the Met receptor tyrosine kinase converts it into a transforming protein. Mol Cell, 8 (5): 995-1004.

Qiao GB, Wu YL, Yang XN, et al, 2005. High-level expression of Rad51 is an independent prognostic marker of survival in non-small-cell lung cancer patients. Br J Cancer, 93 (1): 137-143.

Rimassa L, Assenat E, Peck-Radosavljevic M, et al, 2018. Tivantinib for second-line treatment of MET-high, advanced hepatocellular carcinoma (METIV-HCC): a final analysis of a phase 3, randomised, placebo-controlled study. Lancet Oncol, 19 (5): 682-693.

Rodon J, Postel-Vinay S, Hollebecque A, et al, 2017. First-in-human phase I study of oral S49076, a unique MET/AXL/FGFR inhibitor, in advanced solid tumours. Eur J Cancer, 81142-81150.

Rodrigues GA, Naujokas MA, Park M, 1991. Alternative splicing generates isoforms of the met receptor tyrosine kinase which undergo differential processing. Mol Cell Biol, 11（6）: 2962-2970.

Sabari JK, Leonardi GC, Shu CA, et al, 2018. PD-L1 expression, tumor mutational burden, and response to immunotherapy in patients with MET exon 14 altered lung cancers. Ann Oncol, 29（10）: 2085-2091.

Saigi M, Alburquerque-Bejar JJ, Mc Leer-Florin A, et al, 2018. MET-oncogenic and JAK2-inactivating alterations are independent factors that affect regulation of PD-L1 expression in lung cancer. Clin Cancer Res, 24（18）: 4579-4587.

Sakai D, Chung HC, Oh DY, et al, 2017. A non-randomized, open-label, single-arm, Phase 2 study of emibetuzumab in Asian patients with MET diagnostic positive, advanced gastric cancer. Cancer Chemother Pharmacol, 80（6）: 1197-1207.

Salgia R, Patel P, Bothos J, et al, 2014. Phase I dose-escalation study of onartuzumab as a single agent and in combination with bevacizumab in patients with advanced solid malignancies. Clin Cancer Res, 20（6）: 1666-1675.

Scagliotti G, Pawel JV, Novello S, et al, 2015. Phase Ⅲ multinational, randomized, double-blind, placebo-controlled study of tivantinib（ARQ 197）plus erlotinib versus erlotinib alone in previously treated patients with locally advanced or metastatic nonsquamous non-small-cell lung cancer. The Lancet, 33（24）: 2667-2674.

Scagliotti GV, Shuster D, Orlov S, et al, 2018. Tivantinib in combination with erlotinib versus erlotinib alone for EGFR-mutant NSCLC: an exploratory analysis of the phase 3 MARQUEE study. J Thorac Oncol, 13（6）: 849-854.

Schöffski P, Gordon M, Smith DC, et al, 2017a. Phase Ⅱ randomised discontinuation trial of cabozantinib in patients with advanced solid tumours. Eur J Cancer, 86296-304.

Schöffski P, Wozniak A, Escudier B, et al, 2017b. Crizotinib achieves long-lasting disease control in advanced papillary renal-cell carcinoma type 1 patients with MET mutations or amplification. EORTC 90101 CREATE trial. Eur J Cancer, 87147-87163.

Schöffski P, Wozniak A, Stacchiotti S, et al, 2017c. Activity and safety of crizotinib in patients with advanced clear-cell sarcoma with MET alterations: European Organization for Research and Treatment of Cancer phase Ⅱ trial 90101 'CREATE'. Ann Oncol, 28（12）: 3000-3008.

Sequist LV, Han JY, Ahn MJ, et al, 2020. Osimertinib plus savolitinib in patients with EGFR mutation-positive, MET-amplified, non-small-cell lung cancer after progression on EGFR tyrosine kinase inhibitors : interim results from a multicentre, open-label, phase I b study. Lancet Oncol, 21 (3) : 373-386.

Shitara K, Kim TM, Yokota T, et al, 2017. Phase I dose-escalation study of the c-Met tyrosine kinase inhibitor SAR125844 in Asian patients with advanced solid tumors, including patients with MET-amplified gastric cancer. Oncotarget, 8 (45) : 79546-79555.

Spigel DR, Edelman MJ, O'Byrne K, et al, 2017. Results from the phase III randomized trial of onartuzumab plus erlotinib versus erlotinib in previously treated stage IIIb or IV non-small-cell lung cancer : METLung. J Clin Oncol, 35 (4) : 412-420.

Tan EH, Lim WT, Ahn MJ, et al, 2018. Phase I b trial of ficlatuzumab, a humanized hepatocyte growth factor inhibitory monoclonal antibody, in combination with gefitinib in asian patients with NSCLC. Clinical pharmacology in drug development, 7 (5) : 532-542.

Tarhini AA, Rafique I, Floros T, et al, 2017. Phase 1/2 study of rilotumumab (AMG 102), a hepatocyte growth factor inhibitor, and erlotinib in patients with advanced non-small cell lung cancer. Cancer, 123 (15) : 2936-2944.

Tolaney SM, Tan S, Guo H, et al, 2015. Phase II study of tivantinib (ARQ 197) in patients with metastatic triple-negative breast cancer. Invest New Drugs, 33 (5) : 1108-1114.

Tong JH, Yeung SF, Chan AW, et al, 2016. MET amplification and exon 14 splice site mutation define unique molecular subgroups of non-small cell lung carcinoma with poor prognosis. Clin Cancer Res, 22 (12) : 3048-3056.

Wang D, Saga Y, Sato N, et al, 2016. The hepatocyte growth factor antagonist NK4 inhibits indoleamine-2,3-dioxygenase expression via the c-Met-phosphatidylinositol 3-kinase-AKT signaling pathway. Int J Oncol, 48 (6) : 2303-2309.

Wei K, Li M, Zöller M, et al, 2019. Targeting c-MET by Tivantinib through synergistic activation of JNK/c-jun pathway in cholangiocarcinoma. Cell Death Dis, 10 (3) : 231.

Wolf J, Seto T, Han JY, et al, 2020. Capmatinib in MET exon 14-mutated or MET-amplified non-small-cell lung cancer. N Engl J Med, 383 (10) : 944-

957.

Wu YL, Cheng Y, Zhou J, et al, 2020. Tepotinib plus gefitinib in patients with EGFR-mutant non-small-cell lung cancer with MET overexpression or MET amplification and acquired resistance to previous EGFR inhibitor (INSIGHT study): an open-label, phase 1b/2, multicentre, randomised trial. Lancet Respir Med, 8 (11): 1132-1143.

Wu YL, Zhang L, Kim DW, et al, 2018. Phase Ib/II study of capmatinib (INC280) plus gefitinib after failure of epidermal growth factor receptor (EGFR) inhibitor therapy in patients with EGFR-mutated, MET factor-dysregulated non-small-cell lung cancer. J Clin Oncol, 36 (31): 3101-3109.

Yau TCC, Lencioni R, Sukeepaisarnjaroen W, et al, 2017. A Phase I/II multicenter study of single-agent foretinib as first-line therapy in patients with advanced hepatocellular carcinoma. Clin Cancer Res, 23 (10): 2405-2413.

Yoh K, Doi T, Ohmatsu H, et al, 2016. A phase I dose-escalation study of LY2875358, a bivalent MET antibody, given as monotherapy or in combination with erlotinib or gefitinib in Japanese patients with advanced malignancies. Invest New Drugs, 34 (5): 584-595.

Zhang H, Bao Z, Liao H, et al, 2017. The efficacy and safety of tivantinib in the treatment of solid tumors: a systematic review and meta-analysis. Oncotarget, 8 (68): 113153-113162.

Zhao H, Luoto KR, Meng AX, et al, 2011. The receptor tyrosine kinase inhibitor amuvatinib (MP470) sensitizes tumor cells to radio- and chemo-therapies in part by inhibiting homologous recombination. Radiother Oncol, 101 (1): 59-65.

# 第七节　RET 基因融合突变

## 一、临床特点

1985 年，Takahashi 等（1985）发现并命名了 RET，RET 作为一种新型转化基因将人的 T 细胞淋巴瘤的高分子量 DNA 转染 NIH3T3 细胞（小鼠胚胎成纤维细胞）。该基因全长约为 60 000 bp，被 DNA 重排激活，其中人类 DNA 的两个未连接片段重组以产生新的转录单位。随后，研究将 *RET* 定位于 10q11.2 号染色体即第 10 号染色体长臂上的原癌基因 [该染色体编码产生的 RET 蛋白是一种存在于细胞膜上的受体酪氨酸激酶（receptor tyrosinekinase，RTK）]，通过受体与配体的结合，刺激细胞内区域发生磷酸化，从而激活下游信号，参与调节细胞的生长和分化（Bronte et al，2019）。RET 是具有典型细胞内酪氨酸激酶结构域的单程跨膜蛋白（图 3-7-1）。虽然 RTK 的"经典"激活是由于配体 - 受体的相互作用，但 *RET* 的激活需要其配体（胶质细胞系衍生的神经营养因子家族配体，GFL）与受体（GFLs 受体 -α）复合物与 *RET* 的胞外域结合，导致细胞内酪氨酸激酶结构域的磷酸化。

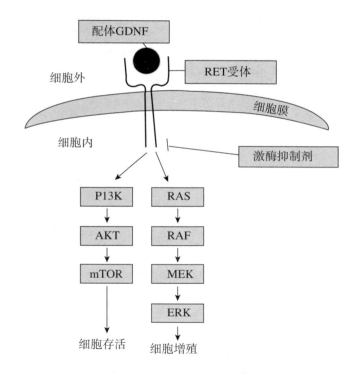

**图 3-7-1　RET 蛋白通路示意图**

*RET* 基因在肿瘤患者中的活化机制主要包括以下两点［占所有 RET 变异的 70%（Gautschi et al，2017）］：① *RET* 基因 M918T 等位点的点突变，*RET* 基因点突变被认为是甲状腺乳头状癌的一个驱动基因，但在其他类型肿瘤中较为少见；② *RET* 基因发生融合突变。*RET* 基因通过本身断裂再与其他基因接合的方式发生重组，成为一个新的融合基因，如 *RET* 基因与其融合的伴侣基因如 *KIF5B*、*TRIM33*、*CCDC6* 和 *NCOA4* 等基因的融合突变。在甲状腺髓样癌、非小细胞癌、多发性内分泌腺瘤 2型、先天性巨结肠等疾病中，均发现存在 *RET* 基因融合突变现象。目前，在 NSCLC 中发现的，与 *RET* 基因发生融合突变的类型包括 *CCD*（10q21）、*KIF5B* 等，而其中 *KIF5B-RET* 型融合突变较为多见。截至目前，*KIF5B-RET* 融合基因已被证实存在多种变体，Weiss 等（2013）利用全基因组及录组测序方法在 1 例 *EGFR*、*KRAS*、*ALK* 三阴性的非小细胞肺腺癌患者的肝脏转移灶中发现 *KIF5B-RET* 基因融合突变，由第 10 号染色体 *KIF5B* 基因的第 16 号外显子末端与原癌基因 *RET* 第 12 号外显子起始端发生断裂、融合而成。*RET* 基因跻身于继 *EGFR*、*KRAS*、*ALK* 基因之后的 NSCLC 的热门驱动基因，有望成为指导 NSCLC 靶向治疗的又一新靶标。*RET* 基因在正常肺组织中表达率极低，但发生融合突变后可在肺癌患者肺组织中高表达从而驱动肺癌的发生。已知 *RET* 基因在肺癌患者中的融合突变率的发生率较低，为 1%～2%（Hainsworth et al，2013）并常与其他突变，如 *EGFR*、*KRAS*、*BRAF*、*ERBB2*、*ALK* 等相排斥。在 NSCLC 患者中是一个很"小众"的驱动基因，其中 *K15：R12* 是最常见的一种变体，占 *KIF5B-RET* 融合基因变体的 60%～70%。

针对 *RET* 基因融合，尚缺乏特异性检测手段，免疫组织化学法（immunohistochemistry，IHC）、荧光原位杂交法（fluorescence in situ hybridization，FISH）、逆转录 - 聚合酶链反应（reverse transcription-polymerase chain reaction，RT-PCR）结合实时定量聚合酶链反应法、PCR/Sanger 测序和直接 DNA 测序等均是临床常

用的检测方法（Yoh et al，2017）。目前，很多融合基因编码的嵌合蛋白已成为肿瘤的特异性治疗靶点，2020 版 CSCO 的 NSCLC 诊疗指南推荐（ⅡB 类证据）通过 NGS 检测包括 *RET* 融合在内的具有临床意义的靶点。FISH 技术的操作简单、方便，且价格便宜，因而应用较广，在检测融合突变型肺癌中 FISH 不仅可以检测已知融合，还可以检测未知融合，且基于其检测结果可靠并稳定，仍然是目前的一种重要的检测方法。但是 FISH 技术存在一定的局限性，如：①难以避免肿瘤组织的异质性带来的结果偏差；②一些罕见的或未知的断裂及融合位点间距可能小于 FISH 技术可判读的最小阈值，引发了假阴性的出现；③检测时间较长，成本也较高，操作及判读方面专业技术要求高，所以诊断医师需进行严格的操作及判读培训。因此 FISH 技术不适合大规模的筛选性诊断。RT-PCR 技术是通过将 RNA 在逆转录酶和特异性引物作用下逆转录成 cDNA，然后设计为探针对基因融合位点进行检测来判断有无融合基因发生。该技术的优点为：周期短、敏感度高、操作和结果判读简单，因此适合广泛应用于融合基因的筛选研究中。RT-PCR 技术的弊端为：只能检测已知的基因融合类型，存在假阴性出现的可能。并且该方法对 RNA 模板的质量要求高，样本 RNA 的降解会导致假阴性的发生。将来二代测序（NGS）有望取代单一的基因检测方式而更多、更广泛的被临床应用。NGS 不仅可以检出已知的融合基因类型，也可以检出未知的融合基因类型，弥补了其他检测方法漏检、不能明确融合的伴侣基因类型等不足。目前有两种检测融合基因的 NGS 方法分别为：DNA-based NGS 和 RNA-based NGS。DNA-based NGS 的不足之处在于基因融合断裂位点多在内含子且断裂的位置不确定，DNA-based NGS 需全面覆盖基因的内含子和外显子区域，否则将出现假阴性结果。RNA-based NGS 检测融合基因的探针只需覆盖外显子即可，设计的难度更低，还可以检测出转录水平剪切形成的融合基因，但缺点为受到 RNA 质量的影响，该方法不能同时对基因突变进行检测。使用 RNA-based NGS 检测可最大程度地发现融合基因。目前外周血中 ctDNA 含量因肿瘤种类及分期等不同而具有较大的差异，有研究提示外周血 ctDNA 融合基因 NGS 检测敏感度低于肿瘤组织标本的检测，外周血 ctDNA 的 NGS 检测可作为肿瘤组织不可及的融合基因检测的补充。

2020 年，是 *RET* 融合阳性 NSCLC 患者的春天，两款高选择性 *RET* 抑制剂 Selpercatinib（塞尔帕替尼，LOXO-292）和 Pralsetinib（普拉替尼，BLU-667）因在晚期 *RET* 融合阳性 NSCLC 中显示出良好的抗肿瘤活性和安全性，已分别于 2020 年 5 月 8 日和 2020 年 9 月 4 日获美国 FDA 批准上市。目前，*RET* 已然成为 NSCLC 中可通过 FDA 批准靶向药物治疗的 7 种生物标志物之一（其他 6 种是 *EGFR*、*ALK*、*ROS1*、*BRAF*、*MET*、*NTRK*），虽然在 NSCLC 中占 1% ~ 2%，也是 NSCLC 基因检测的必检靶标。

在 NSCLC 中，*RET* 融合患者多以腺癌、年轻、不吸烟 / 轻度吸烟为主且多数患者具有病理呈现低分化倾向，肿瘤瘤体较小但常多发，淋巴结转移多达 $N_2$ 或以上分期，容易发生脑转移（Wang et al，2012）。Pietrantonio 等（2018）的研究中，*RET* 变异 NSCLC 患者还表现出：乳突状或鳞屑状的肿瘤形态，先前未暴露于放射性物质的特征（Subbiah et al，2015）。*RET* 融合 NSCLC 患者临床确诊时 5.4% ~ 14% 处于早期（Ⅰ/Ⅱ期），82.7% ~ 91% 处于晚期（Ⅲ/Ⅳ期）早期 *RET* 融合 NSCLC 患者在手术切除后，中位复发时间仅为 20.9 个月，复发时间短于 *EGFR* 和 *ALK* 驱动突变（Gautschi et al，2017）。一项全球多中心 *RET* 注册研究，从欧洲、亚洲、美国共 29 个中心，共入组 165 例 *RET* 重排 NSCLC 患者，其中 108 例为接受化疗患者，所有化疗总缓解率为 52%，mPFS 为 6.6 个月，含铂双药的 mPFS 为 7.8 个月（Shen et al，2020）。2020 年来自韩国真实世界回顾性分析结果显示 *RET* 融合的 NSCLC 患者使用培美曲塞为基础的化疗，总缓解率为 63%，无进展生存期为 9 个月。2020 年中国多中心回顾性研究分析了 2011 年至 2018 年 10 家医院共 62

例 *RET* 融合 NSCLC 患者，其中 50 例为 Ⅲb/Ⅳ期，40 例接受了一线化疗，28 例接受了二线化疗，评估化疗方案的疗效：一线化疗 mPFS 为 5.2 ～ 9.2 个月；二线化疗 mPFS 为 2.8 ～ 4.9 个月（Lee et al，2020）。目前尚无免疫检查点抑制剂在 *RET* 融合 NSCLC 的研究结果发布，且 *RET* 融合肺癌患者中 PD-L1 表达情况报道差异极大。我们只能从一些回顾性分析、亚组数据分析中，了解免疫检查点抑制剂在 *RET* 融合 NSCLC 中的疗效，一项真实世界回顾性研究纳入了 21 个中心的 107 例晚期 NSCLC 患者，其中包括 9 例 *RET* 融合患者，所有患者均接受过免疫检查点抑制剂治疗，9 例 *RET* 融合患者中 PD-L1 表达阳性者占 33%，免疫治疗的总缓解率为 37.5%，mPFS 为 7.6 个月。另一项回顾性研究，纳入了 10 个国家 24 个中心的 551 例接受过免疫检查点抑制剂单药治疗并且具有至少一个驱动突变的晚期 NSCLC 患者，其中包括 16 例 *RET* 融合患者，免疫治疗的总缓解率为 6.3%、mPFS 为 2.1 个月、mOS 为 21.3 个月。既往的一些回顾性研究数据显示 *RET* 融合 NSCLC 患者免疫治疗的 ORR 为 6.3% ～ 37.5%，免疫治疗的 mPFS 为 2.1 ～ 7.6 个月（Gautschi et al，2017）。综上所述，*RET* 基因融合突变 NSCLC 患者预后差，从化疗及免疫检测点抑制剂治疗中获益较小，需要探寻更为强效、高选择性的治疗方案。

## 二、药物治疗

可用于 *RET* 阳性 NSCLC 患者的靶向药物有：凡德他尼（Vandetanib）、卡博替尼（Carbozantinib）、舒尼替尼（Sunitinib）等多靶点的酪氨酸激酶抑制剂，但上述药物对于 RET 阳性 NSCLC 患者选择性差、疗效欠佳。乐伐替尼（Lenvatinib）、艾乐替尼、Agerafenib（RXDX-105）、莫特塞尼（Motesanib）、多韦替尼（Dovitinib）、普纳替尼（Ponatinib）、AUY922、阿帕替尼等药物也有治疗 *RET* 阳性 NSCLC 患者的相关临床研究，但数据显示疗效无明显提高（Guisier et al，2020）。卡博替尼、凡德他尼、舒尼替尼治疗 *RET* 阳性 NSCLC 患者 mPFS 在 2 ~ 4 个月左右，mOS 不超过 11 个月（Mazieres et al，2019）；仑伐替尼比这 3 个药物有所改善，却最终在生存数据上没有显著的提高。有研究表明，原因在于这类多靶点的 RET-TKIs 多为非高选择性 TKIs，脱靶效应明显（针对 *VEGFR-1*，*VEGFR-2*，*VEGFR-3*，*PDGFRb*，*c-kit* 等靶点），造成了皮疹、高血压等毒性较大的并发症，导致大部分患者不得不需要进行剂量减量，最终影响了疗效（Pietrantonio et al，2018）（表 3-7-1）。

**表 3-7-1 *RET* 阳性非小细胞肺癌的药物治疗总结**

| 药物 | *RET*⁺ NSCLC 治疗疗效 |
|---|---|
| 卡博替尼 | mPFS：5.5 个月 |
| 乐伐替尼 | mPFS：7.3 个月 |
| 凡德他尼 | mPFS：4.5 ~ 4.7 个月 |
| 凡德他尼 + 依维莫司 | mPFS：8 个月 |
| Agerafenib | 无 *KIF5B-RET* 型 ORR：75% |
| 舒尼替尼 | 可能有效，有争议 |
| 阿来替尼 | 体外研究就回顾性数据显示治疗有效尚需进一步证实 |

### 1. 卡博替尼

卡博替尼是一种小分子多靶点酪氨酸激酶抑制剂，可以通过抑制酪氨酸激酶受体 RET、MET、VEGFR-1/2/3、KIT 等酪氨酸激酶活性，发挥抗肿瘤作用（Hida et al，2019）。有研究提示，对于 *RET* 基因阳性的 NSCLC 患者，卡博替尼可抑制 RET 蛋白，进而抑制肿瘤细胞的生长、转移及新血管生成（Ma et al，2016）。一项卡博替尼 II 期临床试验 NCT01639508 的第一阶段研究共入组 26 例肺腺癌患者，中位年龄 59 岁，50% 的患者接受过至少一次化疗，口服卡博替尼 60 mg 每日 1 次治疗，16 例患者

以 *KIF5B-RET* 融合突变为主，结果显示在 25 例可评估疗效的患者中，7 例患者达到部分缓解。ORR 为 38%，mPFS 为 5.5 个月，不良反应主要为：3 级脂肪酶增加 15%、天冬氨酸转氨酶增加 8%、血小板减少 8%，19 例患者因药物相关不良反应需要减少药物剂量；治疗期间无药物相关死亡。

2. 乐伐替尼

乐伐替尼是一种抑制 *VEGFR1*、*VEGFR2*、*VEGFR3* 的多靶点酪氨酸激酶 *RTK* 抑制剂，不仅可以抑制 *RTK*，而且还能够抑制成纤维细胞生长因子受体（fibroblast growth factor receptor，FGFR）、PDGFRα、酪氨酸激酶 *KIT* 和 *RET*。NCT01877083 Ⅱ期研究入组了 25 例 *RET* 基因融合 NSCLC 患者，口服乐伐替尼（24 mg/d）治疗，总缓解率为 16%，疾病控制率为 76%，mPFS 为 7.3 个月。安全性方面：高达 92% 的患者出现了 3 级以上不良反应，最常见的不良反应为高血压、恶心、食欲下降、腹泻、蛋白尿、呕吐，76% 的患者不得不因不良反应中断治疗，64% 的患者因不良反应而导致药物减量，3 例患者因不良反应死亡（Kim et al，2015）。

3. 凡德他尼

凡德他尼是一种口服小分子多靶点酪氨酸激酶抑制剂，能够作用于 *EGFR*、*VEGFR*、*RET* 信号转导通路，从而发挥抗肿瘤作用。凡德他尼单药治疗 *RET* 基因阳性 NSCLC 的两项Ⅲ期临床试验，结果均未得出总生存期和无进展生存期获益（Weiss et al，2013）。LURET 研究是一项凡德他尼治疗 *RET* 基因阳性 NSCLC 的Ⅱ期临床研究，入组 19 例经治的 *RET* 基因融合 NSCLC 患者，给予凡德他尼治疗 300 mg 每日一次，患者的总体 ORR 为 53%，mPFS 为 4.7 个月，3～4 级不良反应发生率较高，主要表现为高血压、皮疹、腹泻、QT 间期延长和皮肤干燥，因不能耐受药物相关不良反应导致治疗中断的发生率为 21%，因不良反应需进行药物减量的患者为 50%。NCT01823068 研究入组 18 例 *RET* 融合的 NSCLC 患者，给予凡德他尼治疗，结果显示患者

总缓解率为 15%，疾病控制率为 65%，mPFS 为 4.5 个月，mOS
为 11.6 个月，3 ～ 4 级不良反应主要表现为：高血压、QT 间期
延长。NCT01582191 研究对凡德他尼联合依维莫司治疗 NSCLC
患者的疗效进行了评价，该研究共纳入 17 例晚期 *RET* 融合基因
阳性的 NSCLC 患者，其中 12 例患者的 *RET* 基因融合突变类型
为 *KIF5B-RET* 型，2 例患者的 *RET* 基因融合突变类型为 *CCDC6-
RET* 型，存在 *KIF5B-RET* 融合基因的 NSCLC 患者的疾病控制率
为 73%，而 *CCDC6-RET* 融合基因型 NSCLC 患者的疾病控制率
为 100%，10 例 *RET* 基因融合突变患者的 mPFS 为 8 个月。

4. Agerafenib（RXDX-105）

RXDX-105 是 一 种 高 效 的 *BRAF*（V600E/WT） 和 *C-RAF*
靶点抑制剂，同时也能适度有效作用于 *ABL-1*、*C-KIT*、*RET*、
*PDGFRβ* 和 *VEGFR2* 等靶点的多靶点抑制剂。NCT01877811 研
究入组 21 例 *RET* 基因阳性的 NSCLC 患者，其中 13 例患者为
*KIF5B-RET* 型，8 例患者为非 *KIF5B-RET* 型，所有患者入组前
均未接受过针对 *RET* 融合基因的靶向治疗，结果显示，接受
Agerafenib（RXDX-105）治疗后，13 例存在 *KIF5B-RET* 融合基
因的患者总缓解率为 0，8 例无 *KIF5B-RET* 融合基因患者的总
缓解率为 75%；治疗过程中最常见的不良反应为皮疹、低磷血
症、丙氨酸转氨酶（alanine aminotransferase，ALT）升高、贫血，
1 例患者出现 3 级皮疹并发致死性肺泡出血（Hainsworth et al，
2013）。本研究提示 RXDX-105 可能仅对特定融合类型的 *RET* 阳
性 NSCLC 有效。

5. 舒尼替尼

舒尼替尼是一种能够抑制多种 RTK 的小分子多靶点靶向
药物，可以针对血小板源生长因子受体（platelet-derved growth
factor receptor，PDGFR，包括 PDGFRα、PDGFRβ）、血管内皮
细胞生长因子受体（VEGFR1、VEGFR2 和 VEGFR3）等多个受
体发挥抑制肿瘤血管生成和抗肿瘤细胞生长的多重作用。目前，
舒尼替尼治疗 *RET* 基因融合突变 NSCLC 患者的疗效尚存在争议。

一项 II 期临床研究显示，舒尼替尼可能能够改善晚期 NSCLC 的预后，而另一项回顾性研究却并未发现舒尼替尼具有改善晚期 NSCLC 预后的作用。Wu 等（2015）等报道了 1 例 *KIF5B-RET* 融合突变阳性的肺腺癌患者，患者出现呼吸衰竭后，口服舒尼替尼，随后患者呼吸窘迫症状缓解、氧合状况明显改善，临床治疗成功，提示舒尼替尼在 *KIF5B-RET* 融合的肺腺癌患者中可能具有一定的治疗效果。

6. 阿来替尼

阿来替尼目前用于治疗 *ALK* 阳性局部晚期或转移性非小细胞肺癌。相关体外研究显示，阿来替尼可抑制 *RET* 基因发生融合突变，其可抑制 *RET* V804E/L/M 门卫基因突变；同时，阿来替尼不作用于 VEGFR2，因而避免了抗血管生成的药物毒性。研究表明，阿来替尼可以抑制 *KIF5B-RET* 阳性肺腺癌细胞的生长，诱导 *CCDC6-RET* 阳性肺腺癌细胞死亡。回顾性数据显示：阿来替尼治疗 6 例 *RET* 融合阳性非小细胞肺癌患者其中有 2 例患者有效，ALL-RET 临床研究中，I 期研究纳入了 10 例 *RET* 融合阳性非小细胞肺癌患者，口服阿来替尼 450 mg 或 600 mg 每日 2 次，疗效数据尚未公布，II 期阶段研究仍在研究中，具体数据尚未披露（Pillai et al，2011）。

7. 其他药物

目前，莫特塞尼、多韦替尼、普纳替尼、AUY922、索拉非尼、阿帕替尼等多靶点酪氨酸激酶抑制剂被尝试作为 RET-TKIs 用于伴随 *RET* 基因融合 NSCLC 患者的治疗，但其证据多来自临床前研究、病例报道或回顾性研究。其中，在一项应用普纳替尼治疗伴随 *RET* 基因融合 NSCLC 患者的 II 期研究 NCT01813734 中（Falchook et al，2016），研究数据显示 PFS 获益并无统计学差异，反而因为普纳替尼引起的不良反应明显而退市。虽然，多数广谱 RET-TKIs 在一些研究中显示出受试者有一定的生存获益，但缺乏进一步证据的支持。但这类药物会同时抑制 *VEGF* 及 *EGFR* 等其他靶点，由此导致的不良反应及获得性耐药也成为限制这类药物临床应用的主要问题之一。

## 三、新药开发及研究前景

新药 Selpercatinib（塞尔帕替尼，LOXO-292）和 Pralsetinib（普拉替尼，BLU-667）显示出更多的临床获益。这两款高选择性 RET 抑制剂因在晚期 *RET* 融合阳性 NSCLC 中显示出良好的抗肿瘤活性和安全性，已分别于 2020 年 5 月 8 日和 2020 年 9 月 4 日获美国 FDA 批准上市（Falchook et al，2016）。

Selpercatinib（塞尔帕替尼，LOXO-292）是一种高效的、特异性的口服 RET 小分子抑制剂，对其他激酶和非激酶靶点的抑制作用极小。已被 FDA 批准用于 *RET* 基因融合的晚期非小细胞肺癌及甲状腺髓样癌、甲状腺腺癌患者的靶向治疗，LIBRETTO-001 Ⅰ 期研究纳入了 38 例 *RET* 融合阳性 NSCLC 患者，研究剂量范围为：20 ～ 240 mg 每日 2 次，结果显示总体缓解率为 77%，并且抗瘤活性也比较持久，主要不良反应为乏力（20%）、腹泻（16%）、便秘（15%）、口干（12%）、恶心（12%）和呼吸困难（11%），大多数不良反应为 1 ～ 2 级，未发现 4 ～ 5 级不良反应。Selpercatinib Ⅰ / Ⅱ 期 LIBRETOO-001 研究结果中口服 Selpercatinib 160 mg 每日 2 次，共入组 329 例 *RET* 融合阳性 NSCLC 患者，其中 39 例初治患者总缓解率为 85%；105 例既往接受过含铂化疗方案的患者总缓解率为 64%，mDOR 为 17.5 个月、mPFS 为 17 个月。22 例脑转移患者总缓解率达 81.8% 且无患者发生颅内病灶进展。本研究显示无论既往是否接受过 PD-1/PD-L1 抑制剂、是否接受 TKIs 治疗，患者总缓解率均类似，且各性别、年龄、种族的总缓解率均相似。2020 年 ASCO 公布的 Selpercatinib 治疗 *RET* 融合阳性 NSCLC 患者的颅内活性数据显示，本研究共纳入了 79 例 *RET* 融合阳性 NSCLC 患者，有 22 例有可测量的脑转移灶，其中 14 例 RET 融合阳性脑转移 NSCLC 患者中位年龄为 64 岁，14 例患者中有 5 例在口服 Selpercatinib

治疗前两个月接受过头颅放射治疗，14 例患者的颅内病灶总缓解率为 93%，2 例（14%）患者疗效评价为完全缓解、11 例（79%）患者疗效评价为部分缓解，颅内病灶 mDOR 为 10.1 个月，提示 Selpercatinib 用于伴 CNS 转移的 *RET* 融合阳性 NSCLC 患者具显著及持久的颅内抗肿瘤活性。

　　Pralsetinib（普拉替尼，BLU-667）是一种口服、强效、高选择性的 RET 激酶抑制剂，对 *RET* 基因融合及点突变（包括 *KIF5BRET*、*CCDC6-RET* 融合及 *RET V804E/L/M* 和 *Y806C/H/N*）均显示出良好的疗效。普拉替尼抑制 *KIF5B-RET* 融合的自身磷酸化作用是凡德他尼、卡博替尼和、Agerafenib（RXDX-105）的 10 倍以上，并且普拉替尼可强效抑制 *RET-M918T* 活化突变、*CCDC6-RET* 融合、*RET V804E/L/M* 门卫基因耐药突变，但却很少抑制 VEGF2。ARROW Ⅰ 期临床研究共纳入了 51 例患者，其中包含 19 例 NSCLC 患者，ORR 达 50%，显示出较好的抗肿瘤活性。该研究中可评估疗效的 NSCLC 患者 11 例，客观反应率为 50%，入组患者对 BLU-667 的耐受性良好，在接受普拉替尼起始剂量 400 mg 每日一次治疗的患者中 20 例基线检测到 *RET* 融合 ctDNA 的患者中 18 例患者（占 90%）在首个治疗周期内均几乎完全被清除。主要不良反应为高血压 8%、中性粒细胞减少 4%、ALT 升高 2%、乏力 2%、腹泻 2%，多数不良反应为 1～2 级，未出现 4～5 级不良反应（Lu et al，2020）。根据 Ⅰ 期剂量爬坡结果，剂量定为 400 mg 每日一次，进行剂量扩展研究，2020 年 ASCO 上公布的 Ⅱ 期结果显示：入组的 132 例 *RET* 融合阳性 NSCLC 患者中，33 例为亚洲患者，42 例为基线脑转移患者，可评估总体人群：总缓解率为 65%，大部分患者第一个周期复查时疗效可达部分缓解，63% 患者 DOR 超过了 12 个月。其中既往含铂药物治疗人群：总缓解率为 61%，初治人群：总缓解率为 73%，并且完全缓解率高达 10%。在 9 例基线具有可测量脑转移灶患者中，颅内总缓解率为 56%，3 例患者（33%）颅内病灶完全缓解。安全性方面，Pralsetinib 400 mg qd 的持续治疗时间为

0.1 ~ 22.3 个月，≥ 3 级不良事件主要是高血压和中性粒细胞减少，仅 4% 的患者因治疗相关不良事件而停药。此外一些临床早期研究显示普拉替尼对 *RET* 融合或点突变发生率较高的甲状腺髓样癌、甲状腺乳头状癌等实体瘤，以及 EGFR-TKIs 治疗后出现的 RET 相关性耐药机制的患者均同样具有一定的疗效，但目前仍未获批相关适应证。

目前 Selpercatinib（塞尔帕替尼，LOXO-292）和 Pralsetinib（普拉替尼，BLU-667）一线治疗 *RET* 阳性晚期 NSCLC 与含铂双药加或不加帕博利珠单抗的对照研究正在全球多中心进行，期待这两款药物的更好数据发布。而 RET 抑制剂耐药机制也是一个不可避免的重要问题，最终的获得性耐药限制了这两种高选择性 RET 抑制剂控制病情的时间。ESMO 官方期刊 *Annals of Oncology* 在线发表了针对高选择性 RET 抑制剂耐药机制的一项研究，共入组来自五个机构的 18 例 *RET* 融合阳性晚期转移性 NSCLC 患者：包括麻省总医院（*n*=10），乔治敦大学（*n*=2），新加坡国家癌症中心（*n*=10），加州大学欧文分校（*n*=1）和加州大学旧金山分校（*n*=4），所有参与的患者必须经 FISH、DNA-based 或 RNA-based NGS 分子检测方法检出携带有 *RET* 融合才符合条件。18 例患者均为肺腺癌且从不吸烟或轻度吸烟，诊断时的中位年龄为 56.5 岁，并且 *RET* 融合伴侣主要融合为 *KIF5B-RET*（67%），使用了 Selpercatinib 或 Pralsetinib 治疗后，15 例达到部分缓解，3 例病情稳定，mPFS 为 6.3 个月（3.6 ~ 10.8 个月），中位治疗时间为 7.2 个月。在 2 例耐药患者（10%）中检测到 *RET* 突变，均影响 *RET* 溶剂前沿的 G810 残基，分别为 *RET* G810S 突变和 G810C 突变，可见 *RET* G810 突变是 RET 抑制剂的耐药因素。在 3 例耐药患者（15%）中检测到 *MET* 扩增突变，而且没有伴随的 *RET* 耐药突变，可见 *MET* 扩增突变也是 *RET* 抑制剂的耐药因素。在 1 例耐药患者中检测到 *KRAS* 扩增，可能也是一种耐药模式。

研究结果表明：涉及溶剂前沿残基 G810 的 *RET* 突变是 RET-TKIs 的耐药机制，但发生的频率相对较低，高选择性 RET

抑制的大多数耐药原因是由 *RET* 非依赖性耐药（例如 *MET* 扩增）驱动的，未来，需要有抵抗 *RET* 耐药突变的新一代 RET 抑制剂或联合治疗策略来有效克服耐药。

　　*RET* 基因是小部分 NSCLC 患者已知致癌基因之一（Pillai et al，2011）。在各种靶标中对 *RET* 具有活性的多激酶抑制剂的出现、Selpercatinib（塞尔帕替尼，LOXO-292）和 Pralsetinib（普拉替尼，BLU-667）的获批上市，鼓励我们继续为这些患者找到精准治疗的方法。目前还有一些临床试验正在进行中，希望不久后将有更多特异性新药用于治疗 *RET* 阳性 NSCLC 患者，希望随着研究的推进，不仅在药物选择的空间上出现更大的突破，更能在耐药机制方面有更加清晰的了解，并找到克服耐药性的有效方法，使 *RET* 基因融合的晚期非小细胞肺癌患者免受一线化疗，提高治疗效果，最终获得生存获益。

（张　霞　宋　霞）

## 参考文献

Bronte G，Ulivi P，Verlicchi A，et al，2019. Targeting RET-rearranged non-small-cell lung cancer：future prospects. Lung Cancer（Auckl），1027-1036.

Falchook GS，Ordonez NG，Bastida CC，et al，2016. Effect of the RET inhibitor vandetanib in a patient with RET fusion-positive metastatic non-small-cell lung cancer. J Clin Oncol，34（15）：141-144.

Gautschi O，Milia J，Filleron T，et al，2017. Targeting RET in patients with RET-rearranged lung cancers：results from the global，multicenter RET registry. J Clin Oncol，35（13）：1403-1410.

Guisier F，Dubos-Arvis C，Vinas F，et al，2020. Efficacy and safety of anti-PD-1 immunotherapy in patients with advanced NSCLC with BRAF，HER2，or MET mutations or RET translocation：GFPC 01-2018. J Thorac Oncol，15（4）：628-636.

Hainsworth JD，Rubin MS，Spigel DR，et al，2013. Molecular gene expression profiling to predict the tissue of origin and direct site-specific therapy in patients with carcinoma of unknown primary site : a prospective trial of the Sarah Cannon research institute. J Clin Oncol, 31 (2) : 217-223.

Hida T, Velcheti V, Reckamp KL, et al, 2019. A phase 2 study of lenvatinib in patients with RET fusion-positive lung adenocarcinoma. Lung Cancer, 138124-138130.

Kim JO, Lee J, Shin JY, et al, 2015. KIF5B-RET fusion gene may coincide oncogenic mutations of EGFR or KRAS gene in lung adenocarcinomas. Diagn Pathol, 10143.

Lee J, Ku BM, Shim JH, et al, 2020. Characteristics and outcomes of RET-rearranged Korean non-small cell lung cancer patients in real-world practice. Jpn J Clin Oncol, 50 (5) : 594-601.

Lu C, Dong XR, Zhao J, et al, 2020. Association of genetic and immuno-characteristics with clinical outcomes in patients with RET-rearranged non-small cell lung cancer : a retrospective multicenter study. J Hematol Oncol, 13 (1) : 37.

Ma Y, Zhou W, He S, et al, 2016. Tyrosine kinase inhibitor sunitinib therapy is effective in the treatment of bone metastasis from cancer of unknown primary : Identification of clinical and immunohistochemical biomarkers predicting survival. Int J Cancer, 139 (6) : 1423-1430.

Mazieres J, Drilon A, Lusque A, et al, 2019. Immune checkpoint inhibitors for patients with advanced lung cancer and oncogenic driver alterations : results from the IMMUNOTARGET registry. Ann Oncol, 30 (8) : 1321-1328.

Pietrantonio F, Di Nicolantonio F, Schrock AB, et al, 2018. RET fusions in a small subset of advanced colorectal cancers at risk of being neglected. Ann Oncol, 29 (6) : 1394-1401.

Pillai R, Deeter R, Rigl CT, et al, 2011. Validation and reproducibility of a microarray-based gene expression test for tumor identification in formalin-fixed, paraffin-embedded specimens. J Mol Diagn, 13 (1) : 48-56.

Shen T, Pu X, Wang L, et al, 2020. Association between RET fusions and efficacy of pemetrexed-based chemotherapy for patients with advanced NSCLC in china : a multicenter retrospective study. Clin Lung Cancer, 21 (5) : e349-e354.

Subbiah V, Berry J, Roxas M, et al, 2015. Systemic and CNS activity of the RET inhibitor vandetanib combined with the mTOR inhibitor everolimus in KIF5B-RET re-arranged non-small cell lung cancer with brain metastases.

Lung Cancer, 89 (1): 76-79.

Takahashi M, Ritz J, Cooper GM, 1985. Activation of a novel human transforming gene, ret, by DNA rearrangement. Cell, 42 (2): 581-588.

Wang R, Hu H, Pan Y, et al, 2012. RET fusions define a unique molecular and clinicopathologic subtype of non-small-cell lung cancer. J Clin Oncol, 30 (35): 4352-4359.

Weiss LM, Chu P, Schroeder BE, et al, 2013. Blinded comparator study of immunohistochemical analysis versus a 92-gene cancer classifier in the diagnosis of the primary site in metastatic tumors. J Mol Diagn, 15 (2): 263-269.

Wu H, Shih JY, Yang JC, 2015. Rapid response to sunitinib in a patient with lung adenocarcinoma harboring KIF5B-RET fusion gene. J Thorac Oncol, 10 (9): e95-e96.

Yoh K, Seto T, Satouchi M, et al, 2017. Vandetanib in patients with previously treated RET-rearranged advanced non-small-cell lung cancer (LURET): an open-label, multicentre phase 2 trial. Lancet Respir Med, 5 (1): 42-50.

# 第八节 *KRAS* 基因突变

## 一、临床特点

### （一）*KRAS* 突变概述

鼠类肉瘤病毒癌基因（kirsten rat sarcoma viral oncogene, *KRAS*）是 Santos 等（1984）首次在非小细胞肺癌（non-small cell lung cancer, NSCLC）的基因中提出来的。它是一种定位于细胞膜内侧的膜结合型蛋白，属于 *RAS* 家族基因中的一员，其他还包括 *NRAS* 和 *HRAS*。*KRAS* 基因突变在人类恶性肿瘤中较为常见，占所有恶性肿瘤的 30%，常发生于肺癌、前列腺癌、结直肠癌和胆管癌。在 NSCLC 患者中，*KRAS* 突变常发生于腺癌患者，可达 30%，鳞癌约为 5%。*KRAS* 突变在西方人群多见，约占其肺腺癌患者的 30%，而亚洲肺腺癌患者 *KRAS* 突变相对较少，为 10% ~ 15%。研究显示，*KRAS* 突变极少与其他驱动基因突变，如表皮生长因子受体（epidermal growth factor receptor，*EGFR*）、鼠类肉瘤病毒癌基因同源物 B1（v-raf murine sarcoma viral oncogene homologue B1，*BRAF*）和间变性淋巴瘤激酶（anaplastic lymphoma kinase，*ALK*）重排同时存在，发生率仅为 0.6% ~ 2.6%（Gainor et al，2013；Ulivi et al，2016）。*KRAS* 突变常发生于其编码蛋白的第 12（G12）、13（G13）和 61（Q61）位氨基酸对应的密码子，其中 G12C 突变最为常见，约占 39%，其次是 G12V 突变（18% ~ 21%）和 G12D（17% ~ 18%）。*KRAS* 突变在吸烟与不吸烟患者中具有不同的突变谱和变异体，其中转移突变（G > A）多见于未吸烟者，而颠换突变（G > C 或 G > T）则在既往或正在吸烟者中更为常见（Dogan et al，2012；Redig et al，2016）。并且，吸烟者在 *KRAS* 突变的基因组学上较未吸烟者更为复杂，*TP53* 或 *STK11* 共突变比例更高。*KRAS* 基因编码的产物是一种鸟苷三磷酸酶（GTPase），属于 RAS 超蛋白家族，具有水解酶活性，与 GDP 和 GTP 具有较高的亲和性，在生长因子信号传导过程中发挥分子开关的作用。当 *KRAS* 蛋白与 GDP 结合时，表现为非激活状态，与 GTP 结合时则被活化。活化的 *KRAS* 可以作为许多信号通路的效应分子，包括 RAF、PI3K 和 RAL 等，可诱导细胞的增殖、浸润、转移，以及血管生成和细胞凋亡等一系列肿瘤病理变化，从而促进肿瘤发生发展（Friday et al，2005）。此外，由于 *KRAS* 及其下游信号通路十分复杂，且与 GTP 具有极高的亲和性，导致缺乏有效的治疗靶点和治疗药物，因此，*KRAS* 突变型 NSCLC 的预后往往较差。

## （二）*KRAS* 基因检测

*KRAS* 基因突变检测主要基于 DNA，检测流程为：提取基因组 DNA → DNA 片段扩增 → 扩增产物纯化 → 突变检测 → 结果分析。检测标本包括新鲜肿瘤组织、甲醛固定石蜡包埋组织或活检标本、细针针吸活检标本和细胞学，以及全血、血浆等。大多数检测方

法都是建立在聚合酶链反应（polymerase chain reaction，PCR）的基础上，衍生出的新方法。通过 PCR 扩增 KRAS 基因的适当区域，包括第 2 和第 3 号外显子，然后运用不同的方法区分关键密码子（如密码子 12 和 13）中的野生型和突变型序列。常规检测方法包括采用实时荧光定量 PCR 技术和一代测序技术（张洁明等，2017）。实时荧光定量 PCR 技术主要是对单个基因已知突变进行定性和定量检测。一代测序则是对单个基因指定突变位点的附近序列进行测定。两种方法都仅限于已知的突变类型，且通量低，一般一个反应只能检测一个突变或一个外显子，灵敏度也相对较低，难以检出样本中低丰度突变及未知突变。近年来，很多新的检测方法被用于 KRAS 基因突变检测，提高了检测的灵敏性。二代测序（next-generation sequencing，NGS）具有高通量、自动化、低成本的特征，它能在很短的时间内完成对上百亿碱基的测序，一次检测多个基因的多个突变热点附近的序列，从而同时鉴别出已知和未知的突变类型，可以节省肿瘤样本 DNA 用量，且具有较高的灵敏度（约 5%），检测性价比较高（Lin et al，2014）。此外，数字 PCR 用于等位基因突变检测分析灵敏度可达 0.05% ~ 0.1%，甚至更高（Azuara et al，2012）。

## 二、药物治疗

### （一）化学治疗

尽管 KRAS 突变型 NSCLC 化疗效果差，但含铂化疗仍是其治疗的重要组成部分。来自 Mellema 等（2013）的一项回顾性分析显示，KRAS 突变不能作为一线含铂方案化疗疗效的预测指标，突变与非突变患者的无疾病进展生存期（progression-free survival，PFS）分别为 4.0 个月 vs 4.5 个月（$P=0.16$），总生存期（overall survival，OS）分别为 7.0 个月 vs 9.3 个月（$P=0.25$）。Mellema 等（2015）对不同含铂方案的疗效进行了比较，共入组了 464 例接受一线治疗的晚期 *KRAS* 突变型 NSCLC 患者，培美曲塞、吉西他滨和紫杉醇方案各占 71%、14% 和 15%，结果显示：紫杉醇方案较培美曲塞和吉西他滨方案总缓解率（overall response rate，ORR）更高，分别为 50%、21% 和 25%。该研究还发现：在紫杉醇方案中，联合了贝伐珠单抗的患者 ORR 可提高至 62%。另外，与培美曲塞方案相比，紫杉醇方案虽然延长了患者的 PFS（*P*=0.02），但 OS 未能获益（*P*=0.41）。Ricciuti 等（2020）进一步比较了培美曲塞和非培美曲塞方案的疗效，在 138 例 *KRAS* 突变的晚期非鳞 NSCLC 患者中，培美曲塞组和非培美曲塞组分别是 81 例（58.7%）和 57 例（41.3%），非培美曲塞组中，吉西他滨方案占 31.2%，紫杉醇方案占 10.1%。结果显示培美曲塞方案疗效劣于非培美曲塞方案，两组的 ORR 和疾病控制率（disease control rate，DCR）分别为 30.9% vs 47.4%（*P*=0.05）和 51.8% vs 71.9%（*P*=0.02），PFS 分别为 4.1 个月 vs 7.1 个月（HR=1.48，95%CI：1.03 ～ 2.12；*P*=0.03），OS 分别为 9.7 个月 vs 26.9 个月（HR=1.93，95%CI：1.27 ～ 2.94；*P*=0.002）。因此，对于 *KRAS* 突变型晚期 NSCLC，化疗方案的选择有待进一步验证，但培美曲塞方案似乎劣于非培美曲塞方案。

另一方面，Shepherd 等（2013）对 *KRAS* 突变型 NSCLC 的术后辅助化疗疗效进行了分析。共入组 1543 例患者，其中 300 例为 *KRAS* 突变患者。结果显示 *KRAS* 突变不影响预后，但在 *KRAS* 13 密码子突变的患者中，辅助化疗可能会降低患者的 OS（*P* < 0.001）。另外，来自 Pan 等（2016）的一项荟萃分析显示，在行手术切除的早期 NSCLC 患者中，*KRAS* 突变是 DFS（HR=1.57，95%CI：1.17 ～ 2.09）和 OS（HR=1.56，95%CI：1.39 ～ 1.76）的不良预测因素。但该研究未对分期和具体治疗模式进行分析。因此，*KRAS* 突变与可手术的患者预后的相关性仍存在争议，并且针对 *KRAS* 突变 NSCLC 的术后辅助治疗方案目前尚不清楚。

（二）靶向治疗

1．EGFR 抑制剂

EGFR 位于 *KRAS* 的上游，*KRAS* 突变会导致 EGFR- 酪氨酸激酶抑制剂（tyrosine kinase inhibitors，TKIs）的治疗效果降低。Zhu 等（2008）对 BR.21 研究中接受厄洛替尼（150 mg/d）口服治疗的 *KRAS* 突变型 NSCLC 患者进行了分析，结果显示 ORR 仅为 5%。一项纳入了 12 项前瞻性研究的荟萃分析结果表明：*KRAS* 突变是 EGFR-TKIs 治疗未经选择的晚期 NSCLC 疗效的不良预测因素（OS：HR=2.09，95%CI：1.56 ～ 2.80；PFS：HR=1.82，95% CI：1.50 ～ 2.20）（Ying et al，2015）。另外，Zer 等（2016）对不同的 *KRAS* 突变亚型进行了探讨，在 275 例接受 EGFR-TKIs 治疗的 *KRAS* 突变 NSCLC 患者中，鸟嘌呤 - 胸腺嘧啶核苷转换突变的患者 OS 优于鸟嘌呤 - 腺嘌呤转换突变者（*P*=0.01），G12D/G12S *KRAS* 突变患者似乎能从 EGFR-TKIs 治疗中获益（OS：HR=0.49，95%CI：0.24 ～ 1.00，*P*=0.05），*KRAS* G12V 突变患者 EGFR-TKIs 治疗效果较差（OS：HR=1.96，95%CI：1.03 ～ 3.70，*P*=0.04），但由于数量少，该结果需要进一步证实。

2．FAK 抑制剂

抑制焦点黏附激酶（FAK）是 *KRAS* 信号传导的下游效应因子。临床前数据提示，FAK 抑制剂可导致 *KRAS* 突变 NSCLC 细胞中 DNA 的持续损伤（Tang et al，2016）。Defactinib（VS-6063）是口服的第二代 FAK 抑制剂，在 Ⅰ 期临床试验中，共入组了 46 例实体肿瘤患者，分别接受 Defactinib 每次 12.5 ～ 750 mg 每天 2 次口服治疗，结果显示 Defactinib 耐受良好，仅 4 例患者出现 ≥ 3 级的毒副反应，分别是 3 级胆红素血症（4.3%）、3 级乏力（2.2%）和 3 级头痛（2.2%），结合 PK 数据，该研究提出每次 425 mg 每天 2 次连续口服为最佳推荐剂量（Jones et al，2015）。在针对 NSCLC 的 Ⅱ 期临床研究中，共纳入了 55 例既往治疗失败的 *KRAS* 突变型晚期 NSCLC 患者，Defactinib 治疗方案为每次

400 mg 每日 2 次口服，整体耐受良好，但未能获得满意的临床疗效，仅 1 例患者达到部分缓解（partial response，PR），8 例（33%）患者为疾病稳定（stable disease，SD），mPFS 只有 45 天，12 周的 PFS 为 28%（Gerber et al，2020）。

### 3．RAF 激酶抑制剂

RAF/MEK/ERK 通路是 RAS 的下游信号途径。RAF 是信号通路中第一个被活化 RAS 磷酸化的蛋白质。索拉非尼是第一个用于靶向 RAF 的药物。但来自Ⅲ期随机临床研究显示：索拉非尼（400 mg/d 口服）单药治疗复发 / 难治性 *KRAS* 突变型 NSCLC 虽然改善了 PFS（2.6 个月 vs 1.7 个月，*P*=0.007），但是 OS 并无获益（6.4 个月 vs 5.1 个月，*P*=0.279）（Paz-Ares et al，2015）。此外，BRAF 抑制剂达拉非尼和维罗非尼虽然对 *BRAF* 突变的 NSCLC 有效，但对 *KRAS* 突变的患者效果并不理想。

### 4．MEK 抑制剂

丝裂原活化蛋白激酶（MAPK）信号通路激活通常与 *BRAF* 或 *KRAS* 的突变激活有关。MEK 是 MAPK 信号通路的下游效应因子。由于 KRAS 不易于定位，所以最初研究认为 MEK 可能是一个治疗 *KRAS* 突变的较好的靶点。Selumetinib（AZD6244）是一种强效、高选择性的 MEK 抑制剂。临床前研究数据表明，Selumetinib 可显著抑制 *KRAS* 突变型 NSCLC 异种移植瘤的肿瘤生长（Davies et al，2007）。在Ⅱ期临床研究中，共入组了 83 例 *KRAS* 突变的晚期 NSCLC 患者，随机接受 Selumetinib 每次 75 mg 每日 2 次口服 + 多西紫杉醇 75 mg/m$^2$，第 1 天静脉滴注或每 21 天重复对比安慰剂 + 多西他赛治疗，结果显示，Selumetinib 可显著提高 NSCLC 患者的 mPFS（5.3 个月 vs 2.1 个月），在 *KRAS* G12V 突变者获益最为明显（HR=0.22，80% CI：0.07 ~ 0.72）（Janne et al，2015）。但来自 SELECT-1 的双盲、随机Ⅲ期临床研究数据则表明 Selumetinib 联合多西他赛较单药多西他赛未能延长 *KRAS* 突变 NSCLC 患者的 OS（8.7 个月 vs 7.9 个月，*P*=0.64）和 PFS（3.9 个月 vs 2.8 个月，*P*=0.44），且增加 ≥ 3 级的毒副反应

（67% vs 42%）（Janne et al，2017）。曲美替尼是另一种高效、选择性的 MEK 抑制剂，Ⅱ期临床研究数据显示，与多西他赛比较，曲美替尼（2 mg/d 口服）未能使 *KRAS* 突变的晚期 NSCLC 获益，mPFS 分别为 12 周 vs 11 周（*P*=0.5197），mOS 分别为 8 个月 vs 未达到（*P*=0.934）（Blumenschein et al，2015）。

5．mTOR 抑制剂

*KRAS* 的下游信号途径还涉及了 PI3K/AKT/mTOR 通路，抑制 *KRAS* 驱动的 PI3K 信号通路激活可阻断 *KRAS* 突变肿瘤的发生发展。临床前研究表明，mTOR 抑制剂可阻断 *KRAS* 突变型肺腺癌小鼠模型中的肿瘤生长。但是几种 mTOR 抑制剂（例如依维莫司，阿糖胞苷）治疗 NSCLC 效果并不理想。Ridaforolimus（MK-8669）是一种新型有效的 mTOR 选择性抑制剂，多用于子宫内膜癌和软组织肉瘤的治疗。在针对 NSCLC 的Ⅱ期临床试验（Riely et al，2012）中，79 例既往化疗失败的 *KRAS* 突变型晚期 NSCLC 患者接受了 Ridaforolimus 40 mg/d 每周 5 天口服治疗，ORR 为 1%（1/79）。治疗 8 周以后，获得疾病稳定的 28 例患者按照 1∶1 随机给予继续 Ridaforolimus 维持和安慰剂治疗。与安慰剂组相比，Ridaforolimus 的 PFS 显著提高（4 个月 vs 2 个月，*P*=0.013），OS 延长（18 个月 vs 5 个月，*P*=0.09），整体毒副反应耐受良好，最常见的 ≥ 3 级毒副反应分别为疲劳(10%)、黏膜炎/口腔炎(10%)、肺炎（10%）、呼吸困难（9%）、腹泻（6%）和高血糖（6%）。mTOR 抑制剂作为维持治疗似乎可以延长患者的 OS，且毒副反应发生率较低，但由于样本量较少，研究结果有待进一步证实。

6．热休克蛋白（HSP90）抑制剂

许多 HSP90 抑制剂可以靶向 KRAS 下游的效应因子。临床前研究显示：HSP90 抑制剂可通过抑制 PI3K/AKT/mTOR 和 RAF/MEK/ERK 信号传导来降低 *KRAS* 突变型 NSCLC 细胞中 PI3K 和 MEK 抑制剂的耐药性（Paraisoet al，2012）。AUY922 是一种 HSP90 的抑制剂。Ⅱ期临床研究表明 AUY922 每周 70 mg/m$^2$ 静脉滴注治疗对既往治疗失败的晚期 NSCLC 具有一定疗效，特

别是在 *ALK* 阳性患者，ORR 达 31.8%，但在 *KRAS* 突变的患者中效果并不理想，ORR 和 DCR 仅为 0% 和 7.1%（Felip et al，2018）。Ganetespib 是另一种 HSP90 抑制剂，来自 Rathi 等（2020）的 III 期临床研究中，共入组了 677 例既往治疗失败的晚期 NSCLC 患者，按照 1∶1 比例随机接受 Ganetespib 150 mg/$m^2$，第 1 天和第 15 天 + 多西他赛 75 mg/$m^2$，第 1 天静脉滴注或每 21 天重复 vs 多西他赛 75 mg/$m^2$ 第 1 天静脉滴注或每 21 天重复，结果显示：联合组未能改善患者的生存（mOS 分别为：10.9 个月 vs 10.5 个月，*P*=0.329），且增加了毒副作用（严重毒副作用发生率分别为 41% vs 31%，致死性毒副作用发生率分别为 12% vs 8%）。

7．CDK4/6 抑制剂

在 *KRAS* 诱导的肺腺癌模型中，细胞周期蛋白依赖激酶 4（CDK4）活化是肿瘤进展的必要条件。Lazarov 等（2002）发现在 *KRAS* 突变的肺腺癌模型中，KRAS 和 CDK4 共表达可促进视网膜母细胞瘤蛋白（Rb）磷酸化，最终导致人类肿瘤发生。因此，抑制 CDK4 可能是 *KRAS* 突变型 NSCLC 治疗中重要的靶点。Marta 等（2010）发现 CDK4 抑制剂可诱导 *KRAS* 突变型 NSCLC 的移植瘤模型中肿瘤细胞死亡。Abemaciclib（LY2835219）是一种选择性的 CDK4/6 抑制剂。I 期临床研究显示，Abemaciclib 治疗 *KRAS* 突变型 NSCLC 显示出良好的安全性和抗肿瘤活性，DCR 达 55%（Patnaik et al，2016）。针对 Abemaciclib 的 III 期临床试验正在开展中，旨在比较 Abemaciclib（每次 200 mg 每 12 小时 1 次口服）+ 最佳支持治疗与厄洛替尼（150 mg/d 口服）+ 最佳支持治疗在化疗失败后 *KRAS* 突变的晚期 NSCLC 患者中的疗效（Goldman et al，2016）。另外，来自 Tao 等（2016）的临床前研究显示 CDK4/6 抑制剂 Palbociclib 与 MEK 抑制剂 Trametinib 联合在 *KRAS* 突变的 NSCLC 中疗效显著，可显著降低 MEK 抑制剂耐药细胞的活性。

8．阿帕替尼

阿帕替尼是一种新型多靶点的口服小分子 TKIs，能选择性抑制血管内皮生长因子受体 -2（vascular endothelial growth factor receptor 2，VEGFR-2）。Zeng 等（2017）的研究中对 4 例 *KRAS* 突变的晚期肺腺癌进行了分析。所有患者接受阿帕替尼单药治疗（250 mg/d 口服）之前，均接受了一线和二线化疗。1 个月后，3 例患者评价为疾病稳定，1 例患者出现了疾病进展，mPFS 为 3.8 个月（1.5 ~ 5.5 个月）。其中 1 例患者表现为可控的声音嘶哑和咯血（1 级）。因此，阿帕替尼或许可作为晚期 *KRAS* 突变型肺腺癌患者挽救治疗的一种选择。

（三）免疫治疗

免疫检查点抑制剂在程序死亡因子配体 1（programmed cell death ligand 1，PD-L1）高表达和高肿瘤突变负荷（tumor mutation burden，TMB）的患者中具有良好的疗效。PD-L1 是目前 FDA 唯一批准的用于 PD-1 单抗治疗晚期 NSCLC 疗效预测的预测指标。研究显示 *KRAS* 突变的 NSCLC 患者 PD-L1 常常高表达（占 24% ~ 55%）。此外，*KRAS* 突变常发生于吸烟的患者，TMB 往往较高。因此，理论上 *KRAS* 突变型晚期 NSCLC 患者接受免疫检查点抑制治疗可能获得良好的疗效。来自 Mazieres 等（2019）的一项回顾性研究纳入了 24 个中心 551 例驱动基因阳性的 NSCLC 患者，具体包括 *KRAS*（$n=271$）、*EGFR*（$n=125$）、*BRAF*（$n=43$）、*MET*（$n=36$）、*HER2*（$n=29$）、*ALK*（$n=23$）、*RET*（$n=16$）、*ROS1*（$n=7$）和其他（$n=1$）。所有患者均接受了 PD-1/PD-L1 单抗治疗（一线仅占 5%），其中纳武单抗治疗 466 例，帕博利珠单抗 48 例，阿替利珠单抗 19 例，德瓦鲁单抗 11 例和其他药物共 7 例，结果显示 *KRAS* 突变患者的疗效优于其他驱动基因阳性患者，ORR 为 26% vs 12.7%，mPFS 和 OS 分别为 3.2 个月和 13.5 个月。并且，PD-L1 表达阳性（PD-L1 ≥ 1%）的 *KRAS* 突变型 NSCLC 患者较阴性患者 PFS 更长（7.2 个月 vs 3.9 个月），但不同的 *KRAS* 突变类型（G12A、G12C、G12D、G12V、G13C）之间 PFS 无差别。此外，Jeanson 等（2019）分析了 282 例接受免疫检查点抑制剂（包括：PD-1、PD-L1、CTLA-4 抑制剂）治疗的晚期 NSCLC 患者（中位治疗线数：2 线），其中 162 例为 *KRAS* 突变，结果显示 *KRAS* 突变状态与疗效无相关性，*KRAS* 阳性与阴性患者的 ORR 分别为 18.7% vs 14.4%，DCR 分别为 48.4% vs 49.2%，中位的 PFS 分别为 3.09 个月 vs 2.66 个月，OS 分别为 14.29 个月 vs 11.14 个月。来自 Lee 等（2018）的一项荟萃分析对不同的突变类型与抗 PD-1/PD-L1 单抗疗效的相关性进行了探讨，共纳入了 3025 例晚期 NSCLC 患者，结果显示 *EGFR* 突变阴性（HR=0.67；95% CI：0.60 ～ 0.75）或 *KRAS* 突变阳性（HR=0.65；95% CI：0.44 ～ 0.97）的 NSCLC 患者二线接受 PD-1/PD-L1 单抗治疗较多西他赛可显著延长患者的 OS，但在 *EGFR* 突变阳性和 *KRAS* 突变阴性的患者无明显获益。因此，*KRAS* 突变与免疫检查点抑制的疗效之间的相关性并不确定，但免疫检查点抑制可以作为 *KRAS* 突变型晚期 NSCLC 的一种治疗选择。

## 三、新药开发及研究前景

### （一）直接抑制突变的 *KRAS*

（1）KRAS G12C 共价抑制剂：*KRAS* 基因编码的蛋白是一种小 GTP 酶，属于 ras 超蛋白家族。ras 蛋白在生长因子信号传导过程中起到分子开关的作用，在与 GDP 结合的非活性状态和与 GTP 结合的活性状态之间循环，这一过程分别由鸟苷酸交换因子（guanosine exchange factor，GEF）和 GTP 酶激活蛋白（GTPase-activating protein，GAP）相互调控（Milburn et al，1990）。GEF 可促进 GTP 与 K-ras 结合，继而激活下游信号通路，促进细胞增殖。GAP 具有 GTP 酶的活性，可以水解结合在 KRAS 上的 GTP 为 GDP，使 KRAS 失活。由于 KRAS 以皮摩尔浓度与 GDP 和 GTP 结合，亲和力非常强，并且细胞中的 GTP 浓度较 GDP 高，使得开发核苷酸竞争性抑制剂变得困难。此外，KRAS 蛋白的结构相对光滑，缺少理想的小分子结合口袋，难以设计高亲和力变构抑制剂（Stephen et al，2014）。因此，导致直接抑制 KRAS 蛋白药物研发存在诸多问题。近年来，随着新结合位点的发现及抑制剂的优化，直接靶向 KRAS 的抑制剂得到发展。Ostrem 等（2013）发现了 KRAS G12C 的不可逆变构抑制剂化合物 12，它可以直接与 KRAS 上的开关Ⅱ口袋（switch-Ⅱ pocket，S-ⅡP）结合，逆转 *KRAS* G12C 对 GDP 和 GTP 的亲和性，使得 *KRAS* G12C 更易与 GDP 结合，促使 KRAS 失活。然而，化合物 12 药理特性较差，未能进入后续研究阶段。ARS-853 是一种新型的强效抑制剂，与 *KRAS* G12C 的结合力较化合物 12 提高了 600 多倍，能够特异性靶向 *KRAS* G12C 的结合口袋及交换口袋，与 GEF 竞争结合 KRAS G12C-GDP，使 *KRAS* G12C 一直处于与 GDP 结合的非活性状态，显著减少 KRAS 与 GTP 的结合，进而抑制 KRAS 与下游信号分子的相互作用（Lito et al，2016；Patricelli et al，2016）。但由于其仅在与 GDP 结合的非活性状态下才可能靶向 S-ⅡP，ARS-853 在体内的疗效存在很大的不确定性。基于此，Janes 等（2018）开发了化合物 ARS-1620，它可以选择性地靶向 KRAS 上的 S-ⅡP，从而抑制 KRAS 的活性。在针对 *KRAS* G12C 突变型 NSCLC 的细胞系和体外移植瘤模型中，ARS-1620 均显示出了良好抗肿瘤效果。

AMG 510 是由 Amgen 公司开发的首个进入临床试验（NCT03600883）的 *KRAS* G12C 口服抑制剂，其与 KRAS-GDP 结合的效能是 ARS-1620 的 10 倍。AMG 510 与 *KRAS* G12C 突变生成的半胱氨酸共价结合后更倾向与 GDP 的结合，导致 GTP 与 KRAS 的亲和力降低，同时阻碍 GEF 催化 GTP 替换 GDP，通过将 *KRAS* G12C 突变体特异性的不可逆的锁定在非活化的 GDP 结合状态，从而抑制其细胞增殖活性。Canon 等（2019）的研究显示 AMG 510 可以使 *KRAS* G12C 突变的小鼠移植瘤的肿瘤体积缩小，在与化疗和靶向药物联合使用时，显示出良好的协同效果。在免疫力较强的小鼠中，AMG 510 单药或联合抗 PD-1

单抗可进一步提高治疗疗效。来自 AMG 510 的 I 期临床研究中，纳入了 35 例接受过 ≥ 2 线治疗的 KRAS G12C 突变晚期实体瘤患者，随机接受 180 mg、360 mg、720 mg、960 mg 剂量的 AMG 510 每日 1 次口服给药治疗，主要终点是评估 AMG 510 的安全性，次要终点包括药物代谢动力学、有效率、持续应答时间和 PFS（Fakih et al，2019）。在 10 例可评估的 NSCLC 患者中，5 例患者达到部分缓解，4 例疾病稳定，ORR 为 50%，DCR 达 90%。当入组可评估的 NSCLC 患者扩增至 23 例后，0RR 为 48%，DCR 达 96%，与治疗相关的毒副反应发生率为 35.3%，≥ 3 级毒副反应仅为 8.8%，未出现剂量限制性毒性。此外，在 13 例接受 960 mg 治疗的疗效可评估患者中，7 例患者达到部分缓解，6 例患者疾病稳定，ORR 为 54%，DCR 为 100%。针对 AMG 510 的 III 期临床研究（NTC04303780）正在进行，纳入的是既往治疗失败的局部晚期、不可手术切除或转移性的 KRAS G12C 突变型 NSCLC 患者，按照 1 : 1 比例随机分为 AMG 510（960 mg/d 口服）和多西他赛（75 mg/m² 第 1 天静脉滴注或每 21 天重复）治疗，主要研究终点是 PFS，次要研究终点是 OS、ORR、持续有效时间、安全性等。此外，MRTX849 是另一种口服的 KRAS G12C 小分子抑制剂，在 KRAS G12C 突变的细胞系和患者来源的小鼠异种移植瘤模型中，MRTX849 获得了明显的肿瘤消退（Hallin et al，2020）。针对 MRTX849 的 I / II 期研究正在开展，旨在评估 MRTX849 治疗晚期、不可手术或转移性的实体瘤患者的安全性、药代动力学、耐受性和疗效。此外，KRAS G12C 抑制剂 JNJ-74699157/ARS-3248 和 LY3499446 也进入了临床研究阶段。

（2）泛 KRAS 抑制剂：除 KRAS G12C 外，其他 KRAS 突变亚型如 KRAS G12D、KRAS G12V 等在肿瘤的发展中也起重要作用。K-ras 在与 GDP 和 GTP 结合的转换过程中需要 GEF 的参与，如 SOS 蛋白等。这类蛋白可催化 KRAS 与 GTP 的结合，从而促进 KRAS 的激活。特异性 SOS1 抑制剂可与 SOS1 蛋白结合来抑制所有 KRAS 突变亚型的活性，属于泛 KRAS 抑制剂。BI-3406 是一种抑制 SOS1 蛋白的口服生物药物。Hofmann 等（2019）发现 BI-3406 可通过与 SOS1 的催化结构域结合，降低 KRAS-GTP 的水平，减少 KRAS 的活化，进而抑制肿瘤细胞增殖。BI-1701963 是 BI-3406 类似物，目前正在 I 期临床研究阶段。

（二）SHP2 抑制剂

SHP2 是一种蛋白酪氨酸磷酸酶（PTPN11），可以通过激活 RAS-ERK 信号通路促进细胞的增殖和生长。Chen 等（2016）开发了一种口服的选择性 SHP2 的生物有效变构抑制剂 SHP099，在病人来源的异种移植瘤模型中证实了其抗肿瘤活性。Mainardi 等（2018）发现 SHP2 抑制可通过抑制 MEK 来控制 KRAS 突变的肿瘤细胞生长。另外，他们发现 SHP2 抑制剂和 MEK 抑制剂在三种细胞系中具有较强的协同作用，并且在 NSCLC 细胞系中效果最明显。此外，他们还发现 PTPN11 基因敲除细胞表现出较低的 Ras-GTP 基线水平，对 MEK 抑制剂具有更高的敏感性。基于上述临床前数据，在 KRAS 突变的肿瘤患者中应用 SHP 抑制剂似乎是可行的。目前针对 SHP2 的抑制剂有两种，分别为 RMC4630 和 TNO155，均在前期临床研究阶段。

（三）改变膜定位

RAS 的膜定位由多种酶调节，如法尼基转移酶(famesyltransferase)、香叶基转移酶、RAS 转换酶 1（RAS converting enzyme 1，RCEl）、异戊烯半胱氨酸羧基甲基转移酶抗体（isoprenylcystein carboxyl methyltransferase，ICMT）等。Tipifamib（R115777）是第一个进入临床研究的口服的法尼基转移酶抑制剂，它可以竞争性抑制层粘连蛋白 B 和 K-ras B 肽底物的法尼酰化，进而阻止 RAS 的膜定位及其功能。在针对 NSCLC 的 II 期临床研究中，共入组了 44 例 III B-IV 期 NSCLC 患者，采用 Tipifamib 每次 300 mg 每天 2 次，连续口服 21 天后休息 7 天治疗，结果显示，单药 Tipifamib 临床有效率低，ORR 为 0，DCR 为 16%（Adjei et al，2003）。Sailrasib 是另一种法尼基转移酶抑制剂，它可以与 RAS-GTP 竞争结合到质膜中特定的可饱和结合位点，导致活性 RAS 定位错误，在肿瘤细胞系中可以促进 RAS 发生降解。Sailrasib 的这种竞争作用可以阻止激活的 RAS 与其下游效应物相互作用，并逆转活化 RAS 细胞的转化表型。来自 Mali 等（2002）的研究显示 Sailrasib 可以抑制肺癌细胞系和移植瘤模型中的肿瘤生长。但在 NSCLC 的 Ⅱ 期临床实验中 Tipifamib 和 Sailrasib 均未能获得良好的临床疗效（Riely et al，2011；Papke et al，2016）。研究发现，这种无效性可能是由于 KRAS 蛋白被香叶基转移酶选择性修饰，出现 *KRAS* 基因扩增或脱靶效应导致。另外，已在小鼠模型中证明 CAAX 加工酶 Ras 转换酶 1 和异戊烯半胱氨酸羧基甲基转移酶抗体的抑制剂有效，但有待进一步研究。此外，两种法尼基化结合伴侣，即磷酸二酯酶 -6δ（phosphodiesterase-6δ，PDE6δ）和半乳糖凝集素 -3，被发现参与了 KRAS 法尼基化过程，已成为 *KRAS* 基因突变治疗的新靶点。PDE6δ 抑制剂，即苯并咪唑衍生物 Deltarasinl，可破坏 KRAS 与 PDE6δ 的相互作用，使得 KRAS 无法定位于细胞膜（Papke et al，2016）。二代的 PDE6δ 抑制剂具有更低的毒性和更高的选择性，能够更有效地抑制 *KRAS* 突变型肿瘤（Martin-Gago et al，2017）。但 PDE6δ 会与多少种法尼基化蛋白相互作用目前并不清楚，这可能导致 PDE6δ 抑制剂对目标 KRAS 的选择性有限。

（四）其他研究

近年来，基于 mRNA 的疫苗接种被用来研究针对癌细胞的特异性免疫反应。Sahin 等（2017）通过在 Ⅲ 期或 Ⅳ 期黑色素瘤患者中实施基于 RNA 的新表位方法，提出了个体化变异体疫苗的概念。他们对 13 例经确认的非同义突变患者设计了一种 RNA 疫苗，编码每名患者 10 个选定的突变，然后经鼻内注射。接种疫苗后，所有患者均出现 T 细胞反应，5 例转移性疾病患者中有 2 例肿瘤得到缓解。针对编码 K-ras G12D、G12V、G12C 和 G13D 的抗原的 mRNA-5671/V941 的 Ⅰ 期临床试验正在进行，旨在探讨 mRNA-5671/V941 单药或联合帕博利珠单抗治疗以上四种常见 *KRAS* 突变的实体瘤患者的安全性和疗效（NCT03948763）。此外，KRpep-2d 是一种抑制性环肽，不仅可以高效的非共价和选择性的抑制 KRASG12D 的活性（Niida et al，2017），还可以作为变构抑制剂作用于 S-Ⅱ P 附近，阻断其与 GEF 的蛋白质相互作用（Sogabe et al，2017）。可能在不久的将来针对 *KRAS* G12D 突变药物将进入临床试验阶段。

（五）总结

*KRAS* 突变一直被认为是 NSCLC 的耐药突变，与预后不良有关。近年来，随着新型的靶向药物，如共价抑制剂如 AMG 510 和 MRTX849 的出现，给临床带来了新的希望，在 Ⅱ 期临床研究中，其有效率高达 50%，Ⅲ 期临床研究正在开展，期待它能为 *KRAS* 突变型 NSCLC 的治疗带来新的可能。此外，肿瘤疫苗和免疫检查点抑制均在 *KRAS* 突变 NSCLC 中显示出良好的效果，相关临床研究正在进行中。虽然 *KRAS* 突变不能作为免疫检查点抑制治疗的预测指标，但该类患者常常伴随 PD-L1 和 TMB 的高表达，很有可能从免疫治疗中获益。目前针对 *KRAS* 突变 NSCLC 的治疗仍然面临着很多挑战，在如何进一步提高治疗疗效，以及如何克服后续耐药等方面，未来还有很长的路要走。

（刘雨桃）

**参考文献**

张洁明，杨学习，2017. 肺癌患者 EGFR 及 KRAS 基因突变检测方法的建立和临床应用. 分子诊断与治疗杂志，9（1）：23-27.

Adjei AA，Mauer A，Bruzek L，et al，2003. Phase Ⅱ study of the farnesyl transferase inhibitor R115777 in patients with advanced non-small-cell lung cancer. J Clin Oncol，21（9）：1760-1766.

Azuara D, Ginesta MM, Gausachs M, et al, 2012. Nanofluidic digital PCR for KRAS mutation detection and quantification in gastrointestinal cancer. Clin Chem, Sep; 58 (9): 1332-1341.

Blumenschein GR, Smit EF, Planchard D, et al, 2015. A randomized phase II study of the MEK1/MEK2 inhibitor trametinib (GSK1120212) compared with docetaxel in KRAS-mutant advanced non-small-cell lung cancer(NSCLC) dagger. Ann Oncol, 26 (5): 894-901.

Canon J, Rex K, Saiki AY, et al, 2019. The clinical KRAS (G12C) inhibitor AMG 510 drives anti-tumour immunity. Nature, 575 (7781): 217-223.

Chen YN, LaMarche MJ, Chan HM, et al, 2016. Allosteric inhibition of SHP2 phosphatase inhibits cancers driven by receptor tyrosine kinases. Nature, 535 (7610): 148-152.

Davies BR, Logie A, McKay JS, et al, 2007. AZD6244 (ARRY-142886), a potent inhibitor of mitogen-activated protein kinase/extracellular signal-regulated kinase kinase 1/2 kinases: mechanism of action in vivo, pharmacokinetic/pharmacodynamic relationship, and potential for combination in preclinical models. Mol Cancer Ther, 6 (8): 2209-2219.

Dogan S, Shen R, Ang DC, et al, 2012. Molecular epidemiology of EGFR and KRAS mutations in 3,026 lung adenocarcinomas: higher susceptibility of women to smoking-related KRAS-mutant cancers. Clin Cancer Res, 18 (22): 6169-6177.

Fakih M, O'Neil B, Price TJ, et al, 2019. Phase I study evaluating the safety, tolerability, pharmacokinetics (PK), and efficacy of AMG 510, a novel small molecule KRASG12C inhibitor, in advanced solid tumors. J Clin Oncol, 37: 3003.

Felip E, Barlesi F, Besse B, et al, 2018. Phase 2 study of the hsp-90 inhibitor AUY922 in previously treated and molecularly defined patients with advanced non-small cell lung cancer. J Thorac Oncol, 13 (4): 576-584.

Friday BB, Adjei AA, 2005. *KRAS* as a target for cancer therapy. Biochim Biophys Acta, 1756 (2): 127-144.

Gainor JF, Varghese AM, Ou SH, et al, 2013. ALK rearrangements are mutually exclusive with mutations in EGFR or KRAS: an analysis of 1683 patients with non-small cell lung cancer. Clin Cancer Res, 19 (15): 4273-4281.

Gana-Weisz M, Halaschek-Wiener J, Jansen B, et al, 2002. The Ras inhibitor

S-trans，trans-farnesylthiosalicylic acid chemosensitizes human tumor cells without causing resistance. Clin Cancer Res，8（2）：555-565.

Gerber DE，Camidge DR，Morgensztern D，et al，2020. Phase 2 study of the focal adhesion kinase inhibitor defactinib（VS-6063）in previously treated advanced KRAS mutant non-small cell lung cancer. Lung Cancer，139：60-67.

Goldman JW，Shi P，Reck M，et al，2016. Treatment rationale and study design for the JUNIPER study：a randomized phase Ⅲ study of abemaciclib with best supportive care versus erlotinib with best supportive care in patients with stage Ⅳ non-small-cell lung cancer with a detectable KRAS mutation whose disease has progressed after platinum-based chemotherapy. Clin Lung Cancer，17（1）：80-84.

Hallin J，Engstrom LD，Hargis L，et al，2020. The KRAS（G12C）inhibitor MRTX849 provides insight toward therapeutic susceptibility of KRAS-mutant cancers in mouse models and patients. Cancer Discov，10（1）：54-71.

Hofmann MH，Gmachl M，Ramharter J，et al，2020. BI-3406，a potent and selective SOS1-KRAS interaction inhibitor，is effective in KRAS-driven cancers through combined MEK inhibition. Cancer Discov. CD-20-0142.

Janes MR，Zhang J，Li LS，et al，2018. Targeting KRAS mutant cancers with a covalent G12C-specific inhibitor. Cell，172（3）：578-589.

Jänne PA，Smith I，McWalter G，et al，2015. Impact of KRAS codon subtypes from a randomised phase Ⅱ trial of selumetinib plus docetaxel in KRAS mutant advanced non-small-cell lung cancer. Br J Cancer，113（2）：199-203.

Jänne PA，van den Heuvel MM，Barlesi F，et al，2017. Selumetinib plus docetaxel compared with docetaxel alone and progression-free survival in patients with KRAS-mutant advanced non-small cell lung cancer：the SELECT-1 randomized clinical trial. JAMA，317（18）：1844-1853.

Jeanson A，Tomasini P，Souquet-Bressand M，et al，2019. Efficacy of immune checkpoint inhibitors in KRAS-mutant non-small cell lung cancer（NSCLC）. J Thorac Oncol，14（6）：1095-1101.

Jones SF，Siu LL，Bendell JC，et al，2015. A phase Ⅰ study of VS-6063，a second-generation focal adhesion kinase inhibitor，in patients with advanced solid tumors. Invest New Drugs，33（5）：1100-1107.

Lazarov M，Kubo Y，Cai T，et al，2002. CDK4 coexpression with Ras generates malignant human epidermal tumorigenesis. Nat Med，8（10）：

1105-1114.

Lee CK，Lord S，Cooper W，et al，2018. Clinical and molecular characteristics associated with survival among patients treated with checkpoint inhibitors for advanced non-small cell lung carcinoma：a systematic review and meta-analysis. JAMA Oncol，4（2）：210-216.

Lin MT，Mosier SL，Thiess M，et al，2014. Clinical validation of KRAS，BRAF，and EGFR mutation detection using next-generation sequencing. Am J Clin Pathol，141（6）：856-866.

Lito P，Solomon M，Li LS，et al，2016. Allele-specific inhibitors inactivate mutant KRAS G12C by a trapping mechanism. Science，351（6273）：604-608.

Mainardi S，Mulero-Sánchez A，Prahallad A，et al，2018. SHP2 is required for growth of KRAS-mutant non-small-cell lung cancer in vivo. Nat Med，24（7）：961-967.

Martín-Gago P，Fansa EK，Klein CH，et al，2017. A PDE6delta-KRas inhibitor chemotype with up to seven H-Bonds and picomolar affinity that prevents efficient inhibitor release by Arl2. Angew Chem Int Ed Engl，56（9）：2423-2428.

Mazieres J，Drilon A，Lusque A，et al，2019. Immune checkpoint inhibitors for patients with advanced lung cancer and oncogenic driver alterations：results from the Immunotarget registry. Ann Oncol，30（8）：1321-1328.

Mellema WW，Dingemans AM，Thunnissen E，et al，2013. KRAS mutations in advanced nonsquamous non-small-cell lung cancer patients treated with first-line platinum-based chemotherapy have no predictive value. J Thorac Oncol，8（9）：1190-1195.

Mellema WW，Masen-Poos L，Smit EF，et al，2015. Comparison of clinical outcome after first-line platinum-based chemotherapy in different types of KRAS mutated advanced non-small-cell lung cancer. Lung Cancer，90（2）：249-254.

Milburn MV，Tong L，deVos AM，et al，1990. Molecular switch for signal transduction：structural differences between active and inactive forms of protooncogenic ras proteins. Science，247（4945）：939-945.

Niida A，Sasaki S，Yonemori K，et al，2017. Investigation of the structural requirements of K-Ras（G12D）selective inhibitory peptide KRpep-2d using alanine scans and cysteine bridging. Bioorg Med Chem Lett，27（12）：2757-

2761.

Ostrem JM, Peters U, Sos ML, et al, 2013. K-Ras (G12C) inhibitors allosterically control GTP affinity and effector interactions. Nature, 503 (7477): 548-551.

Pan W, Yang Y, Zhu H, et al, 2016. KRAS mutation is a weak, but valid predictor for poor prognosis and treatment outcomes in NSCLC: A meta-analysis of 41 studies. Oncotarget, 7 (7): 8373-8388.

Papke B, Murarka S, Vogel HA, et al, 2016. Identification of pyrazolopyridazinones as PDEdelta inhibitors. Nat Commun, 7: 11360.

Paraiso KH, Haarberg HE, Wood E, et al, 2012. The HSP90 inhibitor XL888 overcomes BRAF inhibitor resistance mediated through diverse mechanisms. Clin Cancer Res, 18 (9): 2502-2514.

Patnaik A, Rosen LS, Tolaney SM, et al, 2016. Efficacy and safety of abemaciclib, an inhibitor of CDK4 and CDK6, for patients with breast cancer, non-small cell lung cancer, and other solid tumors. Cancer Discov, 6 (7): 740-753.

Patricelli MP, Janes MR, Li LS, et al, 2016. Selective inhibition of oncogenic KRAS output with small molecules targeting the inactive state. Cancer Discov, 6 (3): 316-329.

Paz-Ares L, Hirsh V, Zhang L, et al, 2015. Monotherapy administration of sorafenib in patients with non-small cell lung cancer (MISSION) trial: a phase III, multicenter, placebo-controlled trial of sorafenib in patients with relapsed or refractory predominantly nonsquamous non-small-cell lung cancer after 2 or 3 previous treatment regimens. J Thorac Oncol, 10 (12): 1745-1753.

Pillai RN, Kovcin V, Ciuleanu TE, et al, 2020. Randomized phase III study of ganetespib, a heat shock protein 90 inhibitor, with docetaxel versus docetaxel in advanced non-small-cell lung cancer (GALAXY-2). J Clin Oncol, 38 (6): 613-622.

Puyol M, Martín A, Dubus P, et al, 2010. A synthetic lethal interaction between K-Ras oncogenes and Cdk4 unveils a therapeutic strategy for non-small cell lung carcinoma. Cancer Cell, 18 (1): 63-73.

Redig AJ, Chambers ES, Lydon CA, et al, 2016. Genomic complexity in KRAS mutant non-small cell lung cancer (NSCLC) from never/light-smokers v smokers. J Clin Oncol, 34 (15_suppl): 9087.

Ricciuti B, Brambilla M, Cortellini A, et al, 2020. Clinical outcomes to pemetrexed-based versus non-pemetrexed-based platinum doublets in patients with KRAS-mutant advanced non-squamous non-small cell lung cancer. Clin Transl Oncol, 22 (5): 708-716.

Riely GJ, Brahmer JR, Planchard D, et al, 2012. A randomized discontinuation phase II trial of ridaforolimus in non-small cell lung cancer (NSCLC) patients with KRAS mutations. J Clin Oncol, 30S (15).

Riely GJ, Johnson ML, Medina C, et al, 2011. A phase II trial of Salirasib in patients with lung adenocarcinomas with KRAS mutations. J Thorac Oncol, 6 (8): 1435-1437.

Sahin U, Derhovanessian E, Miller M, et al, 2017. Personalized RNA mutanome vaccines mobilize poly-specific therapeutic immunity against cancer. Nature, 547 (7662): 222-226.

Santos E, Martin-Zanca D, Reddy EP, et al, 1984. Malignant activation of a K-ras oncogene in lung carcinoma but not in normal tissue of the same patient. Science, 223 (4637): 661-664.

Shepherd FA, Domerg C, Hainaut P, et al, 2013. Pooled analysis of the prognostic and predictive effects of KRAS mutation status and KRAS mutation subtype in early-stage resected non-small-cell lung cancer in four trials of adjuvant chemotherapy. J Clin Oncol, 31 (17): 2173-2181.

Stephen AG, Esposito D, Bagni RK, et al, 2014. Dragging ras back in the ring. Cancer Cell, 25 (3): 272-281.

Sogabe S, Kamada Y, Miwa M, et al, 2017. Crystal structure of a human K-Ras G12D mutant in complex with GDP and the cyclic inhibitory peptide KRpep-2d. ACS Med Chem Lett, 8 (7): 732-736.

Tang KJ, Constanzo JD, Venkateswaran N, et al, 2016. Focal adhesion kinase regulates the DNA damage response and its inhibition radiosensitizes mutant KRAS lung cancer. Clin Cancer Res, 22 (23): 5851-5863.

Tao Z, Le Blanc JM, Wang C, et al, 2016. Coadministration of trametinib and palbociclib radiosensitizes KRAS-mutant non-small cell lung cancers in vitro and in vivo. Clin Cancer Res, 22 (1): 122-133.

Ulivi P, Chiadini E, Dazzi C, et al, 2016. Nonsquamous, non-small-cell lung cancer patients who carry a double mutation of EGFR, EML4-ALK or KRAS: frequency, clinical-pathological characteristics, and response to therapy. Clin Lung Cancer, 17 (5): 384-390.

Ying M，Zhu X，Chen K，et al，2015. Should KRAS mutation still be used as a routine predictor of response to EGFR-TKIs in advanced non-small-cell lung cancer? A revaluation based on meta-analysis. J Cancer Res Clin Oncol，141（8）：1427-1439.

Zeng DX，Wang CG，Huang JA，et al，2017. Apatinib in the treatment of advanced lung adenocarcinoma with KRAS mutation. Onco Targets Ther，10：4269-4272.

Zer A，Ding K，Lee SM，et al，2016. Pooled analysis of the prognostic and predictive value of KRAS mutation status and mutation subtype in patients with non-small cell lung cancer treated with epidermal growth factor receptor tyrosine kinase inhibitors. J Thorac Oncol，11（3）：312-323.

Zhu CQ，da Cunha Santos G，Ding K，et al，2008. Role of KRAS and EGFR as biomarkers of response to erlotinib in National Cancer Institute of Canada Clinical Trials Group Study BR.21. J Clin Oncol，26（26）：4268-8275.

# 第九节  *BRCA1* 和 *BRCA2* 基因突变

## 一、临床特点

### （一）概述

1990 年发现乳腺癌易感基因 1 （breast cancer susceptibility gene 1，*BRCA* 1）与乳腺癌的发生有关，是首先被发现的遗传性乳腺癌的易感基因（Tung et al，2018）。*BRCA*1 基因定位于人染色体 17q21，全长 100 000 bp，含 23 个外显子，由 1863 个氨基酸组成。1994 年，研究者在第 13 号染色体 13q12 上又发现了另一种与乳腺癌发生相关的基因 *BRCA*2，含 27 个外显子，由 3418 个氨基酸组成。此后研究者经常把两种基因统称为 *BRCA1/2* 一起探索。*BRCA1/2* 为核苷酸外切修复家族的成员，而核苷酸切除修复在 DNA 的修复中发挥着重要作用。*BRCA1/2* 参与核苷酸的剪切修复与同源重组修复过程。*BRCA1/2* 结合蛋白可以使

DNA 损伤修复的调控点激活，参与 DNA 损伤修复并维持基因组的完整。*BRCA1/2* 均属抑癌基因，主要控制肿瘤细胞无限制的生长并促进细胞凋亡（Guo et al，2017）。*BRCA1* 还参与调节细胞周期、细胞生长等多种生物学途径，与多种肿瘤的发生发展相关。*BRCA1/2* 基因作为核苷酸外切修复家族的重要成员，当其发生基因突变后，其编码的蛋白质功能下降或者缺失，使细胞失去正常分化和增殖，从而导致细胞恶变及恶性肿瘤的发生。有研究显示，*BRCA1* 基因突变者患乳腺癌和卵巢癌的风险分别是 50% ～ 85% 和 15% ～ 45%，*BRCA2* 基因突变者患乳腺癌和卵巢癌的风险分别是 50% ～ 85% 和 10% ～ 20%（Quinn et al，2003）。

一项对 860 例肺腺癌患者的基因检测结果显示 *BRCA1/2* 的突变率为 1.2%。大多数的突变尤其是 *BRCA2* 突变都是体细胞错义突变（Jordan et al，2017）。但这项研究中并没有报道肺腺癌患者的临床特征。SAFIR02 研究纳入了 600 例初诊表皮生长因子受体（epidermal growth factor receptor，EGFR）或间变性淋巴瘤激酶（anaplastic lymphoma kinase，ALK）阴性晚期非小细胞肺癌（non-small cell lung cancer，NSCLC）患者，对 *BRCA1/2* 突变患者的流行病学情况及临床特征进行了分析（Jordi Remon，2020）。研究结果显示，在 379 例进行了 *BRCA*1/2 基因检测的患者中，20 例患者（5.3%）发现了 *BRCA1/2* 突变，20 例患者中有 8 名患者（2.1%）存在致病性 *BRCA* 突变。8 例 *BRCA* 突变患者中有 2 例为 *BRCA1* 突变，6 例为 *BRCA2* 突变。其中 2 例（0.5%）患者存在种系 *BRCA2* 突变（1 例有乳腺癌和胰腺癌家族史），另外 6 例（1.6%）存在体细胞 *BRCA* 突变（2 例 *BRCA1* 突变和 4 例 *BRCA2* 突变）。8 例突变的患者都是男性，吸烟者占 88%。8 例患者都是腺癌，63% 和 25% 的患者分别发生了骨转移和脑转移。20 个患者中 12 例（3.2%）检测到未知意义的 *BRCA* 变异，这些患者中位年龄为 62.4 岁（47 ～ 73 岁），一半为女性，67% 为吸烟患者。12 例患者中 7 例为腺癌（58%），3 例为大细胞癌（25%），2 例为鳞状细胞癌（17%）。4 例（33%）有肿瘤家族史（2 例前列腺癌，

1例乳腺癌，1例恶性胸膜间皮瘤）。12例患者中有11例患者同时伴有其他基因改变，6例患者同时伴有 *TP53* 突变，3例患者伴有 *KRAS* 突变。

近些年多项研究显示 *BRCA1/2* 可能为预测肿瘤患者预后的分子标志物。在许多肿瘤中存在着 BRCA1 蛋白的异常高表达，BRCA1 异常高表达与恶性肿瘤的发展及预后有着密切的关系。一些研究中指出 BRCA1 与非小细胞肺癌的预后密切相关。BRCA1 表达越低，生存越长，反之越差。*BRCA1* 的基因甲基化水平可能预测非小细胞肺癌术后患者的复发风险。该研究使用甲基化特异性聚合酶链反应（polymerase chain reaction，PCR）对70例接受根治性切除的 I 期 NSCLC 患者肿瘤组织中 *BRCA1* 的启动子甲基化水平进行了检测，研究结果显示70例患者中有13例（18.6%）检测到 *BRCA1* 启动子的甲基化。多因素分析显示，*BRCA1* 甲基化是肿瘤复发的独立危险因素（*P*=0.0197），*BRCA1* 甲基化的患者无复发生存期明显低于无 *BRCA1* 甲基化的患者（*P*=0.0139）。多因素分析显示 *BRCA1* 甲基化是无复发生存的独立危险因素（*P*=0.0155）。另有研究显示 *BRCA1* 的表达水平与 *EGFR* 突变晚期非小细胞肺癌患者的预后相关（Rosell et al，2011）。该研究显示 *BRCA1* mRNA 表达低水平的患者无进展生存期(progression-free survival，PFS）为27个月，中等表达水平患者为18个月，而高表达水平患者为10个月（*P* = 0.02）。在多因素分析中，BRCA1 中等表达水平（*P* < 0.0001）和高 BRCA1 水平（*P* < 0.0001）为 PFS 的不良预后因素。

（二）检测方法

*BRCA1/2* 基因突检测方法有多种，包括 Sanger 测序、多重连接探针扩增技术、微阵列比较基因组杂交或染色体微阵列分析等（Toland et al，2018）。*BRCA1/2* 基因的检测最初主要为第一代 Sanger 测序和染色体微阵列分析完成，主要包括筛选小片段插入、删除、单个核苷酸突变以及较大的拷贝数变异（copy number variation，CNV）等。第一代测序技术的特点是测序读长可达 1000 bp，准确性高达 99.9%，但其通量低，测序成本高等方面的缺点限制了其大规模的应用。二代测序（next-generation sequencing，NGS）技术可以通过单一平台提供 CNVs 检测和基因测序，二代测序技术在大幅提高了测序速度的同时，很大程度上还降低了测序成本，并且具有很高的准确性，但序列读长比起一代测序技术则短很多，而且 NGS 测序基于杂交的捕获方法，故存在一定的假阴性（Schmidt et al，2017）。

由于 *BRCA1/2* 基因很庞大，虽然检测方法很多，但每种检测方法均存在一定的局限性，尚无充分的证据表明某种检测方法完全优于另一种方法，且一种方法很难检测到 *BRCA1/2* 基因中存在的所有突变。不同人种 *BRCA1/2* 基因突变的类型也存在一定差异。因此，检测时可以根据突变的流行病学特征选择相应的方法，进行针对性的检测，为确保检测到全部的突变，必要时使用多种检测方法（高雅 等，2014）。

## 二、药物治疗

铂类药物作用机制为在肿瘤细胞核内与 DNA 结合，通过 DNA 链内、链间交联，使肿瘤细胞 DNA 双链、单链断裂和损伤，抑制肿瘤细胞分裂，杀灭肿瘤细胞（Brabec and Kasparkova，2002）。DNA 基因修复能力强的患者在化疗后容易发生耐药（Karanam et al，2017）。有研究显示 BRCA1/2 高表达时提高了肿瘤细胞修复 DNA 损伤的能力，导致铂类药物耐药（Wang et al，2000）。基础研究显示在铂类耐药的肿瘤细胞中 BRCA1 表达水平升高，提示 BRCA1 表达与铂类药物的敏感性密切相关（Wang et al，2016）。BRCA1/2 除了与铂类药物等导致 DNA 损伤药物的敏感性相关外，还参与有丝分裂纺锤体的形成及染色体的分裂。因此其与紫杉类等影响肿瘤细胞有丝分裂的化疗药物的敏感性相关（Kang et al，2010）。有研究显示对 BRCA1 低表达患者紫杉醇有更好的疗效（Lafuente-Sanchis et al, 2016）。Wan 等（2011）证实，BRCA1 高表达对抗微血管类药物敏感，对铂类药物耐药，而低表达则对抗微血管类药物耐药，铂类敏感。Rosell 等（2011）同样证明 BRCA1/2 在对含铂类及抗微管类化疗药物的疗效预测中有重要意义，BRCA1 高表达对抗微管制剂更加敏感，低表达对顺铂更加敏感。

近些年研究显示 *BRCA1/2* 突变同样与 NSCLC 患者铂类与紫杉类化疗药物的疗效相关（Reguart et al, 2008, Moran et al, 2014）。高雅等（2014）通过荟萃分析证明，对于非小细胞肺癌 BRCA1 高表达的患者铂类药物的疗效差于低表达患者。Azuma 等发现，在 45 例接受紫杉醇联合卡铂治疗的 NSCLC 患者中，BRCA1 蛋白低表达患者化疗疗效增加并可以获更长的无病生存期，而 BRCA1 蛋白高表达患者则提示对化疗敏感性下降。

近些年进行了一些逆转 BRCA 导致铂类药物耐药的基础研究。Fanconi 贫血（FA）/ BRCA 通路是一种 DNA 交联损伤修复机制，该通路使得肿瘤细胞对顺铂耐药。有研究提示一种二酮类化合物复方姜黄素增加了顺铂对人卵巢癌和乳腺癌细胞的敏感性。近期有研究发现复方姜黄素可以增强顺铂对肺腺癌顺铂耐药（A549/DDP）细胞的增殖抑制作用。此外，该研究还观察到姜黄素可通过抑制 FA/BRCA 通路增强顺铂对 A549/DDP 细胞的敏感性。姜黄素联合顺铂对 A549/DDP 细胞具有协同的细胞毒作用，进一步证明姜黄素可以逆转顺铂对 A549/DDP 细胞的耐药。另有研究探索了小干扰 RNA（siRNA）靶向作用于 FA/BRCA 上游通路的作用。该研究选择了顺铂敏感（A549 和 SK-MES-1）及耐药（A549/DDP）肺癌细胞，探索使用 siRNA 敲低 FANCF，FANCL 或 FANCD2 抑制 A549，A549/DDP 和 SK-MES-1 细胞中的 FA/BRCA 通路是否会增加这 3 种细胞对顺铂的敏感性。研究结果表明，敲低 FANCF 和（或）FANCL 后顺铂对 A549/DDP 细胞的增殖抑制程度明显高于 A549 和 SK-MES-1 细胞。此外，敲低 FANCL 与敲低 FANCF 相比导致了 A549/DDP 细胞有更高的顺铂

敏感性，并且显著提高了 A549/DDP 细胞凋亡率，表明 FANCL
在顺铂诱导的 DNA 损伤修复中起更重要的作用。该研究提示
siRNA 敲低 FANCF，FANCL 或 FANCD2 可通过抑制 FA/BRCA
途径协同顺铂抑制顺铂耐药肺癌细胞的细胞增殖作用。

　　SAFIR02 研究中 8 例致病性 BRCA1/2 突变患者化疗总有效
率为 13%。12 例意义不明的 BRCA1/2 突变患者化疗总有效率为
8.3%。20 例 BRCA 突变的患者中位总生存期（overall survival,
OS）是 12.8 个月。致病性 BRCA 突变的患者总生存期较意义不
明的 BRCA 突变患者更短（11.1 个月 vs 17.9 个月，P=0.07）。伴
有 TP53 突变与未伴有 TP53 突变总生存期无明显差别（17.9 个月
vs 9.5 个月，P=0.3）。

　　在携带 BRCA1/2 突变的肿瘤患者中，BRCA 蛋白是缺失的，
因此 BRCA 编码蛋白的基因损伤同源修复机制无法完成。结果便
是肿瘤细胞如果想要存活，必须依靠一种替代性的应用聚 ADP
核糖聚合酶（poly ADP-ribose polymerase，PARP）酶的 DNA 修
复通路。如果 PARP 酶被抑制了，BRCA 缺失的肿瘤细胞可能会
由于缺乏足够的修复异常 DNA 的能力而死亡，这个过程被称为
协同致死作用。BRCA1 突变或缺陷导致在同源重组 DNA 修复
缺陷的乳腺癌和卵巢癌细胞中可以通过 PARP 抑制剂导致在肿
瘤细胞合成致死。PARP 抑制剂 Olaparib 已被美国食品药品监督
管理局推荐为 BRCA1/2 突变的铂类敏感的复发卵巢癌患者的靶
向治疗药物（Ledermann et al，2012），提示了 BRCA1/2 作为诊治
靶点的可行性。因此 BRCA1/2 也可能成为治疗非小细胞肺癌的
潜在靶点。然而，目前尚不清楚 NSCLC 细胞中是否存在同样的
合成致死机制。

　　在一项细胞学实验中证明 RNA 干扰沉默 BRCA1 表达可使
NSCLC 细胞对 PARP 抑制敏感。该研究进一步证明铂类耐药的
肺癌细胞仍然可以对 PARP 抑制敏感。最后，在两个独立的原发
性 NSCLC 队列中通过免疫组化分析 BRCA1 蛋白水平，证明存
在 BRCA1 缺陷亚组（11% ～ 19%），PARP 抑制剂可能有效地靶

向治疗这些 BRCA1 缺陷的 NSCLC 患者（Paul et al，2011）。

用 PARP 抑制剂 Olaparib 处理小细胞肺癌（small cell lung cancer，SCLC）细胞系（H69、H82、H524）和 NSCLC 细胞系（A549）24 小时，SCLC 细胞株的药物敏感性最高，PARP 水平降低。Olarparib 联合伊立替康与伊立替康单独处理相比使得 H82 细胞活力下降，提示 PARP 抑制剂与伊利替康存在协同效应。而且免疫组化提示，小细胞肺癌组织中存在 PARP1 的表达。这些结果表明 PARP 抑制剂可能是一种潜在的小细胞肺癌的药物靶点（Byers et al，2012）。另一项临床前实验对 PARP 抑制剂他拉唑帕利联合依托泊苷 / 卡铂在 63 个小细胞肺癌细胞株的疗效进行了探索，但与对照组相比，只有 10% ～ 15% 的小细胞肺癌细胞株化疗联合 PARP 抑制剂较依托泊苷 / 卡铂比有更好的疗效。Owonikoko 等（2014）在体内实验中显示 PARP 抑制剂 Veliparib 联合顺铂 / 依托泊苷与顺铂 / 依托泊苷比较有更好的疗效。另外在该研究中检测发现肿瘤组织中 Veliparib 的浓度是血浆中的两倍。Lallo 等（2018）证明奥拉帕利和 WEE1 激酶抑制剂 AZD1775 的联合治疗是 SCLC 的一种治疗选择，接受这种联合治疗的 SCLC 小鼠获得了完全和持久的肿瘤消退，7 只小鼠中有 5 只可以获得 1 年的无瘤生存期。

Iniparib 也是一种 PARP 抑制剂，被证明可以通过半胱氨酸加合物的非选择性蛋白质修饰发挥作用。一项随机 Ⅱ 期试验探索了吉西他滨 / 顺铂联合应用 Iniparib 治疗转移性 NSCLC 患者的疗效。119 例组织学证实的Ⅳ期 NSCLC 患者 2：1 随机分别接受吉西他滨 / 顺铂联合或不联合 Iniparib 治疗，主要终点是总有效率（overall resoponse rate，ORR），次要目标包括 PFS、OS 和安全性。未联合 Iniparib 组患者的 ORR 为 25.6%，联合 Iniparib 组的 ORR 为 20.0%（$P$=0.545）；未联合 Iniparib 组患者 mPFS 为 4.3 个月，mOS 为 8.5 个月。联合 Iniparib 组 mPFS 为 5.7 个月，mOS 为 12.0 个月，均无统计学差异（Novello et al，2014）。另一项 Ⅱ 期试验探索了 PARP 抑制剂 Talazoparib 维持治疗同源重组修复缺陷阳性的Ⅳ期肺鳞癌患者，该研究提示 PARP 抑制剂维持治疗未能显著延长患者的生存。

两项Ⅰ期临床试验对 PARP 抑制剂 Veliparib 与依托泊苷 / 铂类化疗联合应用进行了探索（Atrafi et al，2019；Owonikoko et al，2015）。在这些研究中，在化疗中加入 Veliparib 安全性良好，最常见的不良事件是血液学毒性，其次是恶心和疲劳（Owonikoko et al，2015）。此外，两项研究均显示该方案获得了良好的疗效。De Bono 等（2017）探索了 PARP 抑制剂 Talazoparib 单药治疗110 例 *BRCA1/2* 突变的晚期肿瘤患者，其中 23 例为广泛期小细胞肺癌，Talazoparib 单药显示出良好的疗效和耐受性（de Bono et al，2017）。两项多中心安慰剂对照随机Ⅱ期试验探索了 Veliparib 的疗效，Owonikoko 等（2019）评估了 Veliparib 联合顺铂 / 依托泊苷一线治疗广泛期小细胞肺癌患者，PFS 为该研究的主要研究终点，Veliparib 联合顺铂 / 依托泊苷较顺铂 / 依托泊苷显著延长了 PFS（$P=0.01$）。此外，Veliparib 联合顺铂 / 依托泊苷组也显示出获得 OS 的延长趋势，但没有统计学意义（10.3 个月 vs 8.9 个月，$P=0.17$）。Pietanza 等（2018）进行了一项Ⅱ期研究评价了 Veliparib 联合替莫唑胺与替莫唑胺单药治疗复发小细胞肺癌患者的疗效，研究结果显示，Veliparib 联合替莫唑胺与替莫唑胺单药治疗相比，替莫唑胺组 ORR 明显提高（39% vs 14%，$P=0.016$），但 4 个月 PFS（36% vs 27%，$P=0.19$）和 OS（8.2 个月 vs 7.0 个月，$P=0.50$）变化不大。

据报道，*BRCA1* 和 *BRCA2* 的改变显著增加了肿瘤突变负荷，*BRCA* 突变的患者多为吸烟患者，这些因素被认为是潜在的预测免疫检查点抑制剂疗效的因素（Rizvi et al，2015）。临床前研究也提示 PARP 抑制剂和免疫检查点抑制剂在 NSCLC 中有协同作用（Chabanon et al，2019）。然而，最近有报道指出 *BRCA* 突变等单等位基因事件在高肿瘤突变负荷（tumor mutation burden，TMB）的背景下不太可能独立预测免疫检查点抑制剂的疗效（Jonsson et al，2019）。

## 三、新药开发及研究前景

目前在 clinical trial 网站搜索肺癌及 BRCA，共能查到临床试验 33 项，研究的方向主要包括以下四方面。第一方面是预测化疗疗效方面，如"基于 BRCA1 和 RRM1 晚期非小细胞肺癌 mRNA 表达水平的个体化化疗""ERCC1、RRM1 和 BRCA1 mRNA 水平在晚期非小细胞肺个体化治疗中的应用""针对晚期非小细胞肺癌患者的多中心、前瞻性、Ⅲ期、开放、随机药物基因组学研究""针对非小细胞肺癌的个体化辅助化疗"等。第二方面是预测靶向治疗疗效方面，如"基于表皮生长因子受体突变和 BRCA1 表达晚期肺腺癌的个体化治疗"等。第三方面是预测免疫治疗疗效及评估 PARP 抑制剂联合免疫检查点抑制剂一线、二线及维持治疗晚期 NSCLC 患者的疗效方面。如"抗 PD1 抗体 TSR-042 治疗晚期实体肿瘤的探讨"等。第四方面是针对 BRCA1/BRCA2 在实体瘤方面新药的研究，如"奥拉帕尼单药治疗 HR 途径基因突变但不限于 *BRCA1/2* 突变、ATM 缺陷或 *MRE*11A 突变的复发小细胞癌患者""Rucaparib 治疗 *BRCA1/2* 突变的Ⅳ期或复发性非小细胞肺癌""Veliparib 联合顺铂和吉西他滨治疗晚期胆管癌、胰腺癌、尿路上皮癌或非小细胞肺癌""PARP 抑制剂 Talazoparib 治疗晚期或复发性实体瘤""替莫唑胺联合或不联合 Veliparib 治疗复发或难治性小细胞肺癌患者""MEDI4736 联合奥拉帕尼治疗晚期实体瘤患者的 Ⅰ/Ⅱ期研究"等。

（郗　博）

**参考文献**

高雅，刘丹，屈艳丽，等，2014. 非小细胞肺癌患者 BRCA1 表达与铂类化疗疗效的 Meta 分析. 现代肿瘤医学，（8）：1810-1814.

Atrafi F，Groen H，Byers L，et al，2019. A Phase Ⅰ dose-escalation study of veliparib combined with carboplatin and etoposide in patients with extensive-stage small cell lung cancer and other solid tumors. Clinical cancer research : an official journal of the American Association for Cancer Research, 25 (2) : 496-505.

Brabec V, Kasparkova J, 2002. Molecular aspects of resistance to antitumor platinum drugs. Drug resistance updates : reviews and commentaries in antimicrobial and anticancer chemotherapy, 5147-5161.

Byers L, Wang J, Nilsson M, et al, 2012. Proteomic profiling identifies dysregulated pathways in small cell lung cancer and novel therapeutic targets including PARP1. Cancer discovery, 2 (9) : 798-811.

Chabanon R, Muirhead G, Krastev D, et al, 2019. PARP inhibition enhances tumor cell-intrinsic immunity in ERCC1-deficient non-small cell lung cancer. The Journal of clinical investigation, 129 (3) : 1211-1228.

de Bono J, Ramanathan R, Mina L, et al, 2017. BRCA1/2Phase I , dose-escalation, two-part trial of the PARP inhibitor talazoparib in patients with advanced germline mutations and selected sporadic cancers. Cancer discovery, 7 (6) : 620-629.

Guo Z, Hu Y, Xie Y, et al, 2017. MLN4924 suppresses the BRCA1 complex and synergizes with PARP inhibition in NSCLC cells. Biochemical and biophysical research communications, 483 (1) : 223-229.

Jonsson P, Bandlamudi C, Cheng M, et al, 2019. Tumour lineage shapes BRCA-mediated phenotypes. Nature, 571 (7766) : 576-579.

Jordan E, Kim H, Arcila M, et al, 2017. Prospective comprehensive molecular characterization of lung adenocarcinomas for efficient patient matching to approved and emerging therapies. Cancer discovery, 7 (6) : 596-609.

Jordi Remon BB, Alexandra Leary, 2020. Somatic and germline BRCA 1 and 2 mutations in advanced NSCLC from the SAFIR02-Lung trial. JTO Clinical and Research Reports, 1 (3) : 1-11.

Kang C, Jang B, Kim D, et al, 2010. The prognostic significance of ERCC1, BRCA1, XRCC1, and beta III -tubulin expression in patients with non-small cell lung cancer treated by platinum- and taxane-based neoadjuvant chemotherapy and surgical resection. Lung cancer (Amsterdam, Netherlands), 68 (3) : 478-483.

Karanam N, Srinivasan K, Ding L, et al, 2017. Tumor-treating fields elicit a conditional vulnerability to ionizing radiation via the downregulation of BRCA1 signaling and reduced DNA double-strand break repair capacity in non-small cell lung cancer cell lines. Cell death & disease, 8（3）: e2711.

Lafuente-Sanchis A, Zúñiga Á, Galbis J, et al, 2016. Prognostic value of ERCC1, RRM1, BRCA1 and SETDB1 in early stage of non-small cell lung cancer. Clinical & translational oncology : official publication of the Federation of Spanish Oncology Societies and of the National Cancer Institute of Mexico, 18（8）: 798-804.

Lallo A, Frese K, Morrow C, et al, 2018. The combination of the PARP inhibitor olaparib and the WEE1 inhibitor AZD1775 as a new therapeutic option for small cell lung cancer. Clinical cancer research : an official journal of the American Association for Cancer Research, 24（20）: 5153-5164.

Ledermann J, Harter P, Gourley C, et al, 2012. Olaparib maintenance therapy in platinum-sensitive relapsed ovarian cancer. The New England journal of medicine, 366（15）: 1382-1392.

Moran T, Wei J, Cobo M, et al, 2014. Two biomarker-directed randomized trials in European and Chinese patients with nonsmall-cell lung cancer : the BRCA1-RAP80 Expression Customization（BREC）studies. Annals of oncology : official journal of the European Society for Medical Oncology, 25（11）: 2147-2155.

Novello S, Besse B, Felip E, et al, 2014. A phase II randomized study evaluating the addition of iniparib to gemcitabine plus cisplatin as first-line therapy for metastatic non-small-cell lung cancer. Annals of oncology : official journal of the European Society for Medical Oncology, 25（11）: 2156-2162.

Owonikoko T, Dahlberg S, Khan S, et al, 2015. A phase I safety study of veliparib combined with cisplatin and etoposide in extensive stage small cell lung cancer : A trial of the ECOG-ACRIN Cancer Research Group（E2511）. Lung cancer（Amsterdam, Netherlands）, 89（1）: 66-70.

Owonikoko T, Dahlberg S, Sica G, et al, 2019. Randomized phase II trial of cisplatin and etoposide in combination with veliparib or placebo for extensive-stage small-cell lung cancer : ECOG-ACRIN 2511 study. Journal of clinical oncology:official journal of the American Society of Clinical Oncology, 37（3）: 222-229.

Owonikoko T, Zhang G, Deng X, et al, 2014. Poly（ADP）ribose polymerase enzyme inhibitor, veliparib, potentiates chemotherapy and radiation in vitro and in vivo in small cell lung cancer. Cancer medicine, 3 (6): 1579-1594.

Paul I, Savage K, Blayney J, et al, 2011. PARP inhibition induces BAX/BAK-independent synthetic lethality of BRCA1-deficient non-small cell lung cancer. The Journal of pathology, 224 (4): 564-574.

Pietanza M, Waqar S, Krug L, et al, 2018. Randomized, double-blind, phase II study of temozolomide in combination with either veliparib or placebo in patients with relapsed-sensitive or refractory small-cell lung cancer. Journal of clinical oncology: official journal of the American Society of Clinical Oncology, 36 (23): 2386-2394.

Quinn J, Kennedy R, Mullan P, et al, 2003. BRCA1 functions as a differential modulator of chemotherapy-induced apoptosis. Cancer research, 63 (19): 6221-6228.

Reguart N, Cardona A, Carrasco E, et al, 2008. BRCA1: a new genomic marker for non-small-cell lung cancer. Clinical lung cancer, 9 (6): 331-339.

Rizvi N, Hellmann M, Snyder A, et al, 2015. Cancer immunology. Mutational landscape determines sensitivity to PD-1 blockade in non-small cell lung cancer. Science (New York, N.Y.), 348 (6230): 124-128.

Rosell R, Molina M, Costa C, et al, 2011. Pretreatment EGFR T790M mutation and BRCA1 mRNA expression in erlotinib-treated advanced non-small-cell lung cancer patients with EGFR mutations. Clinical cancer research: an official journal of the American Association for Cancer Research, 17 (5): 1160-1168.

Schmidt A, Hansen T, Ahlborn L, et al, 2017. Next-generation sequencing-based detection of germline copy number variations in BRCA1/BRCA2: validation of a one-step diagnostic workflow. The Journal of molecular diagnostics: JMD, 19 (6): 809-816.

Toland A, Forman A, Couch F, et al, 2018. BRCA1 Clinical testing of *BRCA1* and *BRCA2*: a worldwide snapshot of technological practices. NPJ genomic medicine, 3 (7).

Tung N, Garber J, 2018. BRCA1/2 testing: therapeutic implications for breast cancer management. British journal of cancer, 119 (2): 141-152.

Wan Y, Hui H, Wang X, et al, 2011. The correlation between chemotherapeutic efficacy and breast cancer susceptibility gene 1 and class IIIβ-tubulin protein expression in non-small cell lung cancer patients. Zhonghua nei ke za zhi, 50

(6)：469-473.

Wang S，Liu F，Zhu J，et al，2016. DNA repair genes ERCC1 and BRCA1 expression in non-small cell lung cancer chemotherapy drug resistance. Medical science monitor：international medical journal of experimental and clinical research，22：1999-2005.

Wang Y，Cortez D，Yazdi P，et al，2000. BASC，a super complex of BRCA1-associated proteins involved in the recognition and repair of aberrant DNA structures. Genes & development，14（8）：927-939.

## 第十节  其他非小细胞肺癌非常见基因突变的诊治策略

　　基于驱动基因检测的靶向治疗开启了 NSCLC 治疗的新纪元，极大地提高了肿瘤患者的治疗缓解率、无进展生存及总生存率。其中最具有代表性的是 EGFR-TKIs 及 ALK-TKIs，已经成为晚期 NSCLC 一线标准治疗药物。近年来，随着分子诊断技术的进步，一些新的非常见突变基因或靶点不断被发现。基于这类非常见突变基因或靶点的新药研发及临床试验已经成为靶向治疗领域的研究热点，这对于促进晚期 NSCLC 患者的精准治疗具有重要临床意义。本节将对非小细胞肺癌中其余非常见突变的研究进展进行简单阐述。

　　1. *NRG1* 重排

　　NRG1 蛋白是 ErbB 受体的配体，对于 *NRG1* 融合驱动的肿瘤，现有的靶向 ErbB 的治疗同样具有作为 *NRG1* 融合肿瘤治疗的潜力。开发用于罕见突变的新药将非常困难，但是对已经上市批准用于其他适应证的药物，可以重新进行针对罕见突变的疗效评估。据报道，阿法替尼、Zenocutuzumab 等药物在具有 NRG1 融合蛋白的非小细胞肺癌（腺癌及浸润性黏液腺癌）中均有应答（Laskin et al，2020）。但是，相反的结果，也出现在了 4 名 NRG1 重排（三名患有 CD74-NRG1 融合蛋白，一名患有 SDC4-NRG1 融合蛋白）的肺浸润性黏液腺癌患者的阿法替尼治疗中，在开始治疗后不久，即发生了疾病进展（Drilon et al，2018）。评估各种以 ErbB 为靶点的治疗药物对现实世界中 NRG1 融合驱动的肿瘤患者的治疗疗效，是选择 NRG1 融合驱动治疗方案更切合实际的选择。

NRG1 融合也可能与 ALK 抑制剂的抗药性相关。NRG1 融合驱动途径的激活也可能成为包括 ALK 抑制剂在内的某些特定酪氨酸激酶抑制剂治疗的耐药机制。NRG1 融合（RALGAPA1-NRG1）在 1 名 ALK 阳性、应用阿来替尼后发生疾病进展的患者样本中被检测到。激活这一融合的细胞系对 ALK 抑制剂克唑替尼有抗药性，但对阿法替尼敏感。追溯病例情况，虽然 NRG1 与 ALK 融合基因早已共存，并非新发的 NRG1 融合后，导致克唑替尼耐药，但 NRG1 融合仍有可能是导致克唑替尼疗效短暂的原因之一（McCoach et al，2018）。

2．*FGFR1* 异常

*FGFR1* 扩增主要见于肺鳞癌患者，发生率约为 20%，临床中可以做为潜在的治疗靶点（Weiss et al，2010）。一项 FGFR1-3 的小分子抑制剂 BGJ398 的 I 期研究，共纳入 36 例 *FGFR1* 扩增的肺鳞癌患者，连续接受 ≥ 100 mg 剂量的疾病控制率（DCR：PR+SD）为 50%，其中 4 例患者（11.1%）达到了部分缓解（PR），14 例疾病稳定（SD）（Nogova et al，2017）。AZD4547 是一类选择性 FGFR1-3 抑制剂，在肺鳞癌细胞系及动物模型中均表现出较强的抗肿瘤活性。一项 AZD4547 单药治疗肺鳞癌的 Ib 期开放标签的多中心临床研究，共入组 13 例可评估的晚期肺鳞癌患者，1 例（8%）患者出现缓解，4 例（31%）患者病情稳定，疾病控制率为 39%，中位总生存期为 4.9 个月（Paik et al，2017）。

3．*PIK3CA* 改变

在正在开发的多种靶向 PI3KCA 的药物中，Buparlisib（BKM120）是一种泛 PI3K 抑制剂，在 I 期剂量递增试验中证实非小细胞肺癌有活性（Sequist et al，2011）。但一项 II 期研究 BASALT-1（NCT01820325）在检测到 PI3KCA 突变的复发性鳞状或非鳞状非小细胞肺癌患者中，评估 Buparlisib 的疗效却未能证明该药具有足够的临床活性。

Pictilisib（GDC-0941）是另一种 PI3K 抑制剂，目前针对进展期非小细胞肺癌患者联用细胞毒性化疗及 Pictilisib 的 I b 期临床研究（NCT00974584）正在进行中。另外，II 期对照试验（NCT01493843）在未经治疗的进展期或复发性非小细胞肺癌病例应用 Pictilisib 联合卡铂/紫杉醇，在非鳞状非小细胞肺癌中加入贝伐单抗也在开展中。以上研究皆尚未发表结论。

4. *DDR2* 突变

达沙替尼最初对 *DDR2* 突变有效的证据是其在 *DDR2* 突变的鳞状细胞癌细胞系的临床前模型中显示出的活性，而在接受相关突变治疗的患者中，达沙替尼加厄洛替尼也能快速起效（Miao et al，2014）。随后开发的一项 II 期试验包括标准化疗失败的具有 *DDR2* 突变的鳞状非小细胞肺癌患者及进展期患者，尝试每天 140 mg 达沙替尼治疗，但是，由于强烈的毒性，该试验仅在招募了 5 名患者后就提前终止，患者中有 60% 经历了大于等于 3 级的毒性反应（呼吸困难、疲劳、AST 升高、厌食、恶心），40% 出现了难以忍受的 2 级胸腔积液（Brunner et al，2013）。由于缺乏疗效和入组缓慢，另一项 II 期临床试验也提前终止（NCT01514864）。这些试验的阴性结果主要归因于毒性，这可能掩盖该达沙替尼在特定的分子靶向的患者人群中的潜在益处。因此，目前正在进行的 II 期试验在尝试探索可以安全应用于晚期癌症患者的达沙替尼和克唑替尼组合的最高耐受剂量（NCT01744652）。

（毕继旺　赵大川　周之伟　王亚旗　吕　超　吴　楠）

## 参考文献

Brunner AM，Costa DB，Heist RS，et al，2013. Treatment-related toxicities in a phase II trial of dasatinib in patients with squamous cell carcinoma of the lung. J Thorac Oncol，8（11）：1434-1437.

Drilon A, Somwar R, Mangatt BP, et al, 2018. Response to ERBB3-directed targeted therapy in NRG1-rearranged cancers. Cancer Discov, 8 (6) : 686-695.

Laskin J, Liu SV, Tolba K, et al, 2020. NRG1 fusion-driven tumors : biology, detection, and the therapeutic role of afatinib and other ErbB-targeting agents. Ann Oncol, 31 (12) : 1693-1703.

McCoach CE, Le AT, Gowan K, et al, 2018. Resistance mechanisms to targeted therapies in ROS1 (+) and ALK (+) non-small cell lung cancer. Clin Cancer Res, 24 (14) : 3334-3347.

Miao L, Wang Y, Zhu S, et al, 2014. Identification of novel driver mutations of the discoidin domain receptor 2 (DDR2) gene in squamous cell lung cancer of Chinese patients. BMC Cancer, 14 : 369.

Nogova L, Sequist LV, Perez Garcia JM, et al, 2017. Evaluation of BGJ398, a fibroblast growth factor receptor 1-3 kinase inhibitor, in patients with advanced solid tumors harboring genetic alterations in fibroblast growth factor receptors : results of a global phase I, dose-escalation and dose-expansion study. J Clin Oncol, 35 (2) : 157-165.

Paik PK, Shen R, Berger MF, et al, 2017. A phase Ib open-label multicenter study of AZD4547 in patients with advanced squamous cell lung cancers. Clin Cancer Res, 23 (18) : 5366-5373.

Rowley JD, 1973. Letter : A new consistent chromosomal abnormality in chronic myelogenous leukaemia identified by quinacrine fluorescence and Giemsa staining. Nature, 243 (5405) : 290-293.

Sequist LV, Waltman BA, Dias-Santagata D, et al, 2011. Genotypic and histological evolution of lung cancers acquiring resistance to EGFR inhibitors. Sci Transl Med, 3 (75) : 75ra26.

Weiss J, Sos ML, Seidel D, et al, 2010. Frequent and focal FGFR1 amplification associates with therapeutically tractable FGFR1 dependency in squamous cell lung cancer. Sci Transl Med, 2 (62) : 62-93.